胃癌护理常规与操作技术

Nursing Routine and Operational Techniques for Gastric Cancer

主编 陈小东 周华丽 肖硕萌

科学出版社

北 京

内 容 简 介

本书从理论指导、关键技术、临床实践等多方面，为胃癌专科医护人员在临床工作中提供新思路，真正做到有章可循、有制可依、有据可查，全面提高胃癌专科护理人员的岗位胜任力，从而更好为患者提供优质的医疗护理服务。

本书共7章，第1章为胃癌的诊断和治疗；第2章为胃癌患者护理常规；第3章为胃癌患者常用护理操作技术护理常规及操作考核标准；第4章为胃癌患者检查相关注意事项；第5章为胃癌患者常用护理评估量表，第6章为胃癌患者营养支持治疗，第7章为胃癌三级预防及患者居家护理。本书内容实用，贴近临床，具有规范性、指导性，适用于各层级的胃癌专科人员，也可供护理专业学生阅读参考。

图书在版编目（CIP）数据

胃癌护理常规与操作技术 / 陈小东, 周华丽, 肖硕萌主编. -- 北京：科学出版社, 2025.6. -- ISBN 978-7-03-082630-5

Ⅰ. R473.73

中国国家版本馆CIP数据核字第20254L7Z45号

责任编辑：郭　颖 / 责任校对：张　娟
责任印制：师艳茹 / 封面设计：龙　岩

版权所有，违者必究。未经本社许可，数字图书馆不得使用

科 学 出 版 社 出版
北京东黄城根北街16号
邮政编码：100717
http://www.sciencep.com

三河市春园印刷有限公司印刷
科学出版社发行　各地新华书店经销

*

2025年6月第　一　版　开本：720×1000　1/16
2025年6月第一次印刷　印张：21 3/4
字数：413 000
定价：150.00元
（如有印装质量问题，我社负责调换）

编委名单

主　　编　陈小东　周华丽　肖硕萌
副 主 编　保　蓉　张玉涵　邱礼平　邱　蕾
编　　委　（以姓氏笔画为序）
　　　　　　马洪丽　王　芳　王　倩　任怡华
　　　　　　刘文炼　李　丽　杨　超　杨孝芬
　　　　　　吴玲玲　何维阳　张高敏　陈青川
　　　　　　卓明杨　周　祥　周真玲　赵法之
　　　　　　袁　琪　顾　琼　徐　锐　唐小琼
　　　　　　谯晓清
编委单位　四川省肿瘤医院

前言

据 2020 年全世界癌症数据统计，全球有 1930 万例新发癌症病例和近 1000 万例癌症死亡病例。胃癌是常见的消化系统恶性肿瘤之一，全世界每年胃癌新发病例 108.9 万，死亡病例 76.9 万，发病率和死亡率分别为 5.6% 和 7.7%，分别位居全世界恶性肿瘤的第 5 位，严重威胁人类健康。护理工作作为医疗卫生事业的重要组成部分，一直以维护和促进健康、减轻痛苦、提高生命质量为目的，运用专业知识和技术为人民群众健康服务。为更好满足人民群众日益增长的健康和知识需求，护理团队应在保障护理事业全面、协调、可持续发展的前提下，为肿瘤患者提供高质量的专业护理服务。在《专科护理领域护士培训大纲》颁布后，肿瘤专科护士培训工作在全国各地相继开展，近年来，陆续有肿瘤专科护理的专业书籍出版，为肿瘤护理专科培训工作的顺利开展起到作用。目前，肿瘤疾病的健康服务需求量日益提高，内容的专业化程度也越来越高，对肿瘤护理专业培训工作提出了新挑战，目前针对胃癌单病种的专业护理书籍尚较缺乏，为此，我们希望推出一本针对胃癌专科护理人员就理论指导、关键技术、临床实践等进行全面总结的书籍，为胃癌专科护理人员在临床工作中迅速应对提供思路，做到真正有章可循、有制可依、有据可查，全面提高胃癌专科护理人员岗位核心胜任力，从而更好地为胃癌患者提供优质的医疗护理服务。

本书一共分 7 章，分别为胃癌的诊断和治疗、胃癌患者护理常规、胃癌患者常用护理操作技术护理常规及操作考核标准、胃癌患者检查相关注意事项、胃癌患者常用护理评估量表、胃癌患者营养支持治疗、胃癌三级预防及患者居家护理，介绍了胃癌诊断、治疗、护理、操作的常用方法，读者能够精准找到护理工作需要注意的重点、难点。本书内容实用，贴近临床，具有规范性、科学性、指导性，适用于各层级的胃癌专科护理人员，也可供护理专业学生阅读参考。

因编写团队资源有限，在内容和质量上如有不足之处，敬请指正。

编者

于成都

目 录

第1章 胃癌的诊断和治疗 1
 第一节 胃癌的概述 1
 第二节 胃癌的诊断 7
 第三节 胃癌的外科治疗 18
 第四节 胃癌围术期治疗 25
 第五节 晚期胃癌的治疗 30

第2章 胃癌患者护理常规 36
 第一节 胃癌患者围术期护理常规 36
 第二节 胃癌常用化疗药物及相关不良反应的护理 50
 第三节 胃癌常用靶向治疗药物、免疫治疗药物及相关不良反应护理 60
 第四节 腹腔热循环灌注治疗及护理常规 70
 第五节 腹腔灌注治疗的不良反应观察及护理措施 73
 第六节 胃癌内镜手术治疗护理常规 74

第3章 胃癌患者常用护理操作技术护理常规及操作考核标准 79
 第一节 胃癌患者常用操作技术护理常规 79
 第二节 胃癌患者常用护理操作技术及考核标准 120

第4章 胃癌患者检查相关注意事项 269
 第一节 胃镜检查相关注意事项 269
 第二节 彩超检查相关注意事项 271
 第三节 上消化道造影相关注意事项 272
 第四节 肺功能检查相关注意事项 273
 第五节 PET/CT 检查相关注意事项 274
 第六节 幽门螺杆菌（^{13}C）呼气试验相关注意事项 275
 第七节 计算机体层扫描（CT）相关注意事项 276

第八节　心电图检查相关注意事项…………………………………………277
　　第九节　核医学 SPECT 检查相关注意事项…………………………………278
　　第十节　磁共振成像（MRI）检查相关注意事项……………………………278

第 5 章　胃癌患者常用护理评估量表　　　　　　　　　　　　　280
　　第一节　营养筛查与评估……………………………………………………280
　　第二节　生活自理能力评估…………………………………………………286
　　第三节　压力性损伤风险评估………………………………………………287
　　第四节　坠床 / 跌倒风险评估………………………………………………288
　　第五节　血栓（Caprini）风险评估…………………………………………289
　　第六节　非计划性拔管风险评估……………………………………………291
　　第七节　住院患者疼痛评估…………………………………………………293

第 6 章　胃癌患者营养支持治疗　　　　　　　　　　　　　　　294
　　第一节　肠外营养……………………………………………………………294
　　第二节　肠内营养……………………………………………………………313
　　第三节　口服营养补充………………………………………………………330

第 7 章　胃癌三级预防及患者居家护理　　　　　　　　　　　　336
　　第一节　胃癌的三级预防……………………………………………………336
　　第二节　胃癌患者居家指导…………………………………………………337

参考文献

请扫二维码

第 1 章
胃癌的诊断和治疗

第一节 胃癌的概述

胃癌是当今世界范围最常见的恶性肿瘤之一。据世界卫生组织（WHO）最新统计数据，2022 年全球恶性肿瘤新增约 1997 万人中，胃癌以约 96 万人的发病率位居第 4 位；2022 年全球恶性肿瘤新增死亡约 974 万人，其中胃癌约 66 万，占据死亡率位的第 5 位。2022 年我国恶性肿瘤新增约 482 万，胃癌占据第 5 位（约 36 万）；从死亡率来看，2022 年我国恶性肿瘤死亡新增约 257 万，胃癌以 26 万占据死亡率的第 3 位。中国属胃癌高发国家，中国胃癌男女人口死亡率（男性是女性的 1.9 倍）分别是欧美发达国家的 4.2～7.9 倍和 3.8～8.0 倍。中国胃癌的总体发病患者数约占全世界的 38%，并且有明显的地区和城乡差异，城市发病率为 15.3/10 万，农村为 24.4/10 万（是城市的 1.6 倍）。

胃癌是起源于胃体黏膜层的恶性肿瘤。胃的解剖结构由上到下分为贲门（连接于食管下段）、胃底、胃体、胃窦、幽门（下接十二指肠球部），其中胃窦胃体交界的小弯侧切迹又称胃角。胃的每个部位都可以发生癌变，其中以胃窦癌为主的胃下段发病率较高，但近年来胃食管结合部腺癌有逐年增加的趋势，具体原因还不明确，笔者推测可能与逐年增加的胃食管反流相关疾病等有关。胃壁组织由内向外分为黏膜层、黏膜下层、肌层、浆肌层。胃癌大体类型分为早期胃癌和进展期胃癌，早期胃癌是病变仅侵及黏膜层或黏膜下层，不论病灶大小，有无淋巴结转移；进展期胃癌是癌组织超过黏膜下层，又称中、晚期胃癌；晚期胃癌的转移途径有直接浸润、淋巴转移、血行转移、腹膜转移，其中以淋巴转移最为常见。胃癌的组织类型分类主要有三种，世界卫生组织（WHO）分型法、日本胃癌研究会（JRSGC）分型法、芬兰 Lauren（劳伦）分型法。世界卫生组织 1990 年提出的国际分类法将胃癌组织学分为常见的普通型和少见的特殊型。普通型：乳头状腺癌、管状腺癌、低分化腺癌、黏液腺癌、印戒细胞癌；特殊型：腺鳞癌、鳞状细胞癌、小细胞癌、未分化癌等。JRSGC 分型法基本与 WHO 分型法一致。欧美临床医生常以 Lauren 分型预测患者的预后，始于 1965 年的芬兰 Lauren 分型法分为肠型胃癌，分化好，局限性生长；弥漫型胃癌，分化差，呈浸润生长，细胞间缺乏黏附。

胃癌的病因还不是很明确，但已知与胃黏膜上皮异型增生、胃的癌前疾病及某些基因突变等因素有关。胃癌的发生是一个多因素、多步骤、多阶段的发生过程，与饮食结构、生活习惯、地域环境等因素有关，长期食用高盐、熏腌食品的人群中胃癌发病率较高。幽门螺杆菌感染也是胃癌发生的重要因素之一。＞2cm的胃息肉、慢性萎缩性胃炎、胃切除术后的残胃等癌前病变，长时间有一定概率转变成胃癌。胃癌的发生还与抑癌基因 *P53*、*APC*、*DCC* 杂合性丢失和突变有关。有遗传性胃癌家族病史的人群发生胃癌的风险会升高，3%左右的胃癌与遗传性胃癌易感综合征有关。据统计，25%的常染色体显性遗传性弥漫型胃癌易感家族存在上皮钙黏素（E-cadherin）突变，这类胃癌被称为遗传性弥漫型胃癌。

目前，胃镜检查和病理检查是胃癌诊断的金标准。早期胃癌患者大多无明显症状，有时会出现一些非特异性上消化道症状（如腹痛不适、恶心、呕吐等）。这些症状容易被忽视导致患者没有及时就诊，就诊的患者也有部分因对胃镜检查的排斥而未做胃镜检查，导致我国早期胃癌患者发现比例较低（还不到10%），从而导致我国胃癌治疗的 5 年生存率远不如日、韩等国家。提高胃癌风险人群的早诊早治率是改善胃癌患者 5 年生存率的关键措施。因此，对 40 岁以上患者出现上述症状，服药后缓解，但短期内症状反复发作，应做进一步检查，特别是胃镜的筛查。目前临床上用于胃癌的检查主要有纤维胃镜、CT、彩超、上消化道造影等。胃镜可以直接观察胃黏膜病变的部位和范围，还可以抓取病变组织行病理学检查，是诊断胃癌最有效的检测方法，超声胃镜还可以帮助医生了解肿瘤浸润深度及周围淋巴结和脏器有无侵犯和转移。近年来，随着医学科普和胃镜技术的发展，越来越多人群也接受胃镜的早期筛查，我国城市人口的早期胃癌占比也有所增加，也进一步提高了我国胃癌的 5 年生存率。CT 检查可以帮助医生了解肿瘤有无浸润或者转移到重要的脏器（如肝、胰腺等），有无淋巴结的转移，帮助医生更好地进行临床分期，从而制订更好的治疗策略。

胃癌的治疗是以手术为主的综合治疗，还包含了化疗、放疗、靶向治疗、免疫治疗、营养支持治疗、中医中药治疗等。早期胃癌特别是病灶局限于胃壁黏膜层，可以通过胃镜下切除病灶所在区域的黏膜及其周围组织，切除组织送病理科，以评估切除的根治性。外科手术贯穿于胃癌治疗的各个时期，早期胃癌如果在内镜下切除不彻底，则需要外科手术进行补充扩大切除；中期胃癌则是以标准的胃癌根治术为主，进行围术期的相关化疗；即使是晚期胃癌，如果出现消化道的出血、穿孔、梗阻，也需要外科手术进行对症处理，解决患者相关并发症，从而延长患者的生命和改善患者的生活质量。近年来，随着显微技术的发展，胃癌的外科手术方式也越来越微创化，有传统的开腹手术、腹腔镜手术、机器人手术等方式。手术内容主要包括所在病灶的胃壁切除、淋巴结清扫，以及消化道的重建。从传统的化疗、放疗到现在的靶向和免疫治疗，胃癌治疗的 5 年生存率都在逐渐提高，特别是 2018 年的诺贝尔生理学或医学奖颁发给了免疫治疗的相关人员后，多项全球大型的随机对照研究数据推动了胃癌联合免疫的综合治疗的发展，相信以后的综合治疗会更好地提高胃癌治疗的 5 年生存率。

一、流行病学特征

胃癌是常见的恶性肿瘤之一，每年全球有超过 1 000 000 人被诊断为胃癌。尽管在过去的几十年时间，其发病率和死亡率均有所下降，但胃癌仍处于癌症死因的第 3 位。胃癌的发病率有一定的地域差异，东亚、西欧和部分中欧发病率最高。随着经济社会的发展、生活习惯的改变、饮食条件的改善，大部分国家和地区的胃癌发病率和死亡率均出现下降。相较于西方国家，亚洲国家的胃癌发病率及死亡率下降均缓慢。在 2008 年，在亚洲有超过 727 000 胃癌病例被诊断，占据全部癌症的 11.9%，占全球胃癌的 50% 以上。东亚的胃癌发病率和死亡率均是全球最高的。日本曾是全球胃癌发病率和死亡率最高的国家。但随着全面健康普查的推行，日本早期胃癌的病例逐渐增加，其死亡率不断下降，5 年生存率大幅度提升。2022 年中国恶性肿瘤流行数据显示，我国胃癌的发病率有所下降，但仍居第 5 位，发病率为 35.9/10 万。同期的死亡率仍旧较高，居癌症死因的第 3 位，达到 26/10 万。由此可见，胃癌依旧严重影响我国人民的生命健康，同时损耗了大量的人力和社会资源。因此，胃癌的预防依旧非常重要，这对于改善我国胃癌患者的预后具有重要的意义。

胃癌的发病率和死亡率在区域、年龄、性别和种族之间存在差异。我国胃癌分布广泛，其发病率和死亡率呈现一定的地域特点。总体来说，中部地区胃癌的发病率最高，其次为东南沿海地区，西南部的胃癌发病率最低。中部地区的甘肃威武胃癌的发病率可高达 104.6/10 万，死亡率高达 67.7/10 万。同时，据 2022 年中国肿瘤流行病学数据显示，城市胃癌的发病率为 15.3/10 万、死亡率为 11.0/10 万，农村胃癌的发病率为 12.7/10 万、死亡率为 8.3/10 万。城市胃癌的发病率和死亡率均低于农村。

总体来说，随着年龄的增长，胃癌的发病率和死亡率也随之增加。统计资料显示，50～70 岁是胃癌的高发年龄，占据胃癌人数的 50% 以上。在 70 岁以前，随着年龄的增长，胃癌的发病率呈上升趋势。然而，在 70 岁以后，随着年龄的增长，胃癌的发病率呈逐渐下降趋势。目前，在大多数国家，青少年不在胃癌普查的范围之内，仍旧缺乏青少年胃癌发病率和死亡率的确切数据。根据已有资料分析发现，2020 年全球青少年胃癌发病率约为 0.79/10 万，相应的死亡率约为 0.45/10 万。

男女性别之间胃癌发病率和死亡率有一定的差异。据2022年中国肿瘤流行病学数据显示，男性胃癌发病率为24.7/10万，女性胃癌发病率为11.2/10万；男性胃癌死亡率为18.2/10万，女性胃癌死亡率为7.9/10万。无论发病率和死亡率，男女性别比都约为2∶1。

胃癌的发病率在种族之间也存在不同。在美国，黑种人的胃癌发病率高于白种人。在国内，明显高于其他民族的有哈萨克族和回族。而维吾尔族、彝族和苗族又明显低于其他民族，其中苗族的胃癌发病率最低。

二、危险因素

（一）生活习惯和方式

饮食是胃癌发病最主要的因素，特别是不良的饮食习惯和方式。摄入某些致癌物质（如亚硝胺、亚硝酸盐、硝酸盐类等），这些物质一旦进入人体内，可合成强致癌物，从而导致胃癌的发生。这些物质主要来源于腌制产品等。另外，烟熏煎烤食物时可形成多环芳烃类化合物，该化合物进入人体后，有致畸性、致突变和致癌的作用。饮用水中的微量藻毒素暴露也与胃癌死亡率上升相关。有证据表明，高盐饮食的摄入与胃癌高发密切相关。饮食中也有对胃癌的保护性物质。大量流行病学调查结果显示，居民血中硒水平和肿瘤发病率和死亡率呈负相关。总结大量的调查研究结果显示，葱类蔬菜（洋葱、大蒜、小葱、韭菜、香葱等）的摄入可减少胃癌的发生。

已有的研究结果显示，吸烟不仅是肺癌发生的高危因素，也是胃癌的危险因素之一。存在于烟草中的3,4-苯并芘具有强烈的致癌作用。国内外的研究大多认为，吸烟与胃癌存在中等程度的关系。大部分研究结果显示，吸烟者患胃癌相对危险度为不吸烟者2倍。也有研究发现，相对于女性而言，男性吸烟的相对危险度更高。饮酒也是胃癌的高危因素之一。长期大量饮酒会损伤胃黏膜细胞的正常结构，使得黏膜在修复过程中反复发生增生，甚至异常分化，从而发生癌变。另外，乙醇也是很多致癌物的良好溶剂，可促进某些致癌物的吸收。同时，长期饮酒可抑制人体免疫功能，降低机体对肿瘤的监视功能，从而使得肿瘤细胞产生免疫逃逸。

（二）机体因素

胃癌可呈现家族聚焦现象。已有的医学研究证实，父母均患胃癌，其子女胃癌患病率明显增加。在日本的前瞻性研究中也发现一级亲属有胃癌病史者，其患胃癌死亡的相对风险度增加。遗传因素在胃癌发病中所起到的作用大小，不同地区的研究有所差异。比较明确的与胃癌发病相关的基因为 $CDH1$ 基因。大多数的遗传性弥漫性胃癌是由于该基因突变所致。据统计，携带 $CDH1$ 基因突变的人，一生中患胃癌的风险是70%～80%。为此，国际胃癌联盟建议携带

CDH1 基因的 20～30 岁年轻人可进行预防性胃切除术。另外，在 ABO 血型系统中，不同血型间患胃癌的概率也有所差异。大部分的研究证实，A 型血的人患胃癌的概率要高于其他血型。

（三）幽门螺杆菌和 EB 病毒

1994 年，WHO 就将幽门螺杆菌列为 I 类致癌物质。幽门螺杆菌感染存在地域差异。就全球而言，亚洲和东欧的人群感染率较高，而西欧、北欧和北美的人群感染率偏低。幽门螺杆菌在我国的感染率在 50% 以上。幽门螺杆菌感染和胃癌的发生存在很强的相关性。幽门螺杆菌感染胃黏膜后，能够逃避机体的免疫监视，长期存在于胃黏膜中，会引发局部的慢性炎症，导致胃黏膜的损伤和修复。在损伤和修复过程中，胃黏膜细胞可发生增生和化生，进而增加癌变的风险。在幽门螺杆菌感染过程中，还会引起宿主细胞 DNA 的损伤，增加基因突变的风险。一旦基因发生突变，癌变的风险就会增加。同时，幽门螺杆菌可以产生某些代谢产物，如亚硝酸盐等，可直接或间接地促进肿瘤的生长。研究显示，感染幽门螺杆菌 10 年后，患胃癌的风险为 5%。

EB 病毒是一种双链 DNA 病毒，又名人疱疹病毒 4 型，可引起鼻咽癌、淋巴瘤和胃癌。在感染 EB 病毒中，只有不到 1% 的感染者会发展成肿瘤。在 EB 病毒感染型胃癌中，*PI3KCA* 突变率较高，这类患者是使用 PI3K 抑制剂的靶向人群。研究也显示，EB 病毒感染型胃癌中，PD-L1 表达上调是免疫治疗的潜在人群。

（四）环境因素

辐射可导致胃癌的发生。在第二次世界大战后，对于日本广岛和长崎原子弹爆炸后幸存者的研究发现，随访的 80 000 名幸存者中有 2600 名患胃癌。我国胃癌高发区多集中在火山岩地带，低发区集聚在石灰岩地带，这都支持胃癌与环境因素有关。另外，地质、水质也会影响胃癌的发病率。

（五）胃部疾病

Correa 等最早提出肠型胃癌的发生模式（Correa 模式）为正常胃黏膜→慢性炎症→萎缩性胃炎→肠化生→胃上皮内瘤变（GIN）→胃癌。WHO 将胃溃疡、胃息肉、残胃、慢性萎缩性胃炎、胃黏膜异型增生及肠上皮化生等癌前慢性疾病和癌前病变列为胃癌前状态。幽门螺杆菌感染还可增加这些疾病发生胃癌的概率。研究提示，增生型胃息肉合并幽门螺杆菌感染患胃癌的概率为 2.2%，胃溃疡合并幽门螺杆菌患胃癌的概率为 3.4%，不典型增生合并幽门螺杆菌感染患胃癌的概率为 4.7%。

三、预防

胃癌是可以预防的。胃癌的预防是一个系统工程，需要多环节、有步骤、有计划地开展。总体来说，胃癌的预防和其他恶性肿瘤一样，分为三级预防。

1. 一级预防　即病因预防，目的就是防止癌症的发生。针对胃癌发生的病因和各种危险因素，采取预防措施，防患于未然。对大众普及胃癌的病因和危险因素等专业知识，提高大众对疾病的认识。合理营养膳食、改变不良生活习惯，尤其是不良的饮食习惯。幽门螺杆菌是导致胃癌的高危因素，根除幽门螺杆菌有助于降低胃癌的发生。研究发现，在健康人群中根除幽门螺杆菌，可降低胃癌的发病率46%。

2. 二级预防　即临床前预防，早发现、早诊断、早治疗。对高危人群及胃癌高危地区进行胃癌筛查。胃癌筛查是发现胃癌的一个重要举措。其次，进行专病专治，建立胃癌专科门诊，减少漏诊、误诊。据国外经验，专科门诊可使早期胃癌的发现率从1.6%提高到10.6%。做好高危人群的监控和易感人群的随访工作。对于已知有癌前病变的人群，需严密随访，尤其是胃镜的随访复查。

3. 三级预防　即临床预防或康复预防，主要是防止病情恶化、防止残疾。在临床上采用有效合理的诊疗策略，促进康复，提高生活质量，重返社会。目前肿瘤专科医院都具有完整的、科学的综合治疗手段。同时，根据患者病情的不同，结合多学科诊疗（MDT），为患者制订个体化的治疗策略。

四、筛查策略

由于早期胃癌常无明显症状，中晚期胃癌的症状也无特异性，所以常被误诊为胃炎等良性疾病。提高胃癌治愈率的关键就是早期发现。癌症筛查是早期发现、早期诊断的重要方法。日本自20世纪60年代开始进行胃癌筛查，早期胃癌的发现率逐步提高，现已达到60%～80%。我国是胃癌的高发国家，提高胃癌早期诊断率，降低死亡率，是我国胃癌防治研究的战略选择。采取有效的筛查方法，制订合理的筛查策略，是胃癌早发现、早诊断、早治疗的关键。

（一）高危人群的筛查

胃癌筛查的途径包括基于无症状人群的全面筛查和高危人群的筛查。由于缺乏简便、有效的诊断方法来进行普查，而胃镜筛查由于医疗成本、条件的限制，无症状的人群接受度相对较低。因此，我国的胃癌筛查指南推荐对高风险人群开展胃癌筛查。高风险人群的是指年龄＞45岁，且符合下列任一条者。

1. 长期居住于胃癌高发区。
2. 幽门螺杆菌（Hp）感染。
3. 既往患有慢性萎缩性胃炎、胃溃疡、胃息肉、手术后残胃、肥厚性胃炎、恶性贫血等胃癌前疾病。
4. 一级亲属有胃癌病史。
5. 存在胃癌其他高危因素（高盐、腌制因素、吸烟、重度饮酒等）。

对于筛查的终止年龄，各国的标准并不统一。韩国指南建议 40～74 岁成人每 2 年进行 1 次胃癌筛查，日本指南则未明确胃癌筛查的终止年龄。我国指南推荐 75 岁或预期寿命＜5 年时终止筛查。

（二）筛查的方法

1. *幽门螺杆菌（Hp）感染的检测* Hp 是一种革兰氏阴性杆菌，1994 年即被 WHO 列为胃癌的 I 类致癌原，已被证实与萎缩性胃炎、胃溃疡、胃癌等相关疾病的发生发展有着密切的联系。推荐在胃癌高发地区人群进行 Hp 感染的检测。首选的检测方法时尿素呼气试验。

2. *胃镜活检* 胃癌及癌前病变均需要胃镜活检才可以明确诊断。胃镜可在直视下对胃的所有部位进行三维立体的检查，相当于胃内的高清摄像机，对胃内的病变放大倍数进行观察，还可夹取病变组织，送病理检查确诊。超声内镜是胃镜和超声的有机结合，可清晰地检测到胃壁的层次结构，可用来判断早期胃癌的浸润深度，鉴别早期胃癌和进展期胃癌。窄带成像技术（narrow band imaging，NBI）是在放大内镜和色素染色的基础上，利用不同组织结构吸收和散射窄光带的差异，清楚地显示黏膜或黏膜下脉管系统和腺管开口的技术，目前已广泛应用于临床，并有助于早癌的发现和治疗。

3. *影像学检查* 胃 X 线气钡双重造影是通过双对比像、黏膜像、充盈像和压迫像等清晰显示胃的黏膜和细微结构的影像学方法。CT 是指南推荐和临床常用的检测胃癌的影像学方法，可清晰地显示胃壁的厚度、胃壁肿瘤和胃周组织器官的关系、胃周的淋巴结情况。CT 对早期胃癌的检出率偏低（15%～44%）；对中晚期胃癌的检出率较高（98%～100%）。

4. *血清生物标准的检测* 中国胃癌筛查指南不建议将血清胃蛋白酶原（pepsinogen，PG）、血清胃泌素 -17（gastrin-17，G-17）、血清胃癌相关抗原 MG7-Ag 检测单独用于胃癌筛查。PG、G-17、MG7-Ag 和血清 Hp-Ag 等联合检测，配合评分系统用于胃癌高危人群筛查，可有效浓缩高危人群，实现靶向精查的人群风险分层，或许有利于胃癌的精准筛查，但需要考虑经济效益问题。

如何利用现有的筛查方法，目前国内外尚无统一的意见。我国目前尚无大规模的胃癌全民普查项目。随着对胃癌研究的深入，易感基因、高危因素和高危人群的发现，需要制订有效的胃癌高风险个体化识别和筛查档案，以期做到早发现、早诊断、早治疗，提高胃癌的整体治疗水平。

第二节　胃癌的诊断

胃是位于上腹部的 J 形空腔脏器，完全由腹膜包被，毗邻脏器组织关系复杂，不同个体其形态和大小差异很大。早期胃癌可无任何阳性体征，其临床症状通常没有特异性，以消瘦、腹痛、食欲缺乏等为多，与胃炎、消化道溃疡症状类似。中晚期胃癌可出现腹痛、腹胀、恶心、呕吐、贫血、乏力、黑粪等症状，体格检查可见上腹压痛、肿块、梗阻、腹水等体征。胃癌患者的体格检查作用相对局限，所以胃癌的临床诊断往往依赖于影像学和内镜活检等辅助检查，进行胃癌的定性、定位、分型、分期及疗效评价。

一、影像学诊断

胃癌的影像学诊断主要包括 X 线造影、CT、MRI、正电子发射计算机体层成像（PET/CT）、单光子发射型计算机断层成像（SPECT）等。临床诊疗过程中，建议根据不同的检查目的，合理有效的选择一种或多种检查方法。

（一）X 线造影

通过口服造影剂，上消化道造影能清楚显示胃腔内情况，观察胃黏膜、轮廓、蠕动、管腔扩张度及通畅性等，反映病变的范围与性质。X 线造影是胃癌经典影像学检查手段，可用于胃癌原发灶的定性诊断、胃癌手术切除范围的辅助评估，以及术后并发症的判断。具有经济、无创等优势，易于被患者接受，并可多角度、动态地观察到病变的位置、范围、形态与性质。其劣势是难以发现早期胃癌；对于进展期胃癌，表现为胃黏膜不连续、龛影、充盈缺损等阳性征象。近年来，X 线造影成像质量多不如 CT/MRI，用于胃癌诊断的检查量不断下降。目前国内指南多推荐其用于食管胃结合部癌（AEG）的诊断，尤其是在判断食管累及长度并进行 Siewert 分型方面。目前在临床诊疗过程中，术前精准判断 Siewert Ⅱ型 AEG 食管受累长度具有相当的难度，而食管受累长度与手术入路、手术方式的选择及淋巴结清扫范围直接相关。根据 X 线造影显示中下段食管最狭窄处来判断肿瘤中心的位置与食管受累长度，是国内很多大型医疗中心所采用的术前检查手段之一。

检查方法：检查前口服钡剂（一般为硫酸钡），依次观察食管、胃和十二指肠黏膜，管腔的轮廓、扩张度、通畅性及新生物等特征性改变（尤其是溃疡性、隆起性病变）；如有需要，可分别在立位、仰卧位等不同角度观察胃和十二指肠的黏膜相和充盈相，包括胃底、胃体、胃窦和十二指肠。检查时可以配合一定的压迫及触诊方式，有利于了解消化道管壁的柔软度、有无压痛、有无包块及包块活动度等信息。

（二）CT 检查

CT 具有高空间分辨率、无创等优势，是国内外胃癌诊疗指南或规范推荐的胃癌诊断、分期、疗效评价及随访观察的首选影像学检查手段，通过形态学特征、强化方式等直观显示胃癌浸润深度和侵犯范围，判断周围脏器侵犯、淋巴转移及远处转移，观测放、化疗后肿瘤病灶（原发灶、转移灶）的变化。

临床上胃癌患者在无造影剂禁忌情况下，通常使用多层螺旋增强 CT 行薄层扫描，评估肿瘤位置、大小、浸润深度、淋巴转移、远处转移等，从而进行术前 TNM 分期和化疗疗效评估。正常充盈良好的胃壁在增强 CT 下强化均一，表现为连续光整的外基底膜，厚度一般 < 5mm。在不同部位常显示为 1～3 层结构，内层（黏膜层）和外层（肌浆膜层）为稍高强化带，中间层（黏膜下层）为低强化带。不同浸润深度的胃癌常有如下 CT 征象，见图 1-1：T1 期侵犯至黏膜或黏膜下层，类似于正常胃壁，显示多层结构，低强化带完整，动脉期病变区域黏膜强化明显；T2 期侵犯至固有肌层，胃壁增厚，低强化带中断，浆膜面光整，周围脂肪间隙清楚；T3 期侵至浆膜下，高强化癌肿侵犯胃壁全层，呈结节状或不规则突起，胃周围脂肪浸润，呈网格状态条索影，但浆膜面仍光整或少许条索状，与邻近器官间隙清晰；T4a 期侵透浆膜至胃周脂肪间隙，浆膜面不规则或结节样形态，周围脂肪间隙密集毛刺或条带状浸润；T4b 期侵犯浸润邻近脏器，脂肪间隙消失。研究显示，不同分期胃癌患者的 CT 临床 T 分期与术后病理 T 分期的准确性具有差异，T1 期 95%，T2～3 期 76%，T4a 期 92%，T4b 期 75%，总体准确率为 90.9%。

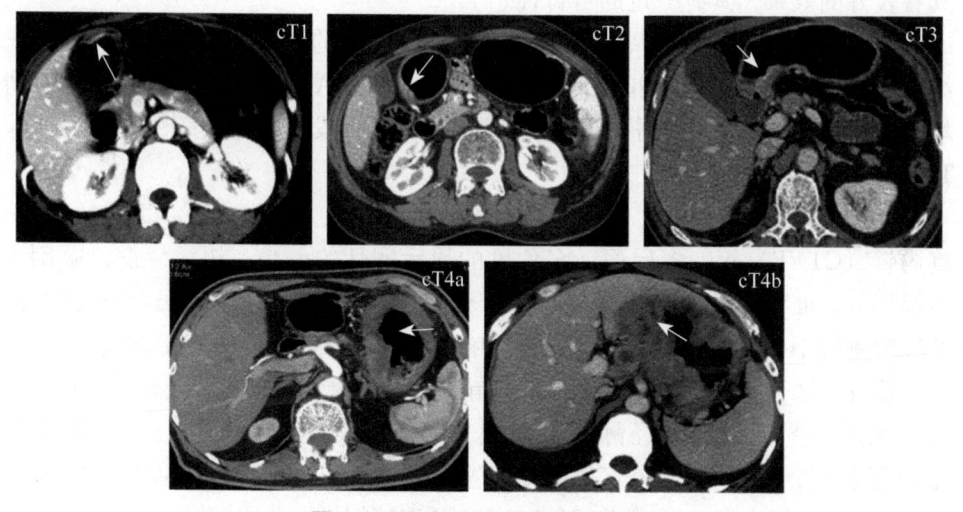

图 1-1 胃癌 cT 分期征象示意图

胃癌以淋巴转移为主要转移途径，CT 是术前判断淋巴转移的主要手段，通常能显示淋巴结大小、单发还是多发、可能分布的区域等。目前，对于 CT 评价胃癌 N 分期的争议较大，诊断准确率并不令人满意。CT 对于 N 分期的敏感度为 73%，特异度为 81%。UICC/AJCC 第八版胃癌分期手册明确提出短径 > 10mm 的淋巴结为可疑转移淋巴结，而 CT 很难发现短径 < 5mm 的转移淋巴结，故在胃癌 N 分期的评价中仍需联合淋巴结大小、形态和数目进行综合评估，其

评估标准还有待进一步探讨和总结。腹膜转移是胃癌最常见的远处转移形式之一，累及范围涵盖自膈顶至盆底的广大腹膜腔；女性还可能伴有卵巢转移，故胃癌影像学检查扫描范围均应涵盖全腹盆，建议采用胸、腹、盆腔联合扫描，对于诊断有无腹腔远处脏器转移更具优势，但缺点是辐射剂量略大，价格较高。

国内外指南对局部进展期胃癌新辅助化疗的适应证目前尚未完全统一，CSCO胃癌诊疗指南（2023版）认为临床分期Ⅲ期胃癌（cT3-4aN1-3M0）可在新辅助化疗中获益。目前，新辅助化疗疗效评价主要依据患者的症状、体征及肿瘤体积、径线变化等影像学资料等进行综合判断。CT检查可以从形态学、肿瘤密度等多角度描述病情的变化，同时利用多平面重组技术全面地了解肿瘤的情况，对疗效进行评估。由于胃的蠕动及胃内容物的影响且化疗后肿瘤强化程度减低、瘤周水肿及纤维化等原因，肿瘤与邻近正常胃壁分界不清，肿瘤的最长径测量差异较大。根据RECIST 1.1评价标准，胃癌病灶的测量可重复性差，不适宜作为靶病灶评估。Hallinan等研究表明，胃癌体积测量法是可行的，具有良好的可重复性。赵群等研究发现，新辅助化疗后肿瘤体积减小率与基于RECIST1.1疗效评估结果呈正相关，提示肿瘤体积减小率预测新辅助化疗疗效具有较好的效果，具有一定的可行性。

对于肿瘤浸润深度、周围脏器侵犯程度不明确的患者，可采用多层面或三维重组，CSCO胃癌诊疗指南（2023版）和UICC/AJCC第八版胃癌分期手册均提到，胃癌的影像分期需要结合多平面图像。研究发现，结合多平面重组图像，T分期准确率可提高16%。

CT图像后处理技术，包括多平面重建（MPR）、曲面重建（CPR）、CT仿真内镜（CTVE）等，多层面、多角度的显示病灶的大小、边缘浸润、解剖关系等细节。推荐采用规范的结构化CT报告。总的来说，CT检查虽有一定辐射，但辐射量较小，一般不会对人体产生影响，是胃癌分期诊断的主要方法。

检查方法：至少空腹4～6h，检查前推荐行低张处置，水/气充盈，呼吸训练。无造影剂禁忌患者经静脉注射碘造影剂，常规取仰卧位，扫描范围自膈顶至盆底，动脉期时相宜采用35～40s的动脉晚期，静脉期时相宜采用60～90s，根据需要，可增加120～180s延迟期扫描。获取轴冠矢三平面图像，根据扫描层厚及观察的组织、器官不同动态调节窗宽和窗位观察（图1-2）。

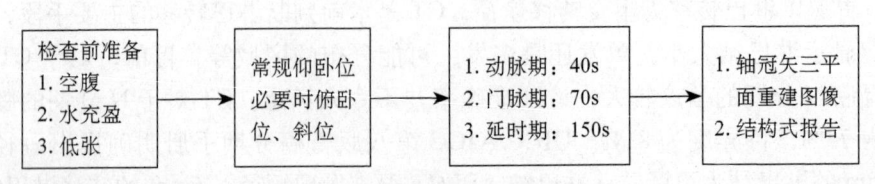

检查前准备
1. 空腹
2. 水充盈
3. 低张
→ 常规仰卧位必要时俯卧位、斜位
→ 1. 动脉期：40s
2. 门脉期：70s
3. 延时：150s
→ 1. 轴冠矢三平面重建图像
2. 结构式报告

图1-2 胃癌CT流程图
引自中国抗癌协会胃癌专业委员会，徐惠绵，李凯. CACA胃癌整合诊疗指南（精简版）

（三）MRI 检查

MRI 无辐射损伤，具有良好的软组织对比度，可作为 CT 增强扫描禁忌或怀疑肝转移时进一步检查的手段，有助于早期癌的检出和进展期癌侵犯范围的判断，提高 T 分期诊断水平。MRI 检查对胃癌 N 分期的准确度及诊断淋巴结侵犯的敏感性较 CT 在不断提高。增强 MRI 对胃癌远处转移灶与增强 CT 的准确度基本一致。另外，增强 MRI 是胃癌肝转移的首选或重要补充检查，注射肝特异性造影剂（普美显）有助于诊断肝微小转移灶，确定转移病灶数目、部位。

（四）PET/CT/SPECT 扫描

PET/CT/SPECT 结合核医学影像和放射解剖影像的优点，兼具解剖与功能分子影像的特点，属于新一代核医学功能性成像系统。由于正常生理结构与病灶的局部血流灌注、组织代谢、细胞分子行为等生理功能状态具有明显的组织特异性，功能性成像可显示靶器官或靶病灶中显像剂的分布差异。对于 CT 提示有远处转移的患者，PET/CT 可辅助胃癌分期，评估患者的全身情况，但不作为常规推荐。临床工作中，应用最多的 SPECT 检查方法是全身骨显像，亦称为骨扫描，常用于探测胃癌骨转移病变，具有价格低廉、应用简便、灵敏度高等特点，胃癌高度怀疑骨转移的患者可选择骨扫描检查。

二、内镜诊断

内镜及内镜下活检是胃癌定性诊断的首选方法，也是诊断胃癌的金标准。胃镜检查可分为普通胃镜、无痛胃镜、放大内镜、色素内镜、超声胃镜等，其中前两者是临床上常用的胃镜检查。

早期胃癌的筛查与诊断流程，我们推荐放大内镜诊断胃癌的简化流程（MESDA-G，图 1-3）。根据白光内镜下的黏膜状态，明确有无黏膜萎缩及幽门螺杆菌（*Hp*）感染；当发现可疑病灶时，建议采用 NBI 放大内镜观察，对胃黏膜异常微血管（MV）、微结构（MS）进行局部精细放大观察。首先判断病变是否存在边界。如果不存在明显边界，即诊断为非癌。在能够确认边界的情况下，判断黏膜是否存在不规则微血管（IMVP）或不规则微结构（IMSP）。IMVP 和（或）IMSP 存在时，诊断为癌；否则为非癌。早期胃癌的放大内镜下特征通常表现为 MV 呈闭环多边形、开环、扭曲、分支；MS 呈不规则表现；MV/MS 形态、尺寸各异，排列分布不规则、不对称。

胃癌的临床诊断要求具有病理学证据，所以内镜下活检具有不可替代的诊断学意义。日本病理医生根据活检组织中的异型增生与边界的有无判定癌与非癌，而我国对具有异型增生的黏膜病变更关注其浸润状态。

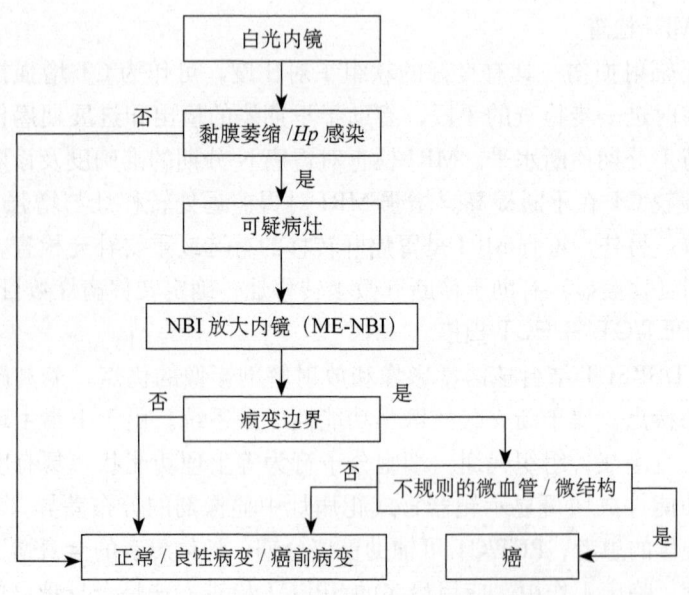

```
          白光内镜
             ↓
    黏膜萎缩/Hp 感染 ──否──┐
             ↓是              │
          可疑病灶             │
             ↓                 │
     NBI 放大内镜（ME-NBI）    │
             ↓                 │
    ┌──否── 病变边界 ──是──┐   │
    │                       ↓   │
    │            不规则的微血管/微结构 ──是──┐
    │                       ↓否              │
    └──→ 正常/良性病变/癌前病变          癌
```

图 1-3　早期胃癌放大内镜诊断流程图

引自 2016 日本消化道学会、日本消化内镜学会、日本胃癌学会联合推出的诊断体系——早期胃癌诊断简化流程（diagnostic algorithm for early gastric cancer，MESDA-G）

根据我国胃癌诊疗指南推荐，确诊早期胃癌的患者应进行适应证评估，对于局限于黏膜层且淋巴结转移可能性极低的早期胃癌（cT1AN0M0，Ⅰ期），首选内镜下黏膜切除术（EMR）和内镜黏膜下剥离术（ESD）。对术后标本的病灶大小、分化类型、浸润深度、有无溃疡进行详细的根治度评估（eCura 评分），决定内镜切除后的随访及治疗策略。

对于进展期胃癌，内镜下活检是术前病理诊断的唯一途径。为提高活检阳性率，应根据不同类型病变选取不同的活检部位：带蒂病变应于蒂状病变顶部取活检；隆起型病变应于病变中央活检；凹陷型或溃疡型病变应于溃疡边缘、堤内侧等多点活检。近年多项研究表明，局部进展期胃癌的围术期治疗模式能进一步改善患者生存。术前精准的病理诊断及分子诊断，对新辅助治疗方案的制订具有指导意义。目前我国指南推荐所有经病理证实为胃癌的患者均应行 HER-2 分子检测，并推荐评估 MSI/dMMR 状态，作为抗 HER-2 靶向治疗及抗 PD-1/PD-L1 免疫治疗的依据。

三、超声诊断

普通腹部超声检查受限于低分辨率和气体干扰，仅能显示巨大胃部肿瘤及明显增厚的胃壁，初步了解胃癌的部位、大小、血流信号及胃周器官的浸润转移情况。其检出率较低，故不作为常规的检查手段。

CSCO 胃癌诊疗指南（2023 版）推荐在有条件的医疗中心开展超声内镜检查（EUS）。EUS 将传统胃镜与超声结合，扫描精度超过 CT 及 MRI，不仅能通过直视观察病灶大体形态，可同时进行超声扫描评估胃壁解剖层次的浸润深度（尤其是鉴别 T1a 和 T1b），是目前胃癌 T 分期最精确的检查方法。对部分胃周肿大淋巴结、邻近器官的浸润转移，EUS 可辅助评估 N 分期及 M 分期。必要时可通过 EUS 引导下对肿大淋巴结穿刺活检，明显提高分期准确率。

四、胃癌的血清肿瘤标志物诊断

肿瘤标志物是一类肿瘤细胞本身产生或由机体对肿瘤细胞异常反应产生而异常升高的一类物质。这些物质可能是包括蛋白质、激素、酶等，在恶性肿瘤发生、增殖过程中产生并释放。肿瘤标志物广泛应用于临床诊断，有助于提高检出率和鉴别诊断准确度，并且为我们提供了动态观察肿瘤发生发展及评价临床疗效和预测患者预后的重要参考工具。

当肿瘤和机体的"战斗"还处在早期阶段时，肿瘤标志物就能提供"线索"，向我们告发身体里可能存在肿瘤。在"线索"帮助下，通过进一步针对性地检查，早期发现尚未发展的肿瘤，能为我们争取到更大的战胜肿瘤的机会。

当抗肿瘤治疗取得效果，身体里的肿瘤得到抑制或杀伤时，动态检测肿瘤标志物可以帮助我们及时发现"死灰复燃"的肿瘤或新发生的其他类型的肿瘤，予以相应地治疗，实现更长远、更有质量的治疗后生存。

临床工作中，我们常用的胃癌相关血清标志常规推荐检测 CA72-4、癌胚抗原（CEA）和 CA19-9。在部分患者中可进一步检测甲胎蛋白（AFP）和 CA125。CA125 对于腹膜转移具有识别和预后价值，AFP 与特殊病理类型的胃癌相关。

CA242 和肿瘤特异性生长因子、胃蛋白酶原（PG）Ⅰ和 PG Ⅱ 的敏感性、特异性尚有待公认。

（一）癌胚抗原

1965 年发现癌胚抗原（CEA）于结肠癌血清中，是具有人类胚胎抗原特性的酸性糖蛋白，是一种广谱的肿瘤标志物。妊娠期存在于胎儿的消化系统中的糖蛋白，胎儿出生后浓度呈显著下降。

CEA 的升高可见于大肠癌、胰腺癌、胃癌、乳腺癌、甲状腺髓样癌、肝癌、肺癌、卵巢癌、泌尿系统肿瘤。CEA 连续监测可用于恶性肿瘤的术后疗效观察及预后判断。然而，在一些刺激因素或良性疾病条件下，如吸烟、妊娠期后心血管疾病、糖尿病、肠道憩室、直肠息肉、结肠炎、胰腺炎、肝硬化、肝炎、肺部疾病等情况下，CEA 水平也会升高。直肠息肉、结肠炎、肝硬化、肺炎和肺部疾病也有不同程度的升高。吸烟者和老年人也有 CEA 升高。

（二）糖类抗原 19-9

糖类抗原 19-9（CA19-9）于 1979 年被发现，是目前临床应用最多、最具有诊断价值的一种肿瘤相关抗原。CA19-9 是胰腺癌高度敏感的低聚糖肿瘤相关抗原，是重要的辅助诊断指标。CA19-9 升高可见于胰腺癌、肝胆系肿瘤、胃癌、结直肠癌等消化系统肿瘤中。在慢性胰腺炎、胆石症、肝硬化、肾功能不全、糖尿病等疾病中，也可呈低浓度/一过性增高。此外，卵巢肿瘤和支气管肿瘤中也可见 CA19-9 水平的升高，可用于卵巢癌的诊断和病情监测。急性胰腺炎、胆囊炎、胆汁淤积性胆管炎、肝疾病、肾疾病均可引起 CA19-9 水平不同程度的升高。

（三）糖类抗原 72-4

糖类抗原 72-4（CA72-4）于 1981 年发现于胃癌组织中。CA72-4 在正常人组织中几乎不表达，在很多组织器官的良性增殖性病变中也不表达，而在消化道肿瘤、乳腺癌、卵巢癌和肺癌中可显著升高，尤其对胃癌有较高的敏感性和特异性，在胃癌诊断中扮演着非常重要的角色。

CA72-4 在胃癌中阳性率高达 65%～70%，被认为是目前诊断胃癌最敏感的肿瘤标志物之一。有转移者更高，可用作胃癌治疗后随访的指标，以及复发和预后判断指标。CA72-4 与胃癌患者肿瘤分期、黏膜受累、肝转移和腹膜侵犯有关。CA72-4 在少部分良性和感染性疾病中升高；接受了奥美拉唑、糖皮质激素或非甾体抗炎药治疗的患者可见 CA72-4 水平的升高；服用灵芝孢子粉胶囊期间发现 CA72-4 进行性升高，停用后 CA72-4 恢复正常。

（四）糖类抗原 242

糖类抗原 242（CA242）是一类唾液酸化糖类抗原，升高见于结直肠癌、胰腺癌、肺癌和胃癌等。

（五）糖类抗原 50

糖类抗原 50（CA50）于 1983 年被发现，是广谱肿瘤标志物。CA50 在胰腺癌、前列腺癌、胃癌、肝癌、肺癌、宫颈癌和结/直肠癌等恶性肿瘤中升高，可用作辅助诊断指标。可用作恶性肿瘤的预后，放疗、化疗、术后疗效观察，复发及转移的早期检测。

（六）循环肿瘤细胞

循环肿瘤细胞（circulating tumor cell，CTC）是存在于外周血中的各类肿瘤细胞的统称，因自发或诊疗操作等情况下从实体肿瘤病灶脱落。CTC 常与转移性疾病有关，可用来监测晚期疾病。CTC 可在转移发生之前的早期阶段被检测到，因此可作为预测肿瘤转移的标志物。此外，CTC 可作为靶向治疗的疗效反应预测指标。与病理活检相比，CTC 具有无创性、重复性好的特点，可以准确地反映癌症的进展、治疗效果，实时监测癌症转移，是胃癌诊断和预后评估的潜在生物标志物。

(七) 循环肿瘤细胞 DNA

循环肿瘤细胞 DNA（cfDNA）是来源于血液中可识别的正常细胞和癌细胞的无细胞 DNA。来源于原发肿瘤、转移瘤或循环肿瘤细胞（CTC）的无细胞 DNA 称为循环肿瘤 DNA（ctDNA）。与传统肿瘤标志物相比，ctDNA 具有取材方便、侵袭性小、重复性高等优点。因此，通过分析 ctDNA 片段长度、DNA 拷贝数变异等特征，可以对癌症进行早期诊断和预后预测。

此外，也有研究显示长链非编码 RNA、微小 RNA、环状 RNA、E-钙黏蛋白、外泌体相关肿瘤标志物可能作为胃癌的生物标志物，用以评估治疗效果及早期监测复发。其成熟应用则有赖于进一步地实验及临床研究。

五、腹腔镜探查手术

除可以提供胃癌的组织学及分子诊断以外，胃癌的临床诊断主要依靠 CT、彩超等影像手段。然而，依赖于传统的影像学检查难以发现腹腔内隐匿性病灶或腹膜转移性病灶，对于此类患者如进行不必要的切除手术，则可能无助于患者预后。Nakagawa 等对 100 例局部进展期胃癌患者进行诊断性腹腔镜手术，其中 47% 的患者经探查后分期发生变化，22 例患者避免了不必要的切除。华西医院胡建昆教授团队统计数据显示，术前 CT 显示 T4 期及以上肿瘤患者腹膜植入转移和（或）脱落细胞阳性的比例高达 27.9%。国内另有相关研究结果显示，诊断性腹腔镜手术可有效发现局部进展期胃癌的腹膜转移。因此，诊断性腹腔镜手术可用于检测术前影像学中观察到的 cT3 和（或）N+ 患者的影像学隐匿性转移性病灶，可提高胃癌患者腹腔隐匿性转移和腹膜转移的检出率，对于提高分期的精准度有一定价值。

（一）胃癌腹腔镜探查的适应证

诊断性腹腔镜手术最重要的价值在于发现已经形成的，或潜在的腹膜转移。腹膜转移是胃癌常见转移方式，早期阶段不会引起明显临床症状且无典型的影像学表现，导致合并腹膜种植转移的胃癌患者预后极差。

胃癌腹腔镜探查最重要的目的是通过腹腔镜直视下评估胃癌的可切除性、评估胃癌腹膜转移情况，同时通过准确收集腹腔灌洗液并进行脱落细胞学检查发现腹腔内胃癌隐匿转移情况。各指南针对胃癌腹腔镜探查的适应证描述不尽相同。我国《腹腔镜胃癌手术操作指南（2023 版）》把诊断性腹腔镜手术推荐应常规用于胃癌患者，包括未经术前治疗而考虑手术切除的胃癌患者，或作为拟行术前治疗胃癌患者的基线检查，以明确分期及转移情况。

腹腔镜探查在进一步规范术前分期、制订个体化的术前新辅助治疗方案中扮演重要角色。施行腹腔镜探查在 cT4 期及以上的胃癌患者中十分必要且可行。针对探查无腹膜转移和腹水脱落细胞阳性的患者，可行术前新辅助治疗 3～4

周期后再次行胃癌根治手术。对于探查发现腹膜转移和腹腔积液脱落细胞阳性胃癌患者，则按转移性胃癌开展以药物治疗为核心的抗肿瘤治疗，争取获得转化手术的机会。

（二）胃癌腹腔镜探查的操作流程和技术要点

笔者所在单位进行腹腔镜探查手术一般采用以下步骤。

1. 患者术中常规采用仰卧位，根据探查部位和操作需要术中适当进行体位调整。

2. 视患者腹腔空间大小，采用脐下或脐上建立观察孔。操作过程避免造成腹腔肠管和器官损伤，气腹压维持在 10～12mmHg（1mmHg=0.133kPa）。

3. 腹腔镜镜头置入腹腔后，首先进行 Trocar 穿刺部位检查，其次从进镜 12 点钟方向（患者头侧）沿逆时针依次探查脾、腹腔器官表面、壁腹膜及肝表面，确认对应结构形态学是否异常，最后翻转退镜，检查 Trocar 孔周围和隧道，确认无出血和其他损伤。

4. 提拉横结肠，检查横结肠系膜；辨认 Treitz 韧带，检查小肠及系膜；下腹部及盆腔检查乙状结肠、盲肠。

5. 取头低足高 30°位，探查盆腔器官及盆侧壁。女性患者注意显露双侧附件。

6. 探查肝及肝胃韧带；游离胃结肠韧带，显露小网膜囊及胃后壁。

7. 对于肿瘤外侵明显，怀疑存在腹腔脱落细胞及腹膜种植转移的患者，取腹腔脱落细胞学检查或术中冷冻病理活检。

8. 彻底检查腹腔、腹壁、系膜器官表面和间隙确定有无损伤或出血，同时将牵拉器官、网膜等复位后再关腹。

（三）胃癌腹腔镜探查的临床意义

腹腔镜探查可以发现术前影像学检查未知的转移灶，其诊断的准确率与肿瘤的临床病理特征、外科医生经验等因素密切相关。一项系统评价结果显示，诊断性腹腔镜探查在灵敏度、特异度、阳性预测值和阴性预测值方面均优于 CT 检查。另外一项较早的系统评价结果显示，胃癌腹腔镜探查对于发现胃癌远处转移（M 分期）的准确率、敏感度和特异度分别为 95.0%～98.9%，63.4%～94.0%，80.0%～100.0%。该研究还发现，诊断性腹腔镜手术改变 8.5%～59.6% 的胃癌患者手术决策和治疗方式，8.5%～43.8% 的胃癌患者避免施行不必要的剖腹探查。Gertsen 等对 394 例胃癌患者进行了多中心队列研究，评估了分期腹腔镜手术的临床价值，其对于进展期 cT3～T4 和弥漫性胃癌患者具有更高准确性，总灵敏度为 82%（95% CI，70%～91%），特异度为 78%（95% CI，73%～83%）。然而，在评估实质器官病变（如非浅表性肝转移和淋巴结播散）方面腹腔镜探查作用有限。然而，现阶段没有研究比较不同腹腔镜探查技术或操作规范。右侧和左侧上腹部是腹腔镜探查的主要区域（65%），其次是原发肿瘤区（54%），肝和骨盆（均为30%），小肠和脾（分别为19%和17%）。腹腔细胞学灌洗和抽吸区域局限于骨盆（50%），其次是右上腹部和左上腹部。

如今，评估腹膜癌指数（peritoneal carcinomatosis index，PCI）的可能性也增强了分期腹腔镜的重要性。PCI是一种专门用于评估包括晚期胃癌在内的伴有腹膜转移的肿瘤患者腹膜播散负担的数值评分系统。它提供了肿瘤在腹腔内扩散的严重程度和分布的详细评估，在分期和治疗计划中起着重要作用。PCI是根据特定的解剖标志将腹腔划分为13个区域来计算。一旦肿瘤种植病灶被确定，外科医生根据肿瘤的大小和范围为每个区域分配0～3分。具体地，0分表示没有可见的肿瘤植入物，1分表示存在<5mm的小肿瘤结节。当发现5mm至5cm的宏观结节时评分为2分，而3分表明存在>5cm的结节或广泛的肿瘤融合。因此，PCI总分的范围从0～39分。它提供了腹膜传播负担的全面概述，与患者总体生存和预后直接相关。此外，PCI被用作治疗决策的有价值的工具。PCI水平较高的患者可考虑接受全身化疗和（或）姑息性措施，以改善其生活质量和控制症状。另一方面，PCI水平较低的患者可能需要积极的手术切除所有肉眼可见的腹膜转移灶，然后进行腹腔热化疗（hyperthermic intraperitoneal chemotherapy，HIPEC），目的是清除大体或细胞学的肿瘤定植病灶。

分期腹腔镜手术尽管对于患者病情诊断及治疗评估具有重要价值，但必须注意到其具有一定的局限性。作为一种侵入性手术，有并发症的风险，如出血、感染和周围器官损伤，尽管其发病率和死亡率低于非治疗性剖腹手术。此外，分期腹腔镜手术的准确性仍然与外科医生的专业知识有关，由于存在微转移或无法对所有可疑病变进行活检，也可能出现假阴性结果。

综上所述，胃癌腹腔镜探查是判定术前常规手段难以发现的腹膜转移和腹水脱落细胞最为准确的检查手段，高度的诊断敏感度和极少的术后并发症发生率，使得腹腔镜探查成为进展期胃癌患者临床决策的关键环节。腹腔镜探查不仅可避免不必要的剖腹探查，也可对进展期胃癌的手术指征再评估，对进一步规范患者分期，制订个体化后续治疗方案及患者预后和转归的预测十分必要。虽然胃癌伴腹膜转移的患者被认为失去了根治手术指征，但是腹腔镜探查在改善患者生活质量、延长患者生存时间等方面均可发挥不可替代的作用。相信随着进展期胃癌治疗模式改变和新辅助化疗的推广，腹腔镜探查在胃癌再分期、临床决策导向、化疗效果评价和改善腹膜转移患者的治疗效果方面也将会扮演更加重要角色。

第三节 胃癌的外科治疗

一、内镜手术

针对早期胃癌，内镜治疗原则上应严格限定于淋巴结转移风险极低的病例。内镜手术主要包括内镜下黏膜切除术（EMR）及内镜黏膜下剥离术（ESD），旨在实现微创且精准的病灶清除。

（一）适应证

1. 绝对适应证　直径＞2cm 且不伴溃疡的分化型黏膜内癌（cT1a）；肉眼可见的直径＜3cm 且伴溃疡的分化型黏膜内癌（cT1a）；确诊为胃黏膜高级别上皮内瘤变（HGIN）。

2. 扩大适应证　肉眼可见的直径＜2cm 未分化型且不伴溃疡的黏膜内癌（cT1a）；初次内镜手术后，病理组织学评估为 eCure C1，局部复发后内镜下评估为 cT1a 的病变；对于高龄（＞75 岁）的患者或正在服用抗血栓药物治疗的早期胃癌患者，内镜手术切除可作为优先考虑的治疗方案。

（二）禁忌证

明确存在淋巴结转移；肿瘤已侵及固有肌层；存在凝血障碍或其他严重并发症等不能耐受内镜手术。

（三）根治度评估及随访治疗策略

局部切除程度和淋巴结转移的可能性决定内镜下切除术的根治度的评估。根据术后标本的病理学诊断进行内镜切除根治度的判定，制订个性化的随访计划及后续治疗方案，包括但不限于定期内镜检查、影像学检查及必要的辅助治疗，以确保对疾病状态的持续监控与及时干预。

1. 根治度 A（eCuraA）及根治度 B（eCuraB）时，第 1 年每 3 个月进行 1 次内镜检查，第 2 年每 6 个月行内镜检查 1 次，再之后每年行内镜检查 1 次。定期进行血清学、腹部超声、CT 检查判定有无转移。幽门螺杆菌感染阳性者推荐除菌。

2. 内镜的根治度 C1（eCuraC-1）时，发生淋巴结转移的风险低。可根据情况，与患者充分沟通后，选择再行 ESD 或追加外科切除。在黏膜下浸润部分块切除或断端阳性时，因病理学诊断不确切，应追加外科切除。

3. 内镜的根治度 C2（eCuraC-2）时，原则上应追加外科切除。因年龄、并存疾病不能行外科手术胃切除时，应向患者充分说明淋巴结转移风险和局部复发、远处转移的风险，对复发时根治困难及预后不良，应予以说明。

eCura 评价系统见图 1-4。

eCura 评价系统

	UL	分化型为主		未分化型为主	
pT1a (M)	0	< 2cm*	> 2cm*	< 2cm*	> 2cm
	1	< 3cm*	> 3cm		
pT1b (SM1)		< 3cm*	> 3cm		

* 符合整块切除、切缘阴性并无淋巴血管侵犯。

▨ eCura A　　▨ eCura B　　▨ eCura C-2

eCura C-1　符合 A 或 B，但侧切缘阳性或分块切除。

注：肿瘤局限于黏膜内（T1a），可表示为 M；肿瘤累及黏膜下浅层表示为 T1b-SM1，黏膜下浸润深度 < 500μm。

图 1-4　eCura 评价系统
（引自 2023 CSCO 胃癌诊疗指南）

二、外科手术

（一）治疗原则

胃癌的治疗策略以外科手术为主导的综合治疗模式为核心。手术是胃癌治疗的手段亦是目标。根治性手术旨在完全切除胃癌原发灶，并进行彻底的区域淋巴结清扫，以控制肿瘤进展。

（二）切除范围

手术切除范围的确定需依据肿瘤解剖学特征（部位、大小）、TNM 分期及淋巴转移情况进行精确规划。

针对早期胃癌，应确保肿瘤阴性切缘至少距离肿瘤边缘 2cm。针对术中肿瘤部位及边界无法确定的患者，可通过术前内镜下钛夹标记肿瘤边界或术中胃镜协助确认肿瘤边界，取出标本后可行术中冷冻病理检查确认切缘情况。针对 Borrmann Ⅰ～Ⅱ型的进展期胃癌，建议切缘距肿瘤边缘至少 3cm，而对 Borrmann Ⅲ～Ⅳ型的进展期胃癌，切缘应扩大至至少 5cm 的安全距离；对上部侵及食管或下部侵及幽门的肿瘤，切缘距离可适当调整，但务必确保术中冷冻病理验证切缘阴性。

根据肿瘤位置，胃切除方式可分为近端胃切除术、远端胃切除术及全胃切除术。通常胃窦、幽门部癌宜行远端胃切除术，胃体部癌常行全胃切除术，胃食管结合部癌可能需根据具体情况行全胃切除术或近端胃切除术。若肿瘤侵及邻近器官，在保证 R0 切除前提下，可考虑施行根治性联合脏器切除术。预防性脾切除作为单纯淋巴结清扫手段在胃癌治疗中不推荐应用。

（三）淋巴结清扫范围

淋巴转移是胃癌常见的转移途径，故标准的淋巴结清扫十分重要。清扫范围需依据胃切除类型精确划定，并严格遵循"无瘤原则"及"整块切除"理念。依据清扫淋巴结站数的不同，可分为 D1、D1+、D2 等不同清扫水平。D1 清扫须涵盖贲门旁、胃左动脉旁、胃小弯、胃大弯、幽门上及幽门下等区域淋巴结；而 D2 清扫则在 D1 基础上进一步扩展至肝总动脉、腹腔干、脾动脉及胃十二指肠动脉周围淋巴结，以实现更为彻底的肿瘤区域控制。

D2 淋巴结清扫是根治性胃癌手术的治疗标准。清扫淋巴结个数一般要求达到 16 枚及以上，胃癌不同切除范围淋巴结清扫范围见表 1-1。

表 1-1　胃癌切除淋巴结清扫范围

手术方式	肿瘤部位	D1	D1+	D2
远端胃切除	非食管胃结合部肿瘤	1、3、4sb、4d、5、6、7	D1+8a、9	D1+8a、9、11p、12a
近端胃切除	食管胃结合部肿瘤	1、2、3a、4sa、4sb、7	D1+8a、9、11p、19	D1+8a、9、11、19、*110、(#106recR、107、108、109、111、112)
全胃切除	非食管胃结合部肿瘤	1～7	D1+8a、9、11p	1～7、8a、9、11、12a
	食管胃结合部肿瘤	1～7	D1+8a、9、11p	D1+8a、9、11、19、*110、(#106recR、107、108、109、111、112)

*. 食管侵犯＞2cm；#. 食管侵犯＞4cm。
本表引自 2023CSCO 胃癌诊疗指南。

其他淋巴结清扫共识意见如下。

1. 对于可切除进展期胃癌，目前不主张常规实施预防性腹主动脉旁淋巴结清扫术，以避免不必要的手术创伤及并发症。至于治疗性腹主动脉旁淋巴结清扫的应用价值，尚需深入的临床研究与数据支持以进一步探讨其适应证与效果。

2. 针对肿瘤直径＞6cm、位于胃大弯侧且临床分期达到 T3 或更高级别的中上部胃癌病例，考虑到脾门淋巴结受累的潜在风险，建议将此区域的淋巴结清扫纳入手术规划之中，即执行脾门淋巴结的针对性清扫。

3. 对于临床分期为Ⅲ期的中、下部胃癌患者，若术前检查或术中评估显示幽门下淋巴结阳性，进行 No.14v 淋巴结的清扫操作被认为具有积极意义，有助于提升手术的根治性，减少复发风险。

4. 鉴于临床分期为Ⅲ期且肿瘤已侵犯十二指肠的患者往往面临较低的 R0 切除率，对于此类复杂病例，推荐在新辅助化疗或放化疗后，考虑在根治性手术中联合实施 No.13 淋巴结清扫策略。此举旨在通过术前治疗缩小肿瘤体积、降低局部浸润程度，再结合彻底的淋巴结清扫，以期提高手术成功率和患者的长期生存质量。

（四）胃区域及远处淋巴结分组标准

见表 1-2。

表 1-2　胃区域及远处淋巴结分组标准

区域淋巴结	
第 1 组（No.1）	贲门右淋巴结
第 2 组（No.1）	贲门左淋巴结
第 3 组（No.1）	小弯淋巴结
第 4sa 组（No.4sa）	大弯淋巴结左组（沿胃短动脉）
第 4sb 组（No.4sb）	大弯淋巴结左组（沿胃网膜左动脉）
第 4d 组（No.4d）	大弯淋巴结右组（沿胃网膜右动脉）
第 5 组（No.5）	幽门上淋巴结
第 6 组（No.6）	幽门下淋巴结
第 7 组（No.7）	胃左动脉淋巴结
第 8a 组（No.8a）	肝总动脉前上部淋巴结
第 8b 组（No.8b）	肝总动脉后部淋巴结
第 9 组（No.9）	腹腔动脉周围淋巴结
第 10 组（No.10）	脾门淋巴结
第 11p 组（No.11p）	脾动脉近端淋巴结
第 11d 组（No.11d）	脾动脉远端淋巴结
第 12a 组（No.12a）	肝十二指肠韧带淋巴结（沿肝动脉）
第 12b 组（No.12b）	肝十二指肠韧带淋巴结（沿胆管）
第 12p 组（No.12p）	肝十二指肠韧带淋巴结（沿门静脉）
远处（分区域）淋巴结	
第 13 组（No.13）	胰头后淋巴结
第 14v 组（No.14v）	沿肠系膜上静脉淋巴结
第 14a 组（No.14a）	沿肠系膜上动脉淋巴结
第 15 组（No.15）	结肠中动脉周围淋巴结
第 16a1 组（No.16a1）	腹主动脉周围淋巴结 a1
第 16a2 组（No.16a2）	腹主动脉周围淋巴结 a2
第 16b1 组（No.16b1）	腹主动脉周围淋巴结 b1
第 16b2 组（No.16b2）	腹主动脉周围淋巴结 b2
第 17 组（No.17）	胰头前淋巴结

续表

第 18 组（No.18）	胰下淋巴结
第 19 组（No.19）	膈下淋巴结
第 20 组（No.20）	食管裂孔淋巴结
第 110 组（No.110）	胸部下食管旁淋巴结
第 111 组（No.111）	膈上淋巴结
第 112 组（No.112）	后纵隔淋巴结

引自于 2023 CSCO 胃癌诊疗指南。

（五）手术方式

1.腹腔镜手术　随着医疗科技的飞速进步及外科手术理念的持续革新，腹腔镜技术在亚洲地区，尤其是中国、日本与韩国迎来了蓬勃发展的黄金时期。一系列精心设计的大规模随机对照试验（RCT）不仅巩固了腹腔镜技术在早期胃癌治疗中的地位，还为其提供了坚实的循证医学支撑。当前，腹腔镜胃癌根治术已成为国际胃癌治疗领域的标准推荐方案，广泛收录于各国权威诊治指南与共识之中。

此外，回顾性与前瞻性研究的新发现进一步拓宽了腹腔镜技术的应用边界，揭示了其在处理进展期胃癌时的显著优势，如加速术后恢复、减轻患者疼痛体验及减少短期并发症等，这些成果同样得到了学术界的广泛认可与采纳。然而，值得注意的是，尽管腹腔镜技术展现出诸多优越性，但在临床实践中，仍需紧密结合患者的具体情况，进行个性化评估与决策。

◆ 手术适应证

（1）术前分期为Ⅰ期的胃癌患者。

（2）术前分期为Ⅱ或Ⅲ期（cT1-4aN1-3M0），病灶位于中下部且适宜行远端胃癌 D2 根治术的患者。

（3）晚期胃癌需行短路手术以缓解症状者。

（4）术前分期为Ⅱ或Ⅲ期（cT1-4aN1-3M0）的中上部胃癌，建议在具备丰富腹腔镜胃癌手术经验的医疗中心实施腹腔镜全胃切除术。

（5）新辅助治疗后评估可行 R0 切除的胃癌，亦推荐在同等条件的医疗中心进行腹腔镜全胃切除术。

（6）诊断性腹腔镜手术。

◆ 手术禁忌证

（1）有严重心、肺、肝、肾疾病。

（2）不能耐受二氧化碳气腹的患者。

（3）凝血功能显著异常，有出血倾向者。

(4) 肿瘤广泛浸润腹腔。
(5) 腹腔内存在严重粘连。
◆ 手术途径
（1）全腹腔镜胃癌根治术：该术式实现了从胃切除到淋巴结清扫再到消化道重建的全流程腹腔镜操作，体现了高度的微创化理念。
（2）腹腔镜辅助胃癌根治术：作为当前最为普遍的手术方式，该术式在腹腔镜下完成胃的游离与淋巴结清扫，随后通过腹壁小切口辅助完成胃切除或消化道重建，兼顾了微创与操作的灵活性。

2. 机器人手术　机器人胃癌根治术作为胃癌微创外科领域的一项前沿技术，已在具备高度专业性的医疗机构中广泛实践。现有研究资料已明确表明，该机器人手术系统在治疗效果上与传统的腹腔镜技术相媲美，而其独特的优势则体现在机器人机械臂的非凡灵活性上，特别是在处理狭小空间作业及复杂区域淋巴结的精细清扫方面展现出了卓越的能力。然而，这一技术的应用亦伴随着多重挑战，包括对外科医生技能水平的高要求、手术成本的显著增加、手术过程中触觉反馈的缺失，以及可能导致的手术时长延长等问题。

◆ 手术适应证
（1）临床分期 T4a 以下的肿瘤且未侵犯邻近重要结构的胃癌患者。
（2）通过全面的临床评估与影像学检查，确认无远处转移的患者。
（3）患者全身状况良好，无严重心、肺功能受损，能够耐受手术操作。
◆ 手术禁忌证
（1）存在严重器官功能障碍，不能耐受手术的患者。
（2）严重凝血功能障碍。
（3）腹腔内粘连严重。
（4）术前评估显示区域淋巴结广泛转移，难以达到根治性切除标准。
（5）发生胃癌穿孔、大出血等急诊手术。
◆ 中转开腹适用情况
（1）机器人手术系统操作困难，无法完整切除肿瘤及淋巴结清扫。
（2）不能明确肿瘤部位及切缘情况。
（3）术中遭遇难以控制的出血或预估出血风险极高，需立即转换术式以减少风险。
（4）机器人手术系统故障，无法继续手术。

（六）消化道重建

胃癌术后的消化道修复与重建是手术过程中至关重要的环节，旨在弥补因胃组织切除所造成的消化道结构与功能损伤。依据手术方式的差异，消化道重建策略亦需相应调整。在选择最适宜的重建方案时，需全面考量肿瘤的原发位置、临床分期、淋巴结受累情况、个体解剖变异及患者的经济状况等多重因素，这些因素共同构成决策的关键基石。

关于消化道重建的基本原则，我们强调：首先，必须在确保肿瘤得到彻底切除的前提下，依据胃切除的具体范围，选用既安全又便于操作的重建技术，力求方法简便且易于推广；其次，确保吻合口具备良好的血液循环、低张力状态及肠道的顺畅流通，同时尽量减少吻合的数量以降低并发症风险；再者，重建过程应维护消化道的连续性与完整性，既要考虑到食物的正常储存功能，也要有效预防反流性食管炎的发生；最后，还需兼顾术后内镜检查的便利性，确保对残胃、十二指肠及胆管等区域的有效监测。

针对远端胃切除术后的重建，BillrothⅠ式胃十二指肠吻合术虽能保留自然的解剖与生理通道，但在特定患者群体中（如伴有十二指肠溃疡者），其术后吻合口溃疡的风险相对较高。对于晚期胃窦癌患者，则需权衡局部复发与再手术的可能性。相比之下，BillrothⅡ式胃空肠吻合术在广泛切除与淋巴结清扫方面展现出优势，但需注意反流问题的处理，必要时可辅助Braun吻合以减少反流性残胃炎的发生。而Roux-en-Y胃空肠吻合术，则因其出色的抗反流性能而受到青睐，尽管存在Roux潴留综合征这一潜在并发症。

在全胃切除术后，Roux-en-Y吻合术作为经典之选，虽能有效重建消化道连续性，但需注意其对食物消化吸收过程的影响。至于近端胃切除术后的重建，食管胃吻合术虽简便易行，却需加强术后抗反流措施。管型胃食管吻合与Kamikawa双肌瓣吻合术则在抗反流方面表现更佳，但前者需兼顾吻合口位置的精确控制，后者则对手术技巧提出了更高的要求。双通道吻合术则以其对残胃条件的灵活适应性脱颖而出，尤其适用于复杂病例，但需警惕吻合口增多可能带来的风险及经济负担。

综上所述，消化道重建策略的选择应基于患者的具体情况与手术目标，综合考量各种因素后做出最优决策。

（七）消化道重建近期并发症的防治

胃癌术后的消化道重建是一项多维度、高复杂度的医疗工程，其过程中吻合相关并发症的管理尤为关键。近期常见的吻合相关并发症涵盖吻合口瘘、狭窄或梗阻及出血等，这些状况不仅延缓了患者的康复进程，还可能延长住院周期并增加医疗负担。

1. *吻合口瘘* 胃癌术后，尤其是全胃切除后的食管空肠吻合口，常面临吻合口瘘风险。其成因可能涉及吻合技术掌握的精准度、吻合部位的血供状况、吻合张力管理，以及患者自身基础健康状况对愈合能力的影响。

◆ 应对策略：强化吻合技术的培训与实操，确保手术团队对吻合器材的熟练运用，减少吻合过程中的张力，保护吻合口周围血供。对于微小漏，采取积极的抗感染治疗、营养强化与有效引流策略，多数可自然愈合。对于症状严重者，需及时通过内镜引导下的营养管置入，加强营养支持，同时精确评估瘘口情况。必要时，采取外科手术干预，如修补瘘口处或重新吻合。

2. 吻合口狭窄或梗阻　消化道造影和内镜可发现吻合口狭窄部位及评估程度。一般消化道造影显示吻合口直径 < 10mm，吻合口黏膜连续光滑即可判断为吻合口狭窄。原因可能与吻合操作不当、吻合口炎症水肿、吻合口瘢痕形成有关。

吻合口狭窄或梗阻可通过消化道造影与内镜检查明确，上消化道造影可通过吻合口直径 < 10mm 及黏膜的连续性判断吻合口狭窄。狭窄成因多样，包括但不限于吻合技术瑕疵、术后炎症水肿及瘢痕形成。

◆ 应对策略：术中应精心操作，确保吻合口宽度适宜，避免肠道黏膜皱褶导致狭窄。针对炎症水肿引起的狭窄，采取禁食、强化营养与蛋白补充等非手术治疗措施。对于顽固性狭窄，可考虑内镜下扩张术或支架置入，以恢复消化道通畅。若上述方法无效，则需外科介入处理。

3. 吻合口出血　随着吻合技术的进步与器械的更新迭代，吻合口出血的发生率显著下降，但仍需警惕。出血原因多源于术中止血不彻底或吻合操作不当。

◆ 应对策略：选择适宜的吻合器材，根据组织厚度选择合适高度的钉仓。吻合完成后，直视下观察吻合口，及时处理出血点，采用电凝或缝合加固止血。术后出血可通过药物非手术治疗尝试控制，如口服或管饲冰去甲肾上腺素盐水、静脉输注止血药物等。对于难治性出血，内镜或介入止血技术可提供有效支持，必要时考虑外科手术处理。

第四节　胃癌围术期治疗

一、治疗定义

围术期治疗主要指术前新辅助治疗和术后辅助治疗，包括系统性化疗、放疗、分子靶向治疗和免疫治疗等。其中，辅助化疗对胃癌术后无复发生存时间和总生存时间的改善效应已被多项大规模随机对照临床研究证实。对局部进展期胃癌（locally advanced gastric cancer，LAGC）的关注重点集中在术前新辅助治疗模式及方案的探索。新辅助治疗较辅助治疗的临床优势包括术前减小肿瘤负荷、实现临床降期、清除微小转移灶、降低术后复发转移风险、体内药物敏感性验证，以及减少术后治疗引起的生活质量下降或治疗不耐受等。同时还包括贯穿胃癌患者病程始终的最佳支持治疗。

二、辅助化疗

手术是唯一可能根治胃癌的治疗方式，至少目前这句话是正确的，希望不久的将来会成为谬论。相较于日、韩两个东亚邻国，虽然同是胃癌多发国家，我国的局部进展期或晚期胃癌占比明显较高，而日、韩早期胃癌相对更多。我国只有50%～60%的新诊断胃癌患者适合胃癌根治术，单纯手术患者5年生存率不超过30%，尤其是局部晚期及晚期患者往往失去手术机会，ⅢA、ⅢB和ⅢC期患者的5年生存率仅分别为30.5%、20.1%和8.3%。

已有多项大型临床研究证实，基于D2根治性切除术后的辅助化疗能有效提高患者的生存。根据中国临床肿瘤学会（CSCO）胃癌诊疗指南2023（以下简称指南），可切除胃癌术后辅助化疗适应证为未接受术前治疗的D2根治性切除术后病理分期为Ⅱ或Ⅲ期胃癌患者。根据患者不同分期，具体方案有所不同，但主要还是以铂类及氟脲类药物为主的化疗方案（表1-3）。

表1-3 指南推荐术后辅助化疗方案

分期	Ⅰ级推荐	Ⅱ级推荐	Ⅲ级推荐
Ⅱ期	XELOX（ⅠA类） S-1*（ⅠA类）	XP（ⅠB类） SOX（ⅠB类）	FOLFOX（ⅡB类）
Ⅲ期	XELOX（ⅠA类） SOX（ⅠA类）	S-1x1-DSx7-S-1至1年（ⅠA类）	FOLFOX（ⅡB类）

引自于2023 CSCO胃癌诊疗指南。
*. S-1口服至术后1年。XELOX. 奥沙利铂联合卡培他滨；SOX. 奥沙利铂联合S-1；XP. 顺铂联合卡培他滨；DS. 多西他赛联合S-1；FOLFOX. 奥沙利铂联合氟尿嘧啶。

目前Ⅰ期患者术后辅助化疗无明显获益，但对于Ⅰ期患者或高危因素，如低龄（＜40岁）、组织学低分化、神经侵犯、脉管癌栓等患者可行探索性治疗。铂类联合氟脲类药物化疗总体耐受性较好，绝大部分患者表现为Ⅰ～Ⅱ级化疗药物相关反应，少数患者出现Ⅲ～Ⅳ级化疗药物相关反应。临床上常见的药物反应：皮肤色素沉着，末梢神经毒性反应（表现为四肢及面部皮肤麻木），恶心呕吐，食欲减退，化疗后骨髓抑制（血小板、白细胞减少），少数患者出现肝、肾功能损害。绝大部分药物反应可通过对症治疗、减量、停药等措施缓解。对于R0切除但未能达到D2根治术要求的患者，或R1、R2切除患者指南推荐性术后辅助放、化疗，DT45～50.4Gy，同期氟尿嘧啶类药物化疗。

三、新辅助治疗

对于局部进展期胃癌，治疗效果欠佳，R0 切除率不理想，专家学者探索出胃癌新辅助治疗模式。胃癌新辅助治疗即术前放、化疗，已有大量的中西方学者研究证实新辅助治疗能有效降低患者胃癌分期、提高患者 R0 切除率且不会增加患者术后并发症及病死率。RESOLVE 研究是北京大学肿瘤医院季加孚教授团队牵头的一项大样本多中心随机对照Ⅲ期临床研究，对比 XELOX（A 组）、SOX（B 组）术后辅助化疗与 SOX（C 组）方案新辅助化疗的效果与安全性。2023 年欧洲肿瘤内科学会（European Society of Medical Oncology，ESMO）年度会议上，RESOLVE 研究公布了其最新 5 年随访结果，围术期 SOX 方案相较于单纯术后 XELOX 方案辅助治疗，能显著提高局部进展期胃癌患者的 5 年生存率（60.0% vs. 52.1%，HR = 0.79，95%CI 为 0.62～1.00）及 5 年无病生存率（disease-free survival，DFS）(53.2% vs. 45.8%，HR = 0.79，95%CI 为 0.63～0.98)，较常规根治性手术及术后辅助治疗降低 21% 的死亡风险。这再次证实围术期 SOX 方案化疗能有效改善患者生存。其余多项研究也证实 XELOX、FOLFOX、FLOT 等方案新辅助化疗同样有效。

食管胃结合部癌不仅位置具有特殊性，其生物学特征也具有特殊性。欧美国家中食管胃结合部癌占胃癌的比例较高（达 50%～60%）。我国的多项大样本临床研究表明，食管胃结合部癌占胃癌的 30%～40%。德国 POET 研究表明，术前新辅助放、化疗较术前化疗有减少复发，延长生存的趋势且并未显著增加术后并发症及治疗反应。结合多项研究结果，指南推荐临床分期Ⅲ期食管胃结合部癌行新辅助放、化疗，同步化疗方案推荐：紫杉醇联合氟尿嘧啶类或铂类、铂类联合氟尿嘧啶类。

胃癌新辅助治疗中如火如荼的免疫治疗研究，免疫检查点抑制剂（immune checkpoint inhibitor，ICI）是目前肿瘤治疗及研究领域的热点，是肿瘤治疗未来的方向，目前已在多个肿瘤治疗中发挥作用，如黑色素瘤、非小细胞肺癌等。目前已应用于临床的 ICI 主要有细胞毒 T 淋巴细胞相关抗原 4（cytotoxic T lymphocyte-associated antigen-4，CTLA-4）抑制剂和程序性死亡蛋白 -1（programmed death-1，PD-1）、程序性死亡蛋白配体 -1（programmed death-ligand-1，PD-L1）抑制剂。CTLA-4 表达于 T 细胞表面与 T 细胞共刺激受体 CD28 竞争性结合配体，从而达到抑制 T 细胞的作用。PD-1 是 T 细胞表面蛋白，实体瘤能促进其与配体 PD-L1 结合而使 T 细胞失活，从而达到免疫逃逸。ICI 通过抑制上述作用路径，保护和刺激 T 细胞，促进肿瘤的免疫应答，达到治疗肿瘤的目的。

CheckMate-649 等多项Ⅲ期临床研究数据均为晚期胃癌一线免疫治疗提供了坚实证据。这些研究共同表明，在标准一线化疗基础上联合 PD-1 抑制剂能显著改善晚期胃癌患者的生存质量，这一成果已被国际指南接纳，并纳入晚期胃癌一线标准治疗方案；其中，CheckMate-649 研究作为一项具有里程碑意义的临床试验，正式开启了胃癌治疗的免疫时代。同时信迪利单抗、替雷利珠单抗、特瑞普利单抗等药物临床研究结果均显示在晚期胃癌全人群中的有效性及安全性，有效提高疾病客观缓解率（objective response rate，ORR），延长无进展生存期（progression free survival，PFS），提高总生存期（overall survival，OS），并在晚期胃癌临床一线治疗中广泛应用。

随着免疫治疗在晚期胃癌中取得可喜进展，免疫治疗在胃癌围术期治疗的临床研究正如火如荼地进行。多项研究结果显示病理完全缓解（pathologic complete response，PCR）率的显著提升。PERSIST 研究中，信迪利单抗组与单纯 SOX 方案组围术期治疗患者的 PCR 率分别为 26.9% 和 4.8%，主要病理缓解（major patho logic response，MPR）分别为 69.2% 和 28.6%。特瑞普利单抗药物联合化疗对比单纯新辅助化疗Ⅱ期临床研究结果公布，与单纯化疗组相比，免疫联合化疗组将肿瘤退缩分级（tumor regression grading，TRG）0～1 的比例从 20.4% 提升至 44.4%，病理完全缓解率由 7.4% 提升至 22.2%。同时在进行的还有阿替利珠单抗联合 FLOT 方案的临床研究、度伐利尤单抗联合 FLOT 方案的Ⅲ期临床研究等均报道出令人惊喜的有效性及安全性。多项临床研究结果显示，PCR 率较单纯化疗的 6% 左右提高至 20% 左右的水平，有效降低患者临床分期，提高了局部进展期胃癌患者 R0 切除概率。

微卫星高度不稳定型（microsatellite instability-high，MSI-H）胃癌患者经 PD-1、PD-L1 抑制剂联合细胞毒性 T 淋巴细胞相关蛋白 4（cytotoxic T iymphocyte associated protein 4, CTLA-4）的双免治疗后的手术 PCR 率分别达 60%，结果显示，双免治疗在 MSI-H 的胃癌患者围术期治疗中的良好疗效，具有良好的应用前景，有待进一步研究完善该治疗方案。

但目前还缺乏免疫治疗长期生存获益满足统计学设计目的的证据，有待更长时间的随访或其他试验结果的呈现，毕竟 PCR 率是否能成功转化为良好的 OS 还犹未可知，期待各项研究的后续长期随访数据。

临床上 ICI 已经被批准在多种恶性肿瘤治疗应用，并有大量的临床试验正在探讨更多恶性肿瘤免疫治疗的作用，如胃食管结合部癌、结直肠癌等。同时，也出现越来越多免疫治疗相关并发症，包括心脏毒性、肝肾毒性、胃肠道反应、肺炎、免疫性皮炎、甲状腺功能异常、糖尿病等，其中免疫治疗相关性肺炎发生率 2%，因其具有致命可能性，被认为是免疫治疗最危险的并发症。因为可以预见免疫治疗的适应证会越来越多，其使用基数会不断增大，所以发生免疫治疗相关性肺炎的绝对数会较多，可能会成为免疫治疗前进路上的拦路石。

免疫治疗相关性肺炎主要的临床症状：呼吸困难（53%）、咳嗽（35%）、发热（12%）、胸痛（7%）。ICI 导致的免疫治疗相关性肺炎肺泡灌洗液以淋巴细胞浸润为主。临床上根据患者症状及 CT 显示病变范围将免疫治疗相关性肺炎严重程度分为 4 级。

1 级：症状轻微，胸部 CT 提示病变仅累及 1 个肺叶或 < 25% 肺实质。
2 级：症状轻微，累及 > 1 个肺叶，或 CT 显示累及 25%～50% 肺实质。
3 级：症状严重，日常活动需要吸氧，累及 > 50% 肺实质。
4 级：危及生命，呼吸衰竭，需要气管插管。

除 1 级之外，免疫治疗相关性肺炎患者均需要大剂量激素治疗，若效果不理想还需要加用英夫利昔单抗、吗替麦考酚酯或环磷酰胺。

目前免疫治疗相关并发症总体发生率低，大部分并发症可通过停药、对症治疗等方式缓解。但随着免疫治疗临床应用的时间越长，出现免疫相关并发症的概率越大，因此免疫治疗使用时长也需要更多的临床研究结果予以解答。

四、胃癌支持治疗

胃癌患者支持治疗贯穿疾病始终，当然也包括围术期治疗过程。胃癌患者最常见的并发症为肿瘤导致的营养不良、出血、梗阻、疼痛。

胃癌患者普遍存在营养不良风险，我国胃癌患者发生中重度营养不良比例高达 80%，严重影响患者生活质量及肿瘤治疗。改善患者营养状态应遵循五阶梯原则：首先为营养指导或营养教育，之后依次为口服营养补充、肠内营养、肠内联合肠外营养、全肠外营养。有研究结果显示，有效的营养支持治疗能有效改善患者预后且能减少放化疗反应。围术期营养治疗同时也是加速康复外科的重要组成部分，对于符合条件的患者应按照加速康复外科原则及流程实施营养治疗方案，减少患者住院时间及术后并发症，改善患者心理状态。对于因肿瘤引起的食欲减退或围术期治疗引起的恶性呕吐、食欲减退从而导致的营养不良，应在有效的内科治疗基础上加强营养指导，同时予以心理指导。

出血是胃癌患者常见的并发症之一，局部进展期胃癌患者主要是慢性肿瘤出血，常表现为黑粪，大便隐血阳性。应在有效抗肿瘤治疗基础上纠正患者贫血，同时使用质子泵抑制剂及黏膜保护剂、生长抑素等。对于急性或大量出血，可行胃镜下止血治疗，必要时介入栓塞等方案治疗，经内科等治疗无效可予以手术，行肿瘤根治性切除。

胃癌患者消化道梗阻常见于胃窦癌引发幽门梗阻，胃食管结合部癌引起的贲门梗阻。梗阻治疗的目的为减少恶心和呕吐，改善营养状态，可通过改变饮食习惯，如少食多餐、流质饮食等改善患者症状。往往在抗肿瘤治疗有效情况下患者梗阻症状能明显改善。若经口进食无法满足生理需要及改善营养状态，可给予安置空肠营养管，行管喂肠内营养。对于拟实施远侧胃癌根治术，营养状态差的患者可先行胃空肠吻合术，新辅助治疗，择期行根治性切除。

对于疼痛患者，在抗肿瘤治疗基础上给予镇痛治疗。遵循WHO三阶梯镇痛原则，镇痛药以非甾体抗炎药、对乙酰氨基酚、阿片类药物为主。

第五节 晚期胃癌的治疗

根据国家癌症中心最新数据统计，2022年我国胃癌发病人数高达35.87万，死亡人数高达26.04万。全球癌症报告显示，2022年全球新发胃癌96.84万例，占新发癌症总数的4.9%，居恶性肿瘤第5位；死亡人数65.98万，占所有癌症死亡的6.8%，胃癌是全球癌症死亡的第五大原因。由于我国人口基数大，胃癌的早筛早诊尚未全民普及，所以大多数胃癌患者发现已是中晚期，总体5年生存率不到40%。由此可见，胃癌是造成全球疾病和经济负担的主要因素之一，是重大的公共卫生问题。晚期胃癌包括局部晚期不可切除的胃癌或已发生远处转移的胃癌及术后复发的胃癌，其治疗手段主要包括姑息性手术治疗、化疗、分子靶向治疗、生物免疫治疗、放疗和中医药治疗等。本节内容将主要从胃癌的姑息性手术治疗、化疗、分子靶向治疗、放疗及腹腔热灌注治疗等来阐述晚期胃癌的治疗。

一、晚期胃癌的姑息性手术治疗

对于转移性胃癌患者，常见的局部病情进展症状包括肿瘤破裂出血、肿瘤穿孔和消化道梗阻等。对于出现肿瘤破裂出血、穿孔等危及生命的并发症的患者手术探查是首要选择。根据术中情况，如果局部肿瘤可切除，则可行姑息性外科手术切除；如果已经失去肿瘤切除机会，局部的血管结扎术、穿孔修补术也能起到一定的减轻症状及延缓病情的治疗效果。此外，内镜治疗及介入治疗对于局部肿瘤不可切除的患者也是相对有效的治疗方式。对于存在消化道梗阻的晚期胃癌患者，胃空肠吻合旁路手术是首要选择；胃造口及空肠造口术对于失去胃空肠吻合手术机会的患者是第二选择，解除了消化道梗阻，可以有效帮助晚期胃癌患者改善营养状况及免疫状况，使这部分患者能够有效地接受化疗、放疗及免疫治疗等抗肿瘤治疗，从而争取转化治疗成功的机会。所有类型的姑息治疗都必须考虑患者的总体预后，从而避免并发症发生率和死亡率过高及寿命较短患者长期住院。

二、晚期胃癌的化疗

根据最新版胃癌CSCO指南和NCCN指南，针对进展期或转移不能手术的胃癌，推荐以全身化疗为主的综合治疗模式，因此化疗在晚期胃癌的治疗中起主导作用。如果晚期胃癌没有进行化疗，患者的中位总生存期（overall survival，OS）仅为 3～5 个月；而接受全身化疗的患者中位生存时间约 11 个月，无进展生存期达 3～8 个月且化疗可改善患者的生活质量。在化疗方案的选择上，氟尿嘧啶类、铂类和紫杉类是晚期胃癌的主要化疗药物。

1. 氟尿嘧啶类药物 氟尿嘧啶（5-fluorouracil，5-FU）在体内先转变为 5- 氟 -2- 脱氧尿嘧啶核苷酸，后者抑制胸腺嘧啶核苷酸合成酶，阻断脱氧尿嘧啶核苷酸转变为脱氧胸腺嘧啶核苷酸，从而抑制肿瘤细胞 DNA 的合成。此外，通过阻止尿嘧啶和乳清酸掺入 RNA，达到抑制 RNA 合成的作用。氟尿嘧啶为细胞周期特异性药，主要抑制 S 期细胞，是一种经典的胃肠道肿瘤治疗药物，自 20 世纪 60 年代开始应用于胃癌，并在 20 世纪 70 年代至 80 年代逐渐发展成为以氟尿嘧啶为基础的化疗组合方案。FAM（氟尿嘧啶 + 多柔比星 + 丝裂霉素）方案在 20 世纪 80 年代初期一度被视为胃癌晚期的金标准。CSCO 指南目前推荐的一线治疗转移性胃癌的方案主要为奥沙利铂 / 顺铂 + 氟尿嘧啶类，其中针对晚期胃癌患者有消化梗阻，不能行口服化疗药物的情况，临床常用 FOLFOX（氟尿嘧啶 + 奥沙利铂 + 亚叶酸钠）方案。对于这部分患者，FOLFOX 方案是比 SOX（奥沙利铂 + 替吉奥）或 XELOX（奥沙利铂 + 卡培他滨）更好的方案。

卡培他滨（capecitabine tablets）是一种口服氟尿嘧啶类药物，为氟尿嘧啶的前药，在体内肝酶的作用下转化为氟尿嘧啶，作为口服药物，它能模拟持续静脉注射氟尿嘧啶。替吉奥（S-1）作为第四代氟尿嘧啶衍生物口服抗癌药，是日本开发的一种口服的氟尿嘧啶前体药物，是由替加氟、吉美嘧啶和奥替拉西钾组成的复方制剂。吉美嘧啶主要在肝分布，对 5-FU 分解代谢酶 DPD 具有选择性拮抗作用，从而使由替加氟转变成 5-FU 的浓度增加，继而使肿瘤内 5-FU 的磷酸化代谢产物 5-FUMP 以高浓度持续存在，增强了抗肿瘤作用。奥替拉西钾口服给药后主要对消化道内分布的乳清酸磷酸核糖基转移酶有选择性拮抗作用，从而选择性地抑制 5-FU 转变为 5-FUMP。因此，替吉奥具有不良反应低、患者耐受性好的优点。由于卡培他滨和替吉奥口服用药的方便性，目前临床上常用它们代替静脉用的氟尿嘧啶。对于能够口服化疗的晚期胃癌患者，SOX（奥沙利铂 + 替吉奥）或 XELOX（奥沙利铂 + 卡培他滨）是常用的一线治疗方案。

2. 铂类药物 传统的治疗胃癌的铂类药物主要为顺铂（cisplatin，CDDP），药理作用主要为铂原子与肿瘤细胞 DNA 形成交叉联结，对其复制和转录产生拮抗作用进而抑制肿瘤细胞的生长。奥沙利铂为左旋反式二氨环己烷草酸铂，在体液中通过非酶反应取代不稳定的草酸盐配体，转化为具有生物活性的一水合和二水合 1，2- 二氨基环己烷铂衍生物。这些衍生物可以与 DNA 形成链内和链间交联，抑制 DNA 的复制和转录。与其他铂类药物的作用基本类似，也是目前临床上最常用的胃癌化疗经典药物之一。奥沙利铂能与氟尿嘧啶联用能产生显著的协同效应，因此根据 CSCO 指南，治疗转移性胃癌的一线化疗方案主要为奥沙利铂/顺铂+氟尿嘧啶类，目前晚期转移性胃癌的一线治疗方案为 FOLFOX 方案、XELOX 方案和 SOX 方案。

3. 紫杉醇类药物　包括多西他赛（docetaxel）及紫杉醇（paclitaxel、PTX）等，其药理作用是通过促进微管蛋白二聚体聚合并抑制其解聚而达到稳定微管的作用，从而抑制分裂间期和有丝分裂期细胞功能至关重要的微管网的正常动态重组。另外，在整个细胞周期和细胞有丝分裂产生多发性星状体时，紫杉醇可导致微管"束"的排列异常，影响肿瘤细胞的分裂。紫杉类药物在抗肿瘤作用上与氟尿嘧啶类药物也具有协同作用。根据 CSCO 指南，紫杉醇或多西他赛是晚期转移性胃癌一线治疗失败后常用的二线治疗方案。

4. 伊立替康　是喜树碱的衍生物，特异性地作用于拓扑异构酶Ⅰ。拓扑异构酶Ⅰ通过可逆地断裂 DNA 单链使 DNA 双链解旋。伊立替康和它的活性代谢产物 SN-38 结合到拓扑异构酶Ⅰ-DNA 复合物上，阻止断裂的单链再连接，进而抑制肿瘤细胞有丝分裂。研究显示，与顺铂联合氟尿嘧啶方案相比，伊立替康联合氟尿嘧啶方案在延长晚期胃或食管胃结合癌患者无进展生存期（progression-free survival，PFS）方面具有一定优势且患者的耐受性更好。因此，当患者无法接受含铂类化疗方案时，可考虑采用伊立替康代替铂类药物。但是伊立替康在大部分情况下还是作为二线或三线治疗的选择。

三、晚期胃癌的分子靶向治疗

作为胃癌个体化治疗的热点，靶向治疗联合化疗近年日益受到重视。目前，胃癌靶向药物的作用靶点主要是人类表皮生长因子受体 2（human epidermal growth factor receptor-2，HER-2）及血管内皮生长因子及其受体（vascular endothelial growth factor/vascular endothelial growth factor receptor 2，VEGF/VEGFR-2）。

1. 抗 HER-2 药物　ToGA 研究是全球首个前瞻性的多中心随机Ⅲ期临床研究，评估了曲妥珠单抗（trastuzumab）在 HER-2 阳性胃癌和胃食管结合癌患者中的治疗效果。该研究将 594 例局部晚期、复发或转移性胃或胃食管结合癌且 HER-2 阳性患者随机分为曲妥珠单抗联合治疗组和单纯性化疗组。结果显示，两组患者中位随访时间分别为 18.6 个月 vs. 17.1 个月，总生存时间分别为 13.8 个月 vs. 11.1 个月，曲妥珠单抗联合化疗组患者死亡风险降低 26%；两组患者无进展生存时间分别为 6.7 个月 vs. 5.5 个月，曲妥珠单抗联合化疗组患者进展风险降低 29%，曲妥珠单抗联合化疗组患者在总缓解率、疾病进展时间和缓解持续时间方面均优于单纯化疗组患者。ToGA 研究的结果确立了曲妥珠单抗联合化疗在晚期或转移性胃或胃食管结合部腺癌 HER-2 阳性患者中的标准治疗地位。

2. 抗 VEGFR-2 药物　VEGF-VEGFR 传导系统是肿瘤血管生成中主要的信号通路，VEGFR-2 在血管内皮激活的下游效应包括血管内皮细胞的增殖和迁移，在血管发生与生成过程中扮演着重要的角色。有研究显示，VEGFR-2 在胃癌组织中有较高的表达水平，而且它的表达水平高低与患者的总生存期有很大的关系。雷莫芦单抗（ramucirumab）作为一种 VEGFR-2 拮抗剂，是一种完全人源化的 IgG1 单克隆抗体。有Ⅲ期临床研究表明，在接受过一线治疗且进展的晚期或转移性的胃癌或胃食管结合部癌中，雷莫芦单抗有较好的应用前景，如 REGARD 研究表明，雷莫芦单抗可以使一线治疗后进展的晚期胃癌或胃食管结合部癌患者获得生存获益，它可能是一线化疗后进展的晚期胃腺癌或胃食管结合部腺癌患者一个重要的治疗选择。

近年的研究显示，对于二线及二线治疗失败的晚期胃癌患者，阿帕替尼（apatinib）能明显增加患者的生存时间且安全性良好。一项Ⅱ期临床研究显示，阿帕替尼治疗组比安慰剂组具有更好的疾病控制率且患者可以耐受不良反应。因此，对于经二线及二线治疗失败的晚期胃癌患者，阿帕替尼可以提高其总生存期。而另一项Ⅲ期临床试验研究将二线化疗失败后晚期胃癌患者分为阿帕替尼组及安慰剂组，结果显示，阿帕替尼组患者的总存活时间较安慰剂组延长 1.8 个月，无进展存活时间较安慰剂组延长 0.8 个月。因此，在 2017 年 7 月基于多项研究成果，阿帕替尼作为晚期胃癌患者的三线治疗药物，正式通过医保谈判被列入国家基本医保目录。

四、晚期胃癌的免疫治疗

近年来，免疫治疗在黑色素瘤、肺癌等实体瘤中呈现出令人振奋的疗效。目前，免疫治疗的作用信号通路主要为 PD-1/PD-L1 信号通路，PD-1 和其配体 PD-L1 能够负调控 T 细胞的活化。PD-1 和 PD-L1 结合，抑制 T 细胞功能，使肿瘤细胞产生免疫逃逸；PD-L1 不仅在人体正常组织中有持续表达，也表达在多种肿瘤细胞上，包括胃癌。免疫组化可测定实体瘤中 PD-L1 的表达，使用 PD-L1 联合阳性分数（combined positive sore，CPS）可以量化 PD-L1 的表达高低。KEYNOTE-062 研究，帕博利珠单抗对比单纯化疗，在 PD-L1 CPS > 1 分的晚期患者中总生存期获益相当；但在 CPS > 10 的患者中，帕博利珠单抗组的总生存期明显优于化疗组。另外，CheckMate 649 研究显示，相比于单独化疗，纳武利尤单抗联合化疗显著改善患者的总生存期和无进展生存期，尤其是对于 PD-L1 CPS > 6 分的患者。2022 版的 CSCO 胃癌诊疗指南中，纳武利尤单抗/信迪利单抗联合化疗已成为晚期胃癌一线治疗的Ⅰ级推荐，尤其是对于微卫星高度不稳定（microsatellite instability high，MSI-H）及错配修复缺陷（different mismatch repair，DMMR）的晚期胃癌患者或 PD-L1 高度表达的患者（PD-L1

CPS＞1分），PD-1/PD-L1单抗可以取得非常好的治疗效果。2017年9月，日本和美国分别批准了程序性死亡受体1（programmed death receptor 1，PD-1）免疫检查点抑制剂纳武利尤单抗（nivolumab）和帕博利珠单抗（pembrolizumab）用于复发或转移性胃癌或胃食管结合部腺癌患者的三线治疗。随着研究的不断深入，应用于胃癌的免疫治疗药物也有了新的发展，如CTLA-4单抗和PD-1/CTLA-4双抗等。同时免疫治疗在胃癌领域的临床研究从后线治疗到二线甚至是一线治疗，从单药治疗发展到联合治疗方案。

五、晚期胃癌的放疗

放射治疗（radiotherapy，简称放疗）是利用一种或多种电离辐射对恶性肿瘤进行的治疗。近年来的研究表明，采用放疗联合化疗的治疗方式，可以取得较好的长期生存。随着精确放疗技术的发展，3D-CRT/IMRT技术不仅使肿瘤靶区更加准确，而且可降低肿瘤周围正常组织放射剂量，从而减轻周围正常组织的不良反应，该技术为胃癌的放疗创造了有利的条件。

对于晚期或转移性胃癌，放疗作为一种姑息治疗手段，主要作用在于缓解患者的症状，如使用药物无法控制的疼痛、梗阻和出血等。根据NCCN指南推荐放疗剂量为45～50.4Gy，每日分割剂量为1.8Gy。自20世纪60年代以来，大量的文献比较了联合放化疗和单纯化疗或联合放、化疗和单纯放疗的疗效，结果表明，联合放、化疗组的生存期及治疗反应率均高于单纯化疗组或单纯放疗组。单纯的姑息性放疗（剂量在45～50.4Gy）对于患者的总生存期无明显提高。但氟尿嘧啶的化疗在同步进行的情况下，患者的总生存期明显提高。目前在晚期胃癌化、放综合治疗方案中，对于放疗的介入时机尚无定论，文献报道多以连贯放、化疗为主，对于同期放、化疗的报道较少。通过序贯化、放疗，能显著延长中位生存时间且患者能够耐受放、化疗相关的不良反应，进而使局部晚期胃癌患者的治疗效果得到了提高。总之，对不能手术切除的晚期胃癌患者，联合放、化疗相比于单纯放疗或单纯化疗更能延长其生存时间，并改善其生活质量。

六、晚期胃癌的腹腔热灌注化疗

腹腔热灌注化疗（hyperthermic intraperitoneal chemotherapy，HIPEC）是将大量含化疗药物（主要为氟尿嘧啶、雷替曲塞、顺铂和紫杉醇等）的灌注液体持续循环于患者腹腔的一种诊疗技术，主要应用于预防和治疗腹膜恶性肿瘤。肿瘤细胞与正常细胞对温度耐受性存在差异，因此腹腔热灌注治疗也可使用不含化疗药物的灌注液。同时，热疗与化疗也存在协同效应，因此腹腔灌注液中加用化疗药物更能起到杀灭腹膜种植转移的肿瘤细胞的作用。对于腹膜种植转移的肿瘤患者，腹腔热灌注化疗相比于单纯静脉或口服化疗有着独特的疗效。随着对肿瘤生物学行为研究的深化，越来越多的学者认为腹膜肿瘤（包括胃癌、结肠癌和卵巢癌的腹膜转移，阑尾假黏液腺癌等）属于局域性病变，而非广泛性转移。在20世纪70年代和20世纪80年代，有多项研究报告指出腹腔注射的化疗药物在腹腔内的使用浓度远远高于静脉注射，热疗降低肿瘤负荷水平的概念被用于腹膜恶性肿瘤，同时管理腹腔热灌注化疗的机器面世。此后，该项技术日益被引起重视，随着医疗技术的发展，HIPEC越来越广泛的运用于腹膜种植转移的胃癌治疗中，国内外学者对HIPEC在腹膜癌防治方面做了广泛深入的研究，使HIPEC在理论、方法及临床应用方面进一步得到完善，在腹膜转移癌的治疗中亦得到广泛应用。

综上所述，姑息性手术治疗主要用于晚期胃癌患者的减症治疗，而对于不能手术治疗的晚期胃癌，化疗是最主要的治疗手段，对于病理结果提示患者有相应的分子靶标的患者，行靶向治疗或免疫治疗也能取得良好的疗效。放疗的作用主要也是姑息减症，对于有腹膜种植转移的患者，腹腔热灌注具有一定的治疗效果。总之，对于晚期或转移性胃癌的治疗，需要根据患者的具体情况，制订出最能使患者受益的个体化治疗方案，从而使患者获得最佳的生存获益。

第 2 章
胃癌患者护理常规

第一节　胃癌患者围术期护理常规

一、胃癌患者术前、术中、术后护理常规

（一）术前护理常规

1. **术前评估**　术前详细评估患者情绪，对情绪不稳定者，针对疾病展开心理疏导工作，明确疾病发生机制，逐步强化患者治疗信心，指导患者完善相关检查，对于胃镜等可能增加患者心理压力的检查做好宣教解释，减轻患者心理压力。

2. **心理护理**　对于手术，患者常会有紧张、焦虑，甚至恐惧的心理。这些心理问题会对患者生理功能产生不同程度的影响。术前为患者创建温馨舒适的病房环境，减轻机体不适感，与患者及其家属加强面对面沟通交流，同时利用 PPT、视频、图示等简单易懂的方式帮助患者了解主治医生资历、全胃切除术实施方法、术后康复进程及预后效果，消除患者及其家属手术治疗的顾虑。另外，借助成功案例分享、病友同伴教育模式，减轻患者紧张、担忧、害怕等复杂情绪，使其尽快适应医院环境。患者对癌症及预后有很大顾虑，常有消极悲观情绪，鼓励患者表达自身感受，根据患者个体情况提供信息，向患者解释胃癌手术治疗的必要性，帮助患者减轻负性情绪，增强对治疗的信心。此外，还应鼓励家属和朋友给予患者关心和支持，使其能积极配合治疗和护理。

3. **关注患者睡眠情况**　对于失眠、长期休息不好的患者及时给予药物治疗和心理疏导。

4. **改善心肺功能**　指导患者有效咳嗽、进行深呼吸训练，术前 72h 指导患者进行吹气球活动，以锻炼肺功能，每次 20min，6 次/日，也可运用爬楼梯等方式进行呼吸功能锻炼，避免术后发生肺不张、肺部感染等并发症。指导患者进行床上排便训练，间断吸氧，改善手术远期效果。

5. **改善营养状况**　胃癌伴有梗阻和出血者，术前常由于食欲减退、摄入不足、消耗增加及恶心、呕吐等所致营养状况欠佳。常规对患者进行营养风险筛查及评估，根据患者的饮食和生活习惯，制订合理食谱。给予高蛋白、高热量、高

维生素、低脂肪、易消化和少渣的食物；对不能进食者，应遵医嘱予以静脉输液，补充足够的热量，必要时输血浆或全血，以改善患者的营养状况，提高其对手术的耐受性。术前2h为患者提供适量温热葡萄糖溶液，避免患者营养状态低下。

6. **胃肠道准备** 无梗阻的患者常规术前6h禁食固体食物，术前2h禁饮；对有幽门梗阻者，在禁食的基础上，术前3d起使用3%～5%的高渗盐水洗胃，1～2次/日，以减轻胃黏膜的水肿。术前3d给予患者口服肠道不吸收的抗生素，必要时清洁肠道。

（二）术中护理常规

1. **保温管理** 术中做好保温管理，保持手术室恒温、恒湿，并借助升温仪维持患者体温处于36～36.5℃，根据液体加温标准对可加温输注液体及腹腔冲洗液进行加温，避免低体温发生。

2. **密切监测** 术中密切监测患者生命体征，做好导管护理，动态评估患者术中风险事件发生因素，做好预防性干预。

3. **皮肤管理** 为患者安置合适的手术体位，避免术中出现患者血管、神经受压及压疮等并发症。

（三）术后护理常规

1. **病情观察** 术后6h内密切观察患者意识，生命体征、血氧饱和度和伤口敷料有无渗血，每30分钟测量1次血压、脉搏、呼吸，直至血压平稳。如病情较重或有休克者，仍需每1～2小时测量1次，病情平稳后可延长测量间隔时间。同时观察患者神志、体温、尿量、切口渗血、渗液和引流液情况等。

2. **术后体位** 术后取平卧位，待患者麻醉清醒后给予低半卧位，以保持腹肌松弛，降低腹部切口张力，减轻疼痛，也有利于呼吸和引流。

3. **饮食护理** 腹部手术后小肠消化吸收功能12h内可恢复，胃动力在24h内恢复，结肠功能则在2～3d恢复。术后咀嚼香口胶对减轻术后麻痹性肠梗阻简单有效。早期经口进食或早期肠内营养可降低术后感染性并发症，缩短术后住院时间而并不增加吻合口瘘的风险。拔除胃管前禁食，拔胃管后观察患者有无腹胀及肠道排气排便情况，遵医嘱早期启动肠道功能。无并发症者遵医嘱术后一日可饮少量白开水10～20ml/h；如无不适，第2～3天可分次小口饮少量米汤或菜汤，每次40～50ml；术后第4～5天可逐渐过渡到全量流质饮食，每次100～150ml；术后6d可进半流质（表2-1）。食物宜温、软、易于消化，忌生、冷、硬和刺激性食物，少食多餐。开始时每天5～6餐，逐渐减少进餐次数并增加每次进餐量，逐步恢复正常饮食。

4. **术后康复护理** 术后1d指导患者练习深呼吸，每2小时端坐位叩背，正确地咳嗽、咳痰，预防肺部感染。

表 2-1　胃癌术后进食路径

日期	种类 / 总量	单剂量 / 频次
术后 1d	白开水 300～500ml	10～20ml/2h
术后 2d	米汤 300～500ml	40～50ml/2h
	菜汤 300～500ml	40～50ml/2h
术后 3d	短肽 1 勺 +100ml 水 / 次	4～6 次 / 日
术后 4d	短肽 2～3 勺 +100ml 水 / 次	4～6 次 / 日
术后 5d	全营养素 2～3 勺 +100ml 水 / 次	4～6 次 / 日
术后 6d	全营养素 3 勺 +100ml 水 / 次	6～8 次 / 日
	蒸蛋 1 个	1～2 次 / 日
术后 7d	全营养素 3 勺 +100ml 水 / 次	6～8 次 / 日
	抄手 / 面条 50g	1～2 次 / 日

5. 鼓励早期活动　卧床不但增加术后胰岛素抵抗和肌肉丢失，还使肌肉力量减退，降低肺组织氧供，增加血栓栓塞的风险。患者术后麻醉药效尚未消失，可指导患者家属进行腹部、腿部等按摩，采用主动运动与被动运动相结合的康复锻炼方式。患者绝对卧床期间，给予患者床上被动训练，活动肢体关节，促进血液循环，避免下肢深静脉血栓的形成。患者生命体征稳定后，指导其展开早期活动，先从床上活动开始并逐渐过渡至床下站立、慢走等，能够促进胃肠蠕动，同时也能够避免患者因长期卧床导致的静脉血栓及压疮的形成，有利于切口愈合。同时通过下床活动也能够增加患者的肺活量，促使其肺功能得到改善，有利于避免肺部相关的并发症发生。使用便携式持续胸段硬膜外镇痛技术进行有效的镇痛是鼓励患者术后早期活动的关键措施。术后活动分床上活动和离床活动，患者术后 6h、麻醉反应消失后可进行床上翻身、预防血栓五步操等运动（表 2-2）。术后 1d 下床活动 2h，以后逐渐增加，至出院前要达到每天 6h。

表 2-2　预防血栓五步操

第一步　下肢伸背运动	

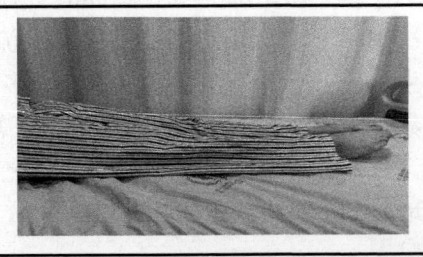

续表

第二步 下肢屈跖运动	
第三步 双下肢旋转运动	
第四步 屈膝（大小腿贴近）	
第五步 直腿抬高臀部运动	

6. 引流管护理　胃癌术后患者常留置有胃管、腹腔引流管、导尿管等，护理时需注意以下几点。

（1）妥善固定并准确标记各引流管，避免脱出，一旦脱出后不可自行插回。

（2）保持引流通畅，防止受压、扭曲、折叠等，经常挤捏各引流管，以防堵塞；若堵塞，可在医生指导下用注射器抽取生理盐水试冲洗引流管。

（3）观察并记录引流液的颜色、性状和量等，一般24h引流液＞300ml且色红，应考虑有出血，及时报告医生。留置胃管可起到胃肠减压的作用，以减轻胃肠道张力，促进吻合口愈合。护理时还应注意：部分患者胃管需接负压吸引装置，维持适当的负压，避免负压过大损伤胃黏膜；术后24h内可由胃管引流出少量血性液体或咖啡样液体，若有较多鲜红色血性液体，应及时报告医生并配合处理；术后胃肠减压量减少，肠蠕动恢复，肛门排气后，可拔除胃管。

7. 输液护理　保持静脉输液管路通畅，记录24h出入量，及时了解患者各项检查结果，为合理输液提供依据，避免水、电解质紊乱。

8. 营养支持

（1）肠外营养支持：术后胃肠减压期间及时输液补充患者所需的水、电解质和营养素，必要时输入血白蛋白或全血，以改善患者的营养状况，促进切口愈合。

（2）肠内营养支持：对术中放置空肠营养管的胃癌根治术患者，术后早期经空肠营养管输注肠内营养液，对改善患者的全身营养状况、维护肠道屏障结构和功能、促进肠功能早期恢复、增加机体的免疫功能、促进伤口和肠吻合口的愈合等都有益处。根据患者的个体状况，合理制订营养支持方案。

护理时注意：①妥善固定营养管；②保持营养管的通畅；③控制营养液的温度、浓度和速度，注意营养液的清洁度，管喂时抬高床头30°～45°；④观察有无恶心、呕吐、腹痛、腹胀、腹泻和水、电解质紊乱等并发症的发生。

9. 心理护理　为了减轻和消除手术给患者身心带来的创伤，使患者尽快恢复正常生活及工作，在护理过程中往往需要患者家属、亲友的配合及参与才能获得更好的效果，在以下方面患者家属都能积极发挥作用。

（1）心理护理，积极安慰和鼓励患者，认真倾听患者的倾诉，并给予支持和理解。

（2）帮助患者分散注意力，使患者放松情绪，如帮助患者按摩、锻炼、听音乐等。

（3）保持环境的整洁舒适，并始终陪伴在患者身旁。

（4）严格遵从医嘱，对有疑虑的患者给予心理疏导，讲解治疗的重要性。

10. 术后有效的镇痛　加强疼痛管理，依据患者术后不同疼痛情况开展对症干预，针对疼痛耐受度低、疼痛感受强烈患者，可遵医嘱给予镇痛药物，以帮助患者缓解疼痛导致的负面情绪，也可解决患者因疼痛影响不愿活动等问题。

11. 中医护理　术后6h协助患者行仰卧屈膝位，选取足三里穴，并以拇指交替按揉两侧足三里穴位，以患者酸麻胀痛为度，每次10～15min，3次/日，促进患者顺利排气；术后24h起，结合患者敏感度，应用专用足浴椅，加入温水（温度38～42℃），指导患者坐于床沿，足部浸泡温水中，加以足部按摩，每次30min，2次/日；术后72h起，取中药袋（内含250mg小茴香），加热60s后置于患者腹部，并以顺时针缓慢移动，温度以患者无烧灼感为宜，尽量避开切口部位，每次20～30min，2～3次/日，促进患者排便。

12. 预防性使用抗凝药物　皮下注射低剂量肝素可有效减少术后深静脉血栓、

肺栓塞的发生及降低术后患者死亡率。手术 24h 后,预防性使用抗凝血药物。

13. 保持伤口局部的清洁和卫生　避免伤口感染,伤口拆线前尽量避免碰撞、挤压。发现伤口有感染、化脓、流血等情况时应及时请医护人员处理。

二、胃癌术后并发症护理

(一) 出血

出血指发生在术后的出血,包括手术部位或切口渗血、出血,吻合口出血,十二指肠残端出血,腹腔出血,消化道出血。

1. 原因　术后 24h 内的出血,多因术中残留或缝合创面少量渗血,多属术中止血不彻底;术后 4~6d 发生的出血,多因吻合口黏膜坏死脱落所致;术后 10~20d 发生的出血,多因吻合口缝线处感染或黏膜下脓肿腐蚀血管所致。

2. 表现　胃大部分切除术后,可有少许暗红色或咖啡色胃液自胃管抽出,一般 24h 内不超过 300ml 且逐渐减少、变淡至自行停止,属正常现象。胃内大出血是指胃肠减压中吸出大量鲜红色血性液体,甚至出现呕血和黑粪,持续不止,脉快、血压下降,趋向休克情况且在术后 24h 后仍未停止。

3. 护理

(1) 术后严密观察患者的生命体征和神志的变化。

(2) 加强对胃肠减压引流液的颜色、性状和量的观察。若术后短期内从胃管引流出大量鲜红色血性液体,持续不止,需及时报告医生处理。

(3) 遵医嘱应用止血药物、口服冰生理盐水止血或输新鲜血等。

(4) 若经非手术治疗不能有效止血或出血量＞500ml/h 时,积极完善术前准备。

(二) 切口相关感染

切口相关感染指术后发生的切口积液、感染、裂开,延迟愈合或不愈合,瘘管及窦道形成,切口疝。

1. 原因　因大手术对患者身体带来很大打击,身体出现各种应激反应,加之某些患者术前就存在营养不良等恶病质表现,术后由于低蛋白,或者由于有些患者为瘢痕体质等特殊体质原因,切口出现愈合延迟、积液、感染等。

2. 表现　术后切口出现渗血渗液或者脓性分泌物并伴异味,局部的切口裂开并经久不愈,切口周围皮肤出现红、肿、痛,并伴皮温升高,触及皮下有波动感,局部穿刺后可引流出脓性分泌物。

3. 护理

(1) 加强对患者切口的观察,如切口出现以上异常情况,立即通知医生处理。

(2) 切口渗血渗液,可遵医嘱行红外线烤灯照射切口及周围皮肤,2 次 / 日,每次20min，距离为30～50cm，具体高度以患者对热度的耐受为宜。

（3）如出现切口下方的瘘管或窦道，或者局部皮肤化脓，如需切开引流，应做好负压吸引的相关护理。

（三）吻合口瘘

胃肠吻合口破裂或瘘是胃大部切除术后的早期严重并发症之一。

1. 原因　与吻合口缝合不当、吻合口张力过大、组织供血不足有关，贫血、低蛋白血症和组织水肿者易发生。

2. 表现　多发生在术后1周内，患者出现腹痛、高热，引流管引流出浑浊液体等症状，合并休克、腹膜炎患者有全身中毒症状。如发生在后期，多形成局部脓肿或外瘘。

3. 护理

（1）出现弥漫性腹膜炎的吻合口破裂患者须立即手术，做好急诊手术的准备。

（2）形成局部脓肿、外瘘或无弥漫性腹膜炎的患者，进行局部引流，注意及时清洁瘘口周围皮肤并保持干燥，局部涂以氧化锌软膏、皮肤保护粉或皮肤保护膜加以保护，以免皮肤破损继发感染。

（3）严格禁食，持续胃肠减压。

（4）合理应用抗生素和给予肠外营养支持，纠正水、电解质紊乱和维持酸碱平衡。

经上述处理后多数患者吻合口瘘可在4～6周自愈；若经久不愈，须再次手术。

（四）十二指肠残端瘘

十二指肠残端瘘多发生在术后24～48h。

1. 原因　多为十二指肠残端处理不当或者因空肠输入襻梗阻致十二指肠内张力过高所致。

2. 表现　患者出现右上腹突发剧痛和局部明显压痛、腹肌紧张等急性弥漫性腹膜炎症状，同时伴发热、白细胞计数增加，引流管引流出浑浊液体，腹腔穿刺可抽得胆汁样液体。

3. 护理

（1）如确定患者发生十二指肠残端破裂，应立刻遵医嘱进行手术治疗的术前准备，争取在最短时间内进行手术。

（2）术后持续有效引流，积极纠正水、电解质紊乱和酸碱平衡失调，经静脉或空肠造瘘管提供营养支持，遵医嘱使用广谱抗生素抗感染，用氧化锌软膏保护引流管周围。

（五）术后腹腔粘连、肠梗阻

术后腹腔粘连、肠梗阻包括输入襻梗阻、输出襻梗阻、吻合口梗阻。

1. 输入襻梗阻　可分为急、慢性两类。

（1）表现：慢性不完全性输入襻梗阻表现为进食后出现右上腹胀痛，呈喷射状大量呕吐，呕吐物不含食物，仅为胆汁。急性完全性输入襻梗阻表现为上腹部剧烈疼痛、呕吐频繁，量少、多不含胆汁，呕吐后症状不缓解，上腹有压痛性肿块，该类患者易发生肠绞窄。

（2）处理：术后梗阻可采取非手术治疗，包括禁食、胃肠减压、营养支持等。若无缓解，应行手术治疗。

2. 输出襻梗阻

（1）表现：上腹饱胀，呕吐食物和胆汁。

（2）处理：亦可采取非手术治疗，如禁食、胃肠减压、营养支持等，若非手术治疗无效，应行手术治疗。

3. 吻合口梗阻

（1）表现：进食后出现上腹饱胀和呕吐，呕吐物为食物且不含胆汁。

（2）处理：同输出襻梗阻。首先采取禁食、胃肠减压、营养支持等非手术治疗。如非手术治疗无效，应行手术解除梗阻。

（3）护理

● 病情观察：监测患者的病情变化和生命体征，记录患者出入量。与此同时，护理人员还应当密切观察患者腹痛的部位、范围、性质、时间，以及呕吐、腹胀、排便、排气、肠鸣音、肠蠕动等恢复及缓解情况。

● 胃肠减压及灌肠：可以降低胃肠道积气、积液，减轻肠腔内部的压力，促进肠壁血液循环，加速排便、排气。

● 胃管注药：通过胃管注入药液或植物油剂，以此发挥和促进排气、排便。

● 支持治疗护理：根据患者的具体情况，遵医嘱给予患者静脉补充电解质和热量。

（六）胃排空障碍

胃排空障碍临床上也称胃瘫。

1. 原因　精神因素、输出襻痉挛、吻合口水肿、低蛋白血症、饮食结构改变、长期应用抑制胃肠运动的药物、大网膜吻合口周围团块状粘连等均可导致胃肠动力障碍，出现胃排空延迟的症状。

2. 表现　常发生在术后 4～10d，多表现为患者进水后出现上腹饱胀、钝痛和呕吐，并且呕吐量或者胃肠减压量＞800ml/d，呕吐物含胆汁胃内容物；消化道 X 线造影可见残胃无扩张、无张力、蠕动波少而弱，造影剂通过胃肠吻合口不畅。

3. 护理　一旦发生胃排空障碍，应给予禁食、胃肠减压，肠外营养支持，纠正低蛋白血症，维持水、电解质和酸碱平衡，应用胃动力促进剂，也可用 3%

温盐水洗胃，嘱咐患者调节情绪，保持良好的心情，适量的活动，有助于胃蠕动，一般均能经过非手术治疗治愈。

（七）营养并发症

营养并发症包括营养不良、体重减轻、贫血、腹泻和脂肪泻、代谢性骨病。

1. 原因　患者因胃大部切除或胃全切，进食量相较于患病前来说明显减少，加之肿瘤为高消耗及高代谢性疾病，某些患者因术前或术后化疗的不良反应导致恶心呕吐，长时间不能正常进食，不能满足身体每日所需热量的摄入。

2. 表现　因进食不足或营养吸收障碍，患者体重呈现进行性下降，长期慢性失血，如黑粪，导致患者呈现出贫血貌；某些患者进食不足并伴随长期腹泻，导致微量元素的缺乏，尤其是铁、维生素 B_{12} 及糖类、脂肪、蛋白质的缺乏，患者呈现恶病质状态。

3. 护理

（1）在医院时，联合营养科，为患者制订规范的肠内或肠外营养支持，多层面、多维度、多途径的健康宣教，反复向患者及其家属强调营养不良带来的风险与危害，使患者及其家属引起充分的重视。

（2）针对居家的患者，在出院时发放相关的营养宣教资料，了解患者及其家属对于居家营养支持的掌握程度，并进行针对性的宣教，如术后具体应该如何进食，应给予详细的指导方案。化疗不良反应严重的患者，应提前告知应对及处理措施。

（3）定期进行随访，了解患者的情况并给予专业的营养指导。

（八）倾倒综合征与低血糖综合征

倾倒综合征是指由于胃切除或胃空肠吻合术后，胃失去幽门或其他正常功能，胃内食物骤然倾倒至十二指肠或空肠。一般认为，缺乏幽门的正常控制时，大量高渗性食糜容易倾入肠腔，使肠腔膨胀，自主神经反射性的反应及肠壁释出的5-羟色胺、血管活性肠肽的作用所致，分为早期倾倒综合征和晚期倾倒综合征。

1. 早期倾倒综合征　常见于毕Ⅱ式胃切除术后，多于进食后30min内患者出现心悸、心动过速、出汗、无力、面色苍白等表现，伴有恶心呕吐等消化道症状。

（1）原因：术后进食高渗性食物或液体，造成循环血量增加，尤其是进食甜流质饮食，出现以循环系统和胃肠道为主要表现的症状。

（2）处理方法：指导患者调节饮食，包括少食多餐，避免过甜、过咸、过浓流质食物，宜进食低糖类、高蛋白饮食，进食时限制饮水，进餐后平卧10～20min。饮食调整后症状不缓解，可遵医嘱使用生长抑素治疗。

2. 晚期倾倒综合征　又称低血糖综合征，患者表现为进餐后2～4h出现头晕、心慌、出冷汗，甚至晕厥等症状。

（1）原因：倾倒综合征发生的原因可简单地概括为：高渗食物迅速进入小肠→小肠快速吸收→引起高血糖→高血糖导致胰岛素大量释放→继发反应性低血糖。

（2）处理方法：饮食中减少糖类含量，增加蛋白质比例，少食多餐可防止其发生。症状严重者，可遵医嘱使用奥曲肽皮下注射。

（九）术后腹胀、恶心、呕吐

1. 原因

（1）患者术后长期卧床，缺乏活动，肠蠕动减慢，胃肠功能未完全恢复导致腹胀。

（2）部分患者在手术中使用的麻醉药物未完全代谢，对麻醉药物敏感，出现恶心、呕吐的症状。

（3）术后全肠外营养支持，部分患者在输注某些肠外营养制剂（如脂肪乳和氨基酸）高能量的液体时，容易出现恶心及呕吐的症状。

2. 表现

（1）患者术后出现肛门不排气、排便，肠胀气，X线检查可见腹腔内充气的肠管，患者主诉腹胀难以忍受，或有便意无法自主排出。

（2）某些患者在麻醉清醒后就开始出现恶心、呕吐的症状，吐出少量胃内容物后恶心呕吐仍无缓解。

（3）部分患者在输注脂肪乳和氨基酸时就会出现恶心、呕吐的症状。

3. 护理

（1）术前教会患者在床上学会臀翘运动，术后在患者生命体征平稳且无头晕的情况下，尽早指导患者床上活动及下床站立和床边活动。症状重的患者可遵医嘱指导患者口服乳果糖或西甲硅油来软化粪便和缓解腹胀，也可指导患者使用小茴香热敷腹部。

（2）提前告知患者可能会出现恶心、呕吐的原因，使患者在出现恶心、呕吐时可从容应对，可遵医嘱使用甲氧氯普胺对症治疗，或控制脂肪乳氨基酸的输注速度来减轻患者恶心、呕吐的症状。

（十）术后腹腔感染、脓肿、败血症

1. 原因　胃癌手术需要打开消化道，部分患者在开腹前腹腔内就有不同程度的感染，加之术后引流不充分，腹腔内有炎性组织残留，肠道内容物污染，胃肠道瘘等均可导致腹腔感染的发生。

2. 表现

（1）患者主要表现为腹痛、畏寒、发热等症状。

（2）感染严重者出现血压下降，意识障碍，少尿，呼吸、心率加快，多器官功能障碍等症状。

(3) 伴随急性呼吸道窘迫综合征的患者会出现缺氧和呼吸困难等症状。

(4) 还有可能出现急性肾损伤（如尿量减少、代谢性酸中毒、电解质紊乱、血肌酐升高）、胃肠功能损伤、肝功能损伤、凝血功能异常等症状。

3. 护理

(1) 必要时重新打开切口，尽可能吸净腹腔内残留的脓液和异物，术后严密观察引流情况，每日详细记录下患者引流液的颜色、性质及量，病情变化时及时汇报给医生。

(2) 遵医嘱使用抗生素来控制全身感染，输血和输液来补充血容量和纠正水、电解质紊乱，还可以根据情况选用清热解毒的中草药辅助治疗。

(十一) 碱性反流性胃炎、食管炎、吻合口溃疡

1. 原因　胃大部分切除、胃空肠吻合术后，幽门功能失常和慢性胆管疾病，细菌（尤其是幽门螺杆菌）感染、胃酸、胆汁等损害胃黏膜造成炎症，增加胃泌素释放，影响胃十二指肠动力，胃－幽门－十二指肠协调运动失调，引起十二指肠逆蠕动增加、幽门关闭功能减弱、胃排空延迟，使得十二指肠内容物过量反流入胃。

2. 表现

(1) 腹胀：表现为腹部饱胀不适，中上腹持续烧灼感，也可表现为胸骨后痛，餐后可加重，服用碱性药物无缓解反而加重。

(2) 胃灼热：胃部有灼烧感，甚至有些患者食管也有烧灼感，常伴有嗳气、反酸、恶心、呕吐、肠鸣、排便不畅、食欲减退及消瘦等。

(3) 胃出血：严重的胆汁反流性胃炎患者还会出现胃出血，有的患者表现为粪便呈现黑色（柏油样便），有的患者表现为呕血。

(4) 呕吐：由于胃排空障碍，呕吐一般发生在晚间或半夜，有些呕吐严重的患者呕吐物可能呈血性。

3. 护理

(1) 调整饮食结构：进清淡饮食，避免进食油炸油腻食物，以免加重反流；忌暴饮暴食及进食过凉、过烫和坚硬粗糙的食物；避免进食生、冷、酸、辣及刺激性食物（如咖喱、胡椒粉、薄荷、辣椒等）；进食时速度不宜过快，应细嚼慢咽，以减轻胃肠负担；少用或不用降低括约肌张力或延缓胃排空的食物或药物。常见的食物有浓茶、咖啡、可可、巧克力、鲜柠檬汁、鲜橘汁、番茄汁等。常见的药物有硝酸甘油、钙通道阻滞剂（硝苯地平、维拉帕米等）、抗胆碱能药物（颠茄、阿托品、山莨菪碱等）、阿片类药物（吗啡、可待因等）。不服或慎服对胃黏膜有刺激性的药物，如阿司匹林、吲哚美辛、保泰松等。

(2) 改变生活方式：规律作息，保证充足的睡眠；戒烟、限酒。因烟雾中的尼古丁可以增加胃酸的分泌，降低幽门阻力，从而导致病情加重；而乙醇具有亲脂性和溶脂性，不仅可以促进胃酸分泌，还可以破坏胃黏膜屏障，导致胃黏膜糜烂甚至出血。故吸烟可以增加胃癌的发病风险。此外，日常生活中还应避免精神紧张，保持心情舒畅。

(3) 适当控制体重：因肥胖可以增加腹腔压力，从而增加反流，所以肥胖患者应减肥；适量运动可以促进胃肠道蠕动，减少胆汁反流；另外，饭后应适量运动，避免久坐。

(十二) 脑血管并发症：脑血管意外、癫痫等

1. 原因　患者因各种基础疾病，如动脉粥样硬化、心源性栓塞、小动脉闭塞、烟雾病（脑底异常血管网病）、高血压、心脏病、糖尿病及血脂异常等导致血管管腔狭窄或闭塞或者栓子脱落导致血管闭塞，从而出现一系列神经功能缺损的症状。

2. 表现

(1) 缺血性卒中（脑梗死）：通常起病急，常表现为突发性的构音障碍、面部或肢体麻木、运动能力丧失、偏瘫、视觉改变、肢体抽动，情况较为严重的患者还会出现晕厥等严重意识障碍。

(2) 出血性卒中（脑出血）：轻微脑出血和脑梗死症状类似，严重脑出血往往伴有头痛呕吐，严重者可能突然昏迷。

3. 护理

(1) 一般护理：急性期绝对卧床休息，如果患者病情相对稳定，没有进展加重且瘫痪肢体的肌力在3级以上，可以协助患者下床轻微活动，能更好地避免长时间卧床，引起下肢静脉血栓，从而避免引发更严重的疾病。保持呼吸道通畅，长期卧床者定时翻身，协助拍背咳嗽咳痰，必要时吸痰。抬高双下肢，以促进血液回流，避免静脉血栓形成。

(2) 安全护理：防止坠床跌倒及压力性损伤。由于脑梗死患者偏瘫后，局部神经营养障碍，压迫过久会引起皮肤破溃发生压力性损伤，因此应注意定时给患者翻身，以防某一部位压迫过久，出现缺血。急性发作期时应告知患者及其家属绝对卧床休息，勿下床走动。

(3) 生活护理：注意口腔清洁护理，预防感染。

(4) 饮食护理：宜选择低盐、低脂、清淡、易消化的饮食，吞咽困难者需鼻饲饮食。

(5) 心理护理：由于患者丧失语言能力及活动能力，以至丧失生活自理能力，部分患者会出现抑郁、焦虑等情绪变化，需积极鼓励患者，医护人员要与患者及其家属沟通，以解除患者和其家属思想顾虑。

(6) 用药护理：使用溶栓和抗凝药期间，遵医嘱定期检测凝血功能，观察患者有无黑粪、牙龈出血，皮肤瘀点等出血的表现。

使用甘露醇的患者：选择粗大的静脉或中心静脉给药，20%甘露醇应在30min内输入完毕，观察用药后的尿量和颜色，观察有无脱水速度过快引起的头痛、呕吐、意识障碍等低颅内压的表现。

（十三）呼吸并发症

呼吸并发症包括肺不张、肺部感染、胸腔积液、气胸等。

1. 原因　部分患者手术之前就存在肺功能受损的情况，加之胃癌手术难度大，手术时间长，患者在全身麻醉状态下全靠呼吸机辅助呼吸，术后康复训练方法掌握不佳，易导致肺不张和肺部感染的发生；某些患者肿瘤侵犯部位广，手术过程中有可能会伤及胸膜，导致气胸的发生。

2. 表现　患者术后痰液黏稠无法咳出，血氧饱和度低于正常，发热，听诊肺部有明显啰音，气胸时可触及皮下捻发音等。

3. 护理

（1）术前对于肺功能受损的患者，指导患者深呼吸、吹气球、爬楼梯、雾化等进行肺功能锻炼。术前一日再次指导患者进行深呼吸功能锻炼，并确保每一位患者掌握正确的咳嗽、咳痰方法。

（2）患者全身麻醉清醒后，尽早指导患者进行深呼吸训练及咳嗽、咳痰，扩张肺部，术后1d通过雾化吸入湿化痰液，机械辅助排痰和叩击患者背部协助患者将痰液咳出。

（3）对于胸腔积液或气胸的患者，如安置了胸腔引流管或进行胸腔闭式引流，应保证引流管的通畅，严密观察引流液颜色、性状及量，确保引流有效。

（十四）心脏并发症

心脏并发症包括心律失常、心肌梗死、心力衰竭、心搏骤停等。

1. 原因　某些患者术前就有心律失常、心肌梗死等心脏方面的疾病史，手术中或手术后就有可能会诱发这些心脏疾病的发生，严重者可能会导致心力衰竭甚至心搏骤停的发生。

2. 表现　心电监护可见患者出现心率异常增快，心电图检查可见明显异于正常的波形，伴或不伴心慌，心力衰竭者出现心力衰竭的体征如突发严重的呼吸困难、咳嗽、咳痰、咯血、乏力、头晕、心慌、少尿及肾功能损害等，严重者直接出现心搏骤停。

3. 护理　术后严密观察患者生命体征及主诉，一旦出现心率异常或心慌不适，应立即汇报医生并积极用药进行对症处理。

（十五）静脉血栓

1. 原因　血栓形成包括血流缓慢、血液高凝、血管壁损伤三个原因。肿瘤患者的血液本身就是高凝状态，加之手术带来的创伤，以及术后长期卧床，通过中心静脉补充大量液体及肠外营养制剂保证患者每日身体所需要的能量，由此可见，胃癌术后的患者都存在以上血栓形成的三个原因，故发生血栓的概率较高。

2. 表现　腹壁静脉血栓的患者主要表现为疼痛；肌间静脉血栓的患者可表现为血栓部位的肿胀，伴或不伴疼痛；另外，还有患者表现为沿深静脉导管的附壁血栓，无肿胀不适，血栓仅在血管彩超下可见。

3. 护理

（1）术前可行低分子肝素皮下注射及双下肢气压治疗来进行血栓的预防，教会患者在床上进行预防血栓五步操。

（2）患者生命体征平稳且无头晕不适，术后1d协助患者下床站立或原地踏步。以后视患者情况，逐渐增加下床活动的次数和时间。术后继续通过低分子肝素和双下肢气压治疗来预防血栓的发生。

（十六）多器官功能衰竭（包括弥散性血管内凝血）、水、电解质紊乱

1. 原因

（1）严重创伤（如面积烧伤、大手术、严重外伤）会导致机体发生严重感染、心搏呼吸骤停、休克、中毒等，从而导致机体发生失控性全身炎症反应，继而引发机体对感染免疫调控紊乱，导致广泛的免疫抑制和多个远隔器官功能的受损，出现多器官功能衰竭。

（2）术后短时间内，因大量的静脉补液及全肠外营养，部分患者出现代谢异常，导致患者出现水、电解质紊乱的情况。

2. 表现

（1）全身炎症反应：患者在原发疾病表现的基础上伴有发热或体温不升、心率增快、呼吸增快，可有心悸、胸闷、呼吸困难、发绀、头痛等表现，严重的脓毒症还可表现为意识改变、少尿或无尿、黄疸等。

（2）循环系统：低血压、心律失常和心功能不全导致患者出现全身灌注不足的表现。

（3）呼吸系统：患者出现进行性呼吸困难和低氧血症的急性呼吸窘迫综合征的表现，如呼吸频率加快，浅快呼吸、深大呼吸、辅助呼吸肌用力等。

（4）泌尿系统：患者表现出少尿或无尿。

（5）消化系统：患者出现黄疸、胃肠胀气、应激性溃疡、消化道出血（呕血和排柏油样便）等症状。

（6）血液系统：患者出现贫血、出血的表现。

（7）中枢神经系统：患者出现不同程度的神志和精神改变、抽搐甚至昏迷等症状。

3. 护理

（1）严密监测患者生命体征及各个脏器功能：包括血压、呼吸、脉搏、体温、疼痛、出入量、尿量等。

（2）氧疗：呼吸功能不全患者需尽快予以氧疗，纠正低氧血症。氧疗方式包括鼻导管吸氧、面罩吸氧、无创呼吸机辅助通气、气管插管和人工机械通气等。对脓毒症诱发的中重度急性呼吸窘迫综合征的患者使用俯卧位通气，因俯卧位通气可促进分泌物的清除，改善患者的通气。

（3）降低氧耗：重症感染患者尽快将目标体温控制在正常范围内，以降低高热带来的氧耗增加，除药物降温外，可予以冰毯物理降温；疼痛患者给予镇静、镇痛治疗。

（4）能量补充：患者处于高代谢状态，需注意能量的配比，并尽可能通过胃肠道摄入营养。

（十七）失眠

1. 原因　通过入院时对患者的筛查和出院后对患者的随访发现，胃癌患者因肿瘤所致的疼痛或腹胀等不适症状，或因担心治疗效果，或因手术创伤的影响，或因化疗药物不良反应的影响，均会导致患者出现失眠的情况。

2. 表现　患者会放大自身不适的症状，抑制不住地担心自己的治疗效果，疼痛导致患者难以入眠，或因化疗药物带来的恶心呕吐等不良反应，导致患者出现入睡困难或易醒等睡眠质量不好的情况。

3. 护理　进行心理疏导和干预，指导患者通过散步、深呼吸、听音乐等活动来转移注意力，指导使用相关对症药物来减轻患者的不适症状，如有需要，遵医嘱指导患者口服辅助睡眠的相关药物。

第二节　胃癌常用化疗药物及相关不良反应的护理

一、铂类化疗药物及相关不良反应的护理

（一）顺铂

顺铂是一种金属铂类络合物，属周期非特异性抗肿瘤药物，作用机制是利用其DNA结合的特征，抑制DNA的复制，进而影响RNA以及蛋白质的合成，对细胞造成损伤，最终杀死肿瘤细胞。

1. 注意事项　顺铂注射液是一种细胞毒性药物，应遵循其适用的特殊处理和处置程序，顺铂需要避光保存于20～25℃的温度下，允许波动于15～30℃，禁止冷藏或冷冻，否则会形成沉淀或结晶。如果在西林瓶内观察到药物有沉淀或结晶，需将其放置于推荐的储存条件下，直至获得澄清的溶液。在整个配制或给药过程中，不能使用含有铝部件的针头或静脉注射装置，因铝与顺铂会发生反应，导致沉淀形成和药效降低。顺铂稀释液只可经静脉给药，并且

缓慢静脉输注 6～8h。尤其应该注意，在整个输注过程中需使用避光输液袋及避光输液器。

2. 不良反应

（1）常见不良反应

● 泌尿系统：患者出现氮质血症，或者内生肌酐清除率降低及溶血性尿毒症综合征的情况。

● 血液/淋巴系统：患者出现溶血性贫血、血栓性血小板减少性紫癜或不同程度的骨髓抑制的情况，骨髓抑制多在患者多次用药后表现得更加明显。

● 心血管系统：患者出现血栓栓塞症状、心功能障碍、雷诺现象或心动过速和低血压的表现。

● 眼部疾病：患者出现视神经炎、视盘水肿、皮质盲、视物模糊、色盲、视网膜色素沉着等眼部疾病的症状。

● 消化系统：患者可能会出现口腔黏膜炎、恶心、呕吐、厌食、腹泻、胰腺炎、呃逆、转氨酶升高、乳酸脱氢酶升高、胆红素升高等症状，该症状在临床上比较多见。

● 免疫系统：主要表现为过敏反应。

● 局部皮肤反应：如顺铂在输注过程中出现外渗，患者会出现蜂窝织炎，局部血管及皮肤纤维化，并伴有疼痛、水肿和红斑，严重者甚至会出现局部皮肤坏死的情况。

● 内分泌系统：主要表现为低镁、低钙、低钠、低钾、低磷酸盐及高尿酸等电解质异常或紊乱；抗利尿激素排泄不当综合征（SIADH）；还会表现出脱水，肿瘤溶解综合征，血清淀粉酶升高等。

● 肌肉骨骼系统：主要表现为肌肉痉挛。

● 神经系统：主要表现为周围神经病变、运动功能丧失、味觉丧失、白脑病、可逆性后脑白质病综合征、进行性多灶性白质病、癫痫发作、勒密特征、脊髓病、自主神经病、不自主骨骼痉挛（骨骼肌低钙血症和低镁血症）等症状。

● 耳毒性：主要表现为耳鸣、听力下降、耳聋、前庭毒性，该症状在临床上也比较多见。

● 呼吸系统：主要表现为喘息，甚至呼吸困难。

● 皮肤和皮下组织：主要表现为脱发、皮疹、面部水肿等。

● 其他症状：患者在用药后多有虚弱、乏力等不适。

（2）严重不良反应

● 肾：主要表现为肾毒性、肾衰竭。

● 神经系统：主要表现为周围神经病变，如感觉丧失、异常、疼痛等感觉障碍，肢体动作不协调、肌肉无力和萎缩等运动障碍，以及自主神经功能障碍等。

- 心血管系统：主要表现为心肌梗死、脑血管意外、血栓性微血管病、脑动脉炎、心包积液、心力衰竭等。
- 消化系统：肝衰竭，恶心和呕吐严重者可至胃肠道穿孔。
- 血液系统：患者出现重度骨髓抑制。
- 免疫系统：过敏严重者可出现过敏性休克的症状。
- 呼吸系统：主要表现在肺炎、间质性肺疾病、肺栓塞等方面。
- 其他：耳毒性、眼毒性、继发性恶性肿瘤、经外周静脉注射部位的局部血管硬化等反应。

3. 护理措施

（1）用药前必须进行肾功能检查，治疗前后酌情给予止吐治疗。

（2）使用顺铂时需进行水化，每日输液量在3000ml以上，并使用利尿措施，如输注甘露醇或呋塞米利尿。化疗期间嘱患者多饮水，使尿量在2000ml以上，或者每小时尿量＞100ml。

（3）口服碱性药物，以利尿酸溶解，如别嘌醇，并注意控制食用高嘌呤含量的食物，如动物内脏、花生、瓜子等，还需限制每日蛋白质的摄入量。

（4）护士应密切观察患者肾功能状况，用药中连续观察患者出入量、体重、皮肤弹性、水肿情况、意识状况等。患者出现任何不适，均应及时报告医生，配合处理。

（二）奥沙利铂

奥沙利铂主要通过抑制DNA的复制和转录发挥抗肿瘤作用，与氟尿嘧啶和亚叶酸钠（甲酰四氢叶酸）联合应用于转移性结直肠癌的一线治疗，原发肿瘤完全切除后的Ⅲ期（Duke's C期）结肠癌的辅助治疗，不适合手术切除或局部治疗的局部晚期和转移的肝细胞癌（HCC）的治疗；与卡培他滨联合（XELOX）用于Ⅱ期或Ⅲ期胃腺癌患者根治切除术后的辅助化疗。

1. 注意事项　奥沙利铂仅用于静脉滴注，使用时无须进行水化，配制奥沙利铂时，只能使用5%葡萄糖溶液250～500ml来稀释，可通过外周或中心静脉导管用药，需持续静脉滴注2～6h；奥沙利铂与氟尿嘧啶联用时，必须在氟尿嘧啶之前输注；另外，如果在输注过程中出现药物外渗，必须立即终止给药，进行相应的处理。

2. 不良反应　临床上可观察到的最常见的不良反应概括如下。

（1）胃肠道反应：主要表现为腹泻、恶心、呕吐及黏膜炎。

（2）血液系统反应：主要表现为中性粒细胞减少、血小板减少。

（3）神经系统反应：主要表现为急性、剂量累积性的外周感觉神经病变，如四肢及口唇发麻，舌发麻，尤其在接触冰凉的物品后表现尤为明显。

总体上来说，这些不良反应在奥沙利铂和氟尿嘧啶联合使用时比单独使用氟尿嘧啶时更常见、更严重。

3.护理措施

(1)不要使用含铝的注射材料。

(2)未稀释不能使用,应稀释于250～500ml的5%葡萄糖溶液中,不要与盐溶液或任何含氯的盐溶液混合,输注前后应以5%的葡萄糖溶液冲洗管道。

(3)不要与其他任何药物混合或经同一个输液通道同时使用,特别是氟尿嘧啶。奥沙利铂输完后用5%葡萄糖溶液充分冲洗输液通道。当奥沙利铂与氟尿嘧啶合用时,奥沙利铂应先于氟尿嘧啶使用。

(4)奥沙利铂应用时不需要预先水化,但必须通过外周或中心静脉导管滴注2～6h。

(5)使用奥沙利铂治疗前应告知患者避免冷刺激,在整个治疗期间应注意保暖,避免冷空气或冰水的刺激,避免触摸冷物,避免冷饮、冷食物等,避免使用铝制品餐具,必要时可戴手套保护。输注过程中应询问患者有无不适,如患者出现感觉异常、感觉麻木、感觉过敏或者呼吸困难、喉痉挛等症状,应立即报告医生,视患者反应的严重情况决定是否减慢输注速度,抑或是停止输注,给予对症处理。

二、氟尿嘧啶类化学治疗药物及相关不良反应的护理

(一)替吉奥

替吉奥是一种复方制剂,由替加氟、吉美嘧啶、奥替拉西钾组成,口服后替加氟在体内逐渐转化成氟尿嘧啶,发挥抗肿瘤作用。替吉奥胶囊与奥沙利铂联合用于治疗不能切除的局部晚期或转移性胃癌,某些因不能耐受奥沙利铂不良反应,或者特殊情况的胃癌患者,也可单独口服替吉奥。

1.注意事项　指导患者严格按照医嘱用药,尽量避免中途停药或私自更改药物剂量的情况,指导患者饭后用药,辅以止吐保胃的药物来减轻患者的不良反应;指导患者在用药期间,多饮水,均衡营养,每周监测血常规及肝功能,以便尽早发现骨髓抑制或肝功能异常。若发现早期肝功能异常或乏力伴随食欲减退等症状,须严密观察;若发现黄疸(巩膜黄染)或严重的骨髓抑制,须立即停药,并采取相应措施。

2.不良反应

(1)骨髓抑制、溶血性贫血:患者可能发生重度骨髓抑制,如全血细胞减少、粒细胞减少(症状表现为发热、咽痛和全身不适)、白细胞减少、贫血及血小板减少和溶血性贫血。须密切监测患者血常规情况,并严密观察患者是否有血常规异于正常的体征。

(2)急性重型肝炎等严重的肝功能异常:患者可能发生急性重型肝炎等严

重的肝功能异常（包括乙型肝炎病毒复活引起的）。

（3）脱水：患者可能因严重腹泻导致脱水，须密切观察。如出现严重的腹泻，须停药并采取补液等相应措施。

（4）重度肠炎：患者可能发生出血性肠炎、缺血性肠炎、坏死性肠炎，也须密切观察。若发生严重腹痛、腹泻等症状，须停药并采取相应措施。

（5）其他：某些患者也有可能会出现弥散性血管内凝血。

3. 护理措施

（1）严密监测患者是否出现骨髓抑制，如全血细胞减少、粒细胞减少、白细胞减少、贫血及血小板减少和溶血性贫血等。如轻度骨髓抑制，则对症用药；若出现严重的骨髓抑制，须采取停药等必要措施。

（2）应密切注意患者状况，如血小板计数、血清纤维蛋白降解产物（FDP）和血浆纤维蛋白原等血液学检查发现异常，须停药并采取必要措施。

（3）定期检查肝功能等并严密观察患者的状态，如出现异常，须采取停药等相应的措施。

（4）指导患者进食营养丰富的食物，如出现恶心呕吐及腹泻，需进行相应的对症治疗。如患者情况严重有危及生命的情况，需及时就医。

（二）卡培他滨

卡培他滨是氟尿嘧啶（5-FU）的前体物，临床主要用于结肠癌辅助化疗，用于Dukes' C期、原发肿瘤根治术后、适于接受氟尿嘧啶类药物单独治疗的结肠癌患者的单药辅助治疗等；与紫杉类药联合治疗可以使肿瘤消退。

1. 注意事项　卡培他滨片不应与索立夫定或其类似物（如溴夫定）同时服用，联合化疗时，如存在与任一联合药物相关的禁忌证，则应避免使用该药物。对顺铂的禁忌证同样适用于卡培他滨和顺铂联合治疗，指导患者严格按照医嘱服用药物，于餐后30min用水吞服，连用14d，休息7d，21d后重复应用，不可中断或私自更改剂量。如患者出现严重的不良反应，应由医生根据患者情况和不良反应调整剂量，联合用药时剂量可酌减。

2. 不良反应

（1）骨髓抑制：在服用卡培他滨期间，患者的白细胞、血小板数降低的发生率较高。

（2）黏膜反应：包括口腔溃疡等局部炎性变化。

（3）胃肠道反应：如恶心、呕吐、腹泻等，不同患者的表现可能存在差别。

（4）皮肤反应：可表现为手足的皮肤反应。

3. 护理措施

（1）接受奥沙利铂卡培他滨化疗后的患者应少食多餐，多吃易消化、清淡且富含维生素的食物，避免辛辣、生冷食物的刺激，减轻胃肠道不良反应。

（2）患者呕吐后应及时漱口。若胃肠道反应剧烈，可通过听音乐、看书等活动分散注意力。与此同时，应保持环境清净，减少外部环境刺激。

（3）出现腹泻的患者应及时给予液体补充防止脱水。与此同时，还应加强患者肛周皮肤护理，防止肛周皮肤出现破溃感染。

（4）根据医生的建议，患者可适当服用维生素 B_1 和烟酰胺以减轻神经毒性。如果患者手足皮肤出现肿胀、开裂或脱皮现象，应注意避免身着过硬面料的服装，避免阳光直射。

（5）治疗过程中应定期进行血常规检测，一旦发现白细胞、血小板降低，需咨询医生是否需要进行升白细胞和升血小板的治疗，同时应避免发生感染、出血等情况。

（三）氟尿嘧啶

氟尿嘧啶是一种嘧啶类的氟化物，属于抗代谢药的一种，能抑制胸腺嘧啶核苷酸合成酶，阻断脱氧嘧啶核苷酸转换成胸腺嘧啶核苷核，干扰 DNA 合成，对 RNA 的合成也有一定的抑制作用。临床用于结肠癌、直肠癌、胃癌、乳腺癌、卵巢癌、绒毛膜上皮癌、恶性葡萄胎、头颈部鳞癌、皮肤癌、肝癌、膀胱癌等。

1. *注意事项*　与亚叶酸合用，应先用亚叶酸后再给予本药，可增加本药疗效。用药期间不宜驾驶车辆、操作机械或高空作业。

2. *不良反应*

（1）骨髓抑制：主要表现为白细胞下降、血小板下降。

（2）胃肠道反应：主要表现为食欲缺乏、恶心、呕吐、口腔炎、胃炎、腹痛及腹泻等症状。

（3）其他：常有脱发、红斑性皮炎、皮肤色素沉着手足综合征及暂时性小脑运动失调，偶有影响心脏功能。经外周静脉注射该药物局部可能会有疼痛、静脉炎或动脉内膜炎。

3. *护理措施*

（1）定期监测血常规，如白细胞及血小板下降，遵医嘱行升血治疗。

（2）指导患者勤漱口，注意口腔清洁卫生，如出现口腔黏膜炎，可用西地碘含片（华素片）含化或碳酸氢钠漱口水含漱。

（3）可用维生素 B_6 预防手足综合征；如出现手足综合征可湿敷、温水轻轻擦洗。嘱患者不可用手搔抓或用过热的水洗，着宽松柔软的衣服，避免使用乙醇等消毒液刺激脱皮或溃烂的部位，以免加重破溃造成感染。

三、紫杉醇类化学治疗药物及相关不良反应的护理

（一）紫杉醇

紫杉醇是一种新型抗微管药物，通过稳定和增强微管蛋白的聚合，防止微

管解聚，从而抑制细胞有丝分裂，发挥抗癌作用。

1. 注意事项　治疗前应先采用肾上腺皮质类激素（如地塞米松）、苯海拉明和 H_2 受体拮抗剂（如西咪替丁或雷尼替丁）进行抗过敏的预处理，但无论是否预先用药都可能发生致命的过敏反应。如患者出现面色潮红、皮疹、皮肤反应、呼吸困难、低血压、心动过速等轻微的症状，可以不停止治疗；如患者出现严重的呼吸困难和低血压、血管神经性水肿和全身性荨麻疹为特征的严重的过敏性反应，立即停止用药，并进行对症处理。凡有过对紫杉醇严重过敏反应者禁用此药；紫杉醇在与铂化合物联合使用时，应当先用紫杉醇；紫杉醇禁用聚氯乙烯输液器输注，应采用聚乙烯类输液器和玻璃瓶（专用输液器输注），并通过过滤器过滤后方可滴注；已配制好的紫杉醇稀释液在20～25℃下可避光存放24h，低温或冰箱中保存不能增加其稳定性，却有可能产生沉淀，必须在室温下重新溶解，溶解后的药物不会增加不良反应。

2. 不良反应

（1）造血系统：骨髓抑制是紫杉醇主要的剂量限制性毒性，中性粒细胞减少是最重要的造血系统毒性，具有剂量和时间依赖性，通常也可快速恢复。

（2）过敏反应：是紫杉醇的较为常见的不良反应，严重的症状通常出现于紫杉醇治疗的1h之内，在严重的过敏反应中，最常见的症状是呼吸困难、脸红、胸痛、心动过速，还有腹痛、四肢疼痛、多汗和高血压，也有患者死亡的报告，但罕见；较轻的过敏反应主要包括脸红、皮疹、低血压、呼吸困难、心动过速、高血压。通常患者在使用紫杉醇治疗3个疗程之后就不会出现严重的过敏反应。

（3）其他：患者的心血管系统、呼吸系统、神经系统、肝、肾、胃肠道等均有不良反应的发生。

3. 护理措施

（1）给药前了解患者的药物过敏史，做好预防措施，准备盐酸肾上腺素、地塞米松、心电监护、氧气等抢救药品和器材。

（2）用紫杉醇前给予预处理，12h和6h分别遵医嘱给予地塞米松口服，治疗前0.5～1h遵医嘱给予苯海拉明肌内注射，地塞米松、西咪替丁或雷尼替丁静脉滴注，用药时应先检查预处理是否按医嘱已完成。

（3）遵医嘱安置心电监护，全程心电监护，用药前监测基础生命体征，分别用药后的5min、10min、15min、30min、1h、2h、3h测量并记录患者生命体征，用药的前15min内护士应床旁守护，开始输注时以10～15滴/分输入，30min后如无反应，适量加快输注速度，控制全部药物在3～5h输完。如果患者基础血压过低，应及时通知医生，暂停使用，紫杉醇稀释液在室温下可保留24h。

（4）应采用聚乙烯类输液器和玻璃瓶（专用输液器输注），并通过过滤器过滤后方可滴注。

(5) 严密观察病情，加强巡视，重视患者的主诉。若出现过敏反应及时停药，通知和配合医生进行现场抢救。

（二）多西紫杉醇

多西紫杉醇是紫杉烷类抗癌药，通过组织癌细胞分裂和增长来抑制肿瘤细胞的生长，联合顺铂和氟尿嘧啶（TCF方案）用于治疗既往未接受过化疗的晚期胃腺癌，包括胃食管结合部腺癌。

1. **注意事项** 在使用多西紫杉醇时，为减少体液潴留的发生和严重性，减轻过敏反应的严重性，除有禁忌外，所有患者在接受治疗前均必须预服地塞米松。

2. **不良反应**

（1）血液系统：中性粒细胞减少（包括发热性中性粒细胞减少）、贫血、血小板减少、白细胞减少、败血症等。

（2）肝：胆红素升高、AST升高、ALT升高、ALP升高。

（3）心血管系统：低血压、心力衰竭、窦性心动过速、心房扑动、节律障碍、不稳定型心绞痛、高血压。

（4）代谢/内分泌系统：体液潴留（包括外周水肿、体重增加）。

（5）其他：与顺铂和氟尿嘧啶联用可见体重减轻、嗅觉改变、昏睡、头晕、吞咽困难、胃肠道疼痛、胃肠道痉挛、胃灼热、胃肠道出血、脱皮、瘙痒、皮肤干燥等症状；与曲妥珠单抗联用可见鼻出血、咽喉痛、鼻咽炎、咳嗽、鼻溢等症状。

3. **护理措施**

（1）遵循医生的指导，严格遵循医生给出的用药方案，包括药物剂量和使用频率，按时和按量使用药物非常重要。

（2）化疗可能导致疲劳和身体不适，给患者足够的休息时间，并根据需要调整日常活动水平，避免过度劳累和过度活动。

（3）多西紫杉醇可能会导致患者出现口干和脱水的不良反应，应指导患者每天饮足够的水，保持水分摄入量充足。

（4）指导患者均衡营养，积极管理不良反应。如患者出现身体不适应及时进行检查，对症治疗。

（三）白蛋白紫杉醇

白蛋白紫杉醇是化疗药物紫杉醇与白蛋白的结合品，主要具有抗肿瘤的作用，相较于紫杉醇，白蛋白紫杉醇具有更高的稳定性，并且可以降低不良反应的发生。临床上白蛋白紫杉醇可用于乳腺癌、胰腺癌及非小细胞肺癌的患者。除此之外，也可能会用于其他恶性肿瘤的治疗。

1. 注意事项

(1) 指导患者应遵医嘱治疗，在用药过程中不得随意增减剂量，以免造成药效不足或药物过量引起的不良反应。

(2) 白蛋白紫杉醇可能与其他药物发生相互作用，影响药物的疗效或增加不良反应的风险，在使用白蛋白紫杉醇之前，应告知医生所有正在使用的药物，包括处方药、非处方药和补充剂等，医生可以根据药物相互作用的可能性调整用药方案，以确保药物的安全和有效使用。

(3) 白蛋白紫杉醇使用过程中可能会出现一些不良反应，如恶心呕吐、脱发、神经病变等，患者在用药期间应密切观察自身的身体反应，及时向医生报告任何不适症状，医生可以根据患者的反应情况进行调整，以提高患者的治疗效果和生活质量。

(4) 除上述注意事项外，还需要定期进行相关检查，如血常规、肝功能、肾功能等，以便及时了解患者的病情和药物的疗效。此外，白蛋白紫杉醇是一种特殊的抗肿瘤药物，使用时除了应遵循医生的指导，还应遵循专业的药物管理流程，确保安全使用。

2. 不良反应

(1) 骨髓抑制：注射用紫杉醇（白蛋白结合型）具有一定的不良反应，可以抑制骨髓功能，从而出现白细胞、血小板、红细胞等减少现象。

(2) 末梢神经损伤：用药期间会对末梢神经产生损伤，从而引起手部或足部等局部疼痛、麻木症状。

(3) 胃肠道不适：注射用紫杉醇（白蛋白结合型）会对胃肠道黏膜造成刺激，患者出现胃肠道黏膜水肿、充血等情况，从而引起呕吐、反胃等不适症状，为常见化疗不良反应。

(4) 心脏毒性：注射用紫杉醇（白蛋白结合型）可能会对心脏产生一定不良反应，导致心肌缺血、房室传导阻滞等情况。

(5) 脱发：用药期间可能会损伤毛囊部位，使患者出现脱发的症状。

(6) 过敏反应：部分患者为过敏体质，可能会对部分药物成分过敏，如出现腹泻、皮疹、皮肤瘙痒等过敏症状。

3. 护理措施

(1) 定期监测血常规，轻度骨髓抑制，一般无须进行特殊治疗，化疗结束后 1～2 周可自然恢复。但若出现严重的骨髓抑制时，则需要口服地榆升白片、生血宝合剂，或皮下注射重组人粒细胞刺激因子来升白细胞或血小板。

(2) 末梢神经损伤的患者可使用维生素 B_{12} 片、维生素 B_1 片、甲钴胺片等神经营养类药物治疗来缓解。

(3) 调整饮食结构，采取少食多餐方式进食，多进食清淡、易消化食物。

但若呕吐次数较多时，需服用甲氧氯普胺片、多潘立酮片等药物治疗，缓解相关症状。

（4）需要密切监测心脏功能，出现相应不良反应时积极就诊。

（5）脱发无须进行特殊处理，待化疗结束后可逐渐好转，也可以戴冰帽，减慢头部血液循环，缓解症状。

（6）过敏患者可以给予氯雷他定片等药物抗过敏治疗。若过敏症状较为严重时，需要立即停药治疗。

（四）伊立替康

伊立替康通过特异性地作用于拓扑异构酶Ⅰ，阻止DNA单链断裂并破坏DNA双链，起到抗肿瘤细胞的作用，与氟尿嘧啶和亚叶酸联合治疗既往未接受化疗的晚期大肠癌患者；作为单一用药，治疗经含氟尿嘧啶化疗方案治疗失败的患者。

1. *注意事项*　盐酸伊立替康注射液在输注之前应预防性给予患者止吐药，必须用5%葡萄糖溶液或0.9%氯化钠溶液稀释。当患者出现胆碱能综合征时要考虑预防性或治疗性地给予阿托品治疗。

2. *不良反应*

（1）胃肠道系统：以腹泻和恶心、呕吐常见且可能是较严重的反应，腹泻可能会引发腹部疼痛和痉挛。

（2）血液系统：通常会引起中性粒细胞减少、白细胞减少（包括淋巴细胞减少）和贫血，但严重的血小板减少很少见。

（3）胆碱能综合征：患者可能出现鼻炎、流涎增多、瞳孔缩小、流泪、出汗、潮红和可引起腹部痉挛或早发性腹泻的肠蠕动亢进等胆碱能综合征。

（4）代谢和营养：患者由于严重的腹泻、恶心和呕吐，从而出现脱水的症状。

（5）肝、肾、皮肤、呼吸系统及神经系统和心血管系统：也会有相应的不良反应情况出现。

3. *护理措施*

（1）早发性腹泻（指在使用伊立替康时或结束后的短时间内发生）是因为胆碱能作用所致，可遵医嘱静脉内或皮下注射阿托品，但有使用禁忌证的患者不宜使用。在下次再次使用伊立替康时，应预防性使用阿托品。在年龄≥65岁的患者中，发生早发性腹泻的可能性较大，应多加监测。

（2）迟发性腹泻（指在使用本品24h后发生，出现第一次稀便的中位时间为滴注后第5天）持续时间可能较长，可能导致脱水、电解质紊乱或感染，甚至危及生命。一旦发生迟发性腹泻需要及时给予洛哌丁胺（易蒙停）治疗，应指导患者备有洛哌丁胺。一旦出现粪便不成形或解稀便或排便频率比以往增多时就要开始洛哌丁胺治疗。临床中洛哌丁胺给药方案：首剂 4mg，然后每 2 小时给予 2mg，直至患者腹泻停止后 12h；在晚上，患者可以每 4 小时服用洛哌丁胺 4mg，但不推荐连续使用以上剂量洛哌丁胺 48h 以上，因为有出现麻痹性肠梗阻的风险，也不推荐使用时间少于 12h 且不推荐将洛哌丁胺作为预防性给药。

第三节　胃癌常用靶向治疗药物、免疫治疗药物及相关不良反应护理

一、胃癌常用靶向治疗药物及相关不良反应护理

（一）曲妥珠单抗

1. 注意事项　配制过程中应严格无菌，仔细处理曲妥珠单抗，避免产生过多的泡沫，不要摇晃配好的曲妥珠单抗溶液，以免影响从药瓶中吸取的曲妥珠单抗的剂量。缓慢注入灭菌注射用水后轻轻旋动药瓶以帮助复溶，不得振摇，配制好的溶液可能会有少量泡沫，将西林瓶约静止 5min，配制成的溶液为无色至淡黄色的透明液体，溶液注射前应目测有无颗粒的产生和变色点，所需的溶液量从小瓶中吸出后加入 0.9% 氯化钠溶液 250ml 输液袋中，不能使用 5% 的葡萄糖溶液稀释，输液袋轻轻翻转混匀，防止气泡产生，应在使用前肉眼观察有无颗粒产生或变色。一旦输注液配好应马上使用，曲妥珠单抗不能静推或静脉快速注射，应通过静脉输注给药，初次给药输注时间应在 90min 以上，如果患者耐受良好后续则可改为 30min 以上。

目前临床上使用较多的有"赫赛汀"和"汉曲优"。商品名为"赫赛汀"的曲妥珠单抗，用 20ml 稀释液溶解（对苯甲醇过敏的患者用灭菌注射用水），配制好的曲妥珠单抗的浓度为 21mg/ml，pH 约为 6.0，配制好的溶液在 2～8℃ 的环境下可存放 28d，超过 28d 应丢弃。商品名为"汉曲优"的曲妥珠单抗用 7.2ml 灭菌注射用水溶解，配制好的曲妥珠单抗的浓度为 21mg/ml，pH 约 6.0，配制好的溶液可在 2～8℃ 条件下保存 48h，不得冷冻。

2. 不良反应　曲妥珠单抗用于胃癌治疗中最常见的不良反应有中性粒细胞减少症、腹泻、乏力、贫血、口腔炎、体重减轻、上呼吸道感染、发热、血小板减少症、黏膜炎症、鼻咽炎和味觉障碍。

严重不良反应有心脏毒性（3%～7%）、输注相关反应（主要发生于首次输注后 30～120min）、胚胎毒性、化疗引起的中性粒细胞减少症加重、肺部反应（间质性肺炎、急性呼吸窘迫综合征、胸腔积液等）。曲妥珠单抗还可引起左心室功能不全、心律失常、高血压、有症状的心力衰竭、心肌病和心源性死亡，

也可引起有症状的左心室射血分数（LVEF）降低。

◆ 心脏风险高（如高血压、冠状动脉疾病、CHF、舒张功能不全、老年人）的患者慎用。

3.护理措施　给予首剂曲妥珠单抗之前，应充分评估患者心功能，同时进行心理护理，鼓励患者主动参与医疗护理安全工作，教会患者识别输注反应的临床表现及应对措施。一旦出现输注反应，先关闭输液器，然后立即通知医护人员。

◆ 对发生轻至中度输注反应患者应降低输注速率，对呼吸困难或临床明显低血压患者应中断输注。

◆ 对发生重度和危及生命的输注反应患者，强烈建议永久停止曲妥珠单抗的输注。

（二）雷莫西尤单抗

雷莫西尤单抗是一种VEGFR-2拮抗剂，其特异性结合VEGFR-2并阻断VEGFR配体、VEGF-A、VEGF-C和VEGF-D的结合。因此，雷莫西尤单抗抑制配体刺激的VEGFR-2活化，从而抑制配体诱导的人内皮细胞增殖和迁移。雷莫西尤单抗在体内动物模型中抑制血管生成。

1.注意事项　雷莫西尤单抗是一种澄清至微乳白色、无色至微黄色、不含防腐剂的溶液，保存在冰箱中，温度为2～8℃，放在原纸盒中，避免光照，直至使用。不要冷冻或摇动小瓶，稀释的雷莫西尤单抗在2～8℃下储存不超过24h，或在室温（低于25℃）下储存不超过4h。

2.不良反应　雷莫西尤单抗单独使用时最常见的不良反应包括外周水肿、高血压、腹泻、腹痛、头痛、蛋白尿和血小板减少症。当与化疗药物一起使用时，最常见的不良反应是疲劳或虚弱、中性粒细胞减少症、腹泻、鼻出血和口腔炎。另外有研究表明，该药的不良反应还包括血栓性微血管病、血管瘤、发声困难、动脉瘤（包括主动脉）动脉夹层和破裂、心力衰竭等。

3.护理措施　如果第一次输注可以耐受，所有随后的雷莫西尤单抗输注可以在30min内进行，继续使用直至疾病恶化或出现不可接受的毒性。

◆ 每次输注雷莫西尤单抗之前，所有患者都要预先静脉注射组胺-1受体拮抗剂（如盐酸苯海拉明）；对于出现1级或2级IRR的患者，在每次输注雷莫西尤单抗之前，预先使用组胺-1受体拮抗剂、地塞米松（或等效物）和对乙酰氨基酚。

◆ 患者在使用雷莫西尤单抗治疗期间出现严重不良反应，如出血、胃肠穿孔、血栓等，应停止雷莫西尤单抗。

（三）阿帕替尼

阿帕替尼为一种小分子血管内皮细胞生长因子受体2（VEGFR-2）酪氨酸

激酶抑制剂，可抑制肿瘤血管生成。单独使用该药物，用于既往至少接受过2种系统化疗后进展或复发的晚期胃腺癌或胃-食管结合部腺癌患者，患者接受治疗时应一般状况良好。另外，本品单药还可用于既往接受过至少一线系统性治疗后失败或不可耐受的晚期肝细胞癌患者。

1. **注意事项**　服用阿帕替尼后可能会出现不同不良反应，建议在医生指导下用药，不可盲目自行用药，以免出现不良影响。

2. **不良反应**

（1）血压升高：临床研究中观察到服用阿帕替尼可引起血压升高，一般为轻到中度，多在服药后2周左右出现。

（2）蛋白尿：临床研究中观察到服用阿帕替尼可引起蛋白尿。

（3）皮肤毒性：手足综合征（手掌、足底红肿疼痛或指端红斑）是服用阿帕替尼后最常见的皮肤不良反应，通常为轻中度（1～2级）。

（4）其他：腹泻患者服用阿帕替尼可能会影响本品的吸收。

3. **护理措施**

（1）用药期间严密监测血压变化。对于血压升高，常规的降压药物一般可以控制；对于高血压危象的患者，发生期间应停用。

（2）当用于肾功能不全患者时应谨慎和密切监测。

（3）用药期间，应避免接触极端温度，过热或过冷物体；穿戴宽松的鞋袜和手套，鞋子加用软垫减少摩擦；避免暴露于过热和压力高的环境中，外出时避免长时间阳光直射；避免反复揉搓手足，避免可能会导致手足反复受压的体力劳动或剧烈运动；局部经常涂抹保湿的润滑乳液。

（4）当患者出现腹泻时，应积极治疗导致腹泻的疾病，好转后可在医生指导下服用。如不良反应仍持续，建议停药。

二、胃癌常用免疫治疗药物及相关不良反应护理

（一）纳武利尤单抗

纳武利尤单抗又称O药（opdivo，nivolumab），是一种免疫检查点抑制剂，可以用来治疗癌症。其作用机制为抑制PD-1和PD-L1，阻断免疫细胞对肿瘤细胞的识别和杀伤。

1. **注意事项**　本品仅供静脉注射使用。在30min或60min时间静脉输注本品。输注时所采用的输液管必须配有一个无菌、无热源、低蛋白结合的输液管过滤器（孔径0.2～1.2μm）。本品不得采用静脉推注或单次快速静脉注射给药。本品可采用10mg/ml溶液直接输注，或者采用0.9%氯化钠溶液或5%葡萄糖溶液稀释，浓度可低至1mg/ml。

2. 不良反应

（1）常见不良反应

- 神经系统：神经麻痹、乏力、发热等。
- 眼部：葡萄膜炎、虹膜炎等。
- 消化系统：腹泻、恶心、呕吐、食欲下降等。
- 皮肤：瘙痒、皮疹、白癜风。
- 呼吸系统：咳嗽、上呼吸道感染。
- 心血管系统：高血压、室性心律失常等。
- 代谢：外周水肿、低钠血症、高钾血症、低钙血症、高血糖、转氨酶升高等。
- 血液系统：贫血、淋巴细胞减少。
- 其他：肌肉骨骼痛、关节痛；输液相关反应。

（2）严重不良反应：横纹肌溶解、全身症状药物皮疹、失明、急性肾损伤、呼吸困难、胸腔积液、心肌炎、休克、胃肠道出血、败血症、多系统器官衰竭。

纳武利尤单抗不良反应分级详见表 2-3。

表 2-3　纳武利尤单抗不良反应分级

1 级	轻度，无症状或轻度症状：密切随访与观察，必要时延缓用药
2 级	中度症状，对日常生活有一定影响：暂停免疫检查点抑制剂治疗，在毒性减退到 1 级或以下后才能开始重新治疗。如果症状在 1 周内免疫缓解，通常要开始皮质类固醇治疗
3 级或 4 级	3 级（重度症状或对日常生活有很大的影响）或 4 级（危及生命） 通常永久终止免疫检查点抑制剂治疗，并使用大剂量的皮质类固醇，通常每天分 2 次给药 皮质类固醇应缓慢减量后停药（至少 1 个月），避免反弹症状 开始使用大剂量皮质类固醇时应考虑使用质子泵抑制剂或 H_2 受体阻断剂预防胃肠道反应 应指导患者随餐服用皮质类固醇 对于使用大剂量皮质类固醇的患者，特别是需要长期治疗的患者（每天 20mg 以上，持续 1 个月以上），应考虑预防性使用抗生素

表 2-3 至表 2-7 引自江庆华，杨青. 肿瘤护理应知应会手册. 成都：电子科技大学出版社，2021.

3. 护理措施　使用纳武利尤单抗须在医生指导下用药，患者用药期间应定期监测身体状况，出现不良反应时应及时就医。部分患者使用纳武利尤单抗会出现不明原因的肝功能损伤，需定期复查肝功能，如果出现肝功能损伤，则需进行保肝治疗。由纳武利尤单抗导致的免疫力下降，患者应注意预防感染，可以适当进行运动，如散步、游泳、跑步等，避免去人多的公共场所。

纳武利尤单抗不良反应相应处理措施详见表2-4。

表2-4 纳武利尤单抗不良反应相应处理措施

IrAE	注意事项	2级以上的处理
免疫相关性肺炎	中度，暂停用药 严重、危及生命或复发肺炎，永远终止用药	高剂量皮质类固醇激素（泼尼松至少40mg/d）
免疫相关性肠炎	中度或严重，暂停用药 危及生命的结肠炎，永远终止用药	泼尼松0.5～1mmg/（kg·d）；如使用皮质类固醇激素后恶化或无改善，增加剂量至1～21mg/（kg·d）
免疫相关性肝炎	监测肝功能变化 根据肝酶升高严重程度，暂停或终止用药	高剂量皮质类固醇激素（泼尼松至少40mg/d）
免疫相关性内分泌病	垂体炎：中度，暂停用药；严重或危及生命的垂体炎，暂停或终止用药 监测甲状腺功能，如需要时开始甲状腺激素替代	泼尼松1～2mg/（kg·d）
免疫相关性肾炎	监测肾功能变化 中度，暂停用药；严重或危及生命的肾炎永远终止用药	泼尼松0.5～1mg/（kg·d）；如使用皮质类固醇激素后恶化或无改善，增加剂量至1～21mg/（kg·d）

（二）帕博利珠单抗

帕博利珠单抗又称K药（keytruda，pembrolizumab），是一种可与程序性死亡蛋白-1（PD-1）受体结合的单克隆抗体，可阻断PD-1与其配体PD-L1、PD-L2的相互作用，解除PD-1通路介导的免疫应答抑制，包括抗肿瘤免疫应答，进而发挥抑制肿瘤生长的作用。

1. **注意事项** 将药瓶于2～8℃的冷藏环境下保存在原包装中，避光、避免冷冻、避免振荡，通过静脉输注给药，每次持续至少30min。帕博利珠单抗用于成人的推荐剂量为：200mg每3周1次，或400mg每6周1次。帕博利珠单抗联合化疗给药时，应首先给予帕博利珠单抗。患者应使用帕博利珠单抗治疗至疾病进展或发生不可接受的毒性，根据个体患者的安全性和耐受性，可能需要暂停给药或停药，不建议增加或减少剂量。

2. **不良反应** 帕博利珠单抗致ADR主要累及皮肤，主要症状为皮疹、瘙痒、水疱型红斑；其次为消化系统，主要症状为腹泻、肝功能异常、胰腺炎、免疫相关性肝炎；再次为呼吸系统，主要症状为免疫相关性肺炎；内分泌系统主要症状为甲状腺功能减退、免疫相关性垂体炎。此外，还可见肌痛、肌无力、心肌炎、白细胞下降、双手水肿等。

3. **护理措施**　单药治疗所报告的大多数不良反应的严重程度为 1 级或 2 级，对于 1 级或 2 级输液反应的患者在密切监测下可继续接受帕博利珠单抗治疗；可考虑用解热镇痛类抗炎药和抗组胺药预防；最严重的不良反应为免疫相关不良反应和重度输液相关反应，在接受帕博利珠单抗治疗的患者中有重度的输液相关反应报告，对于 3 级或 4 级重度输液反应，必须停止输液并永久停用帕博利珠单抗。

输注相关反应的分度及处理要点详见表 2-5。

表 2-5　输注相关反应的分度及处理要点

分度	症状	处理
轻中度 1～2 级	发热、寒战、头晕、呼吸困难等	立即减慢滴速
重度 3～4 级	支气管痉挛、荨麻疹、低血压/高血压、意识障碍或休克等	立即抢救，并永久性停药

（三）信迪利单抗

1. **注意事项**　勿摇晃药瓶，使用前将药瓶恢复至室温（25℃或以下）。药瓶从冰箱取出后，稀释前可在室温下（25℃或以下）最长放置 24h。给药前应目测注射用药是否变质，先将稀释用 100ml 氯化钠溶液（0.9%）抽出 20ml 并弃去，再抽取 2 瓶本品注射液（200mg），一次性转移到上述氯化钠溶液的静脉输液袋中，将稀释液轻轻翻转混匀。本品一经稀释必须马上使用，不得冷冻，2～8℃避光可保存 24h，该 24h 包括 20～25℃室内光照下最多保存 6h（6h 包括给药时间）。输注时应采用孔径 0.2～5μm 的精密输液器，输液时间在 30～60min，不能使用同一输液管与其他药物同时给药。本品仅供一次性使用，必须丢弃药瓶中剩余的任何未使用药物。本品仅静脉输注，不能静脉推注或单次快速静脉注射给药。

2. **不良反应**　主要有贫血、白细胞减少、血小板减少；发热；甲状腺功能检查异常；肝功能异常、蛋白尿、疲劳、乏力；呼吸道感染；胃肠道反应（恶心、食欲下降、腹泻等）；高血糖症；高血压、心脏毒性；神经毒性；皮疹等。

3. **护理措施**　可能发生免疫相关性不良反应。

◆ 出现 2 级输液反应时，应降低滴速或暂停给药，当症状缓解后可考虑恢复用药并密切观察。

◆ 如果出现 3 级或 4 级输液反应，必须停止输液并永久停止本品治疗，给予适当的药物治疗。

（四）替雷利珠单抗

1. 注意事项　仅供静脉输注使用，第一次输注时间应不短于60min；如果耐受良好，则后续每一次输注时间应不短于30min。输注时所采用的输液管须配有一个无菌、无热源、低蛋白结合的输液管过滤器（孔径0.2μm或0.22μm）。不得采用静脉推注或单次快速静脉注射给药。用0.9%氯化钠溶液稀释至1～5mg/ml的浓度后进行静脉输注。配液时请勿摇晃药瓶。药品从冰箱中取出后，稀释前可在室温下（25℃及以下），最长放置2h。应目视检查注射用药是否变质。抽取两瓶本品注射液（共20ml，含本品200mg），转移到含有0.9%氯化钠溶液的静脉输液袋中，制备终浓度范围为1～5mg/ml。将稀释液缓慢翻转混匀。从冰箱取出后马上进行溶液制备，稀释后溶液建议立即使用。如不能立即使用，稀释液可保存不超过4h。本品不得冷冻。请勿使用同一输液管与其他药物同时给药。本品仅供一次性使用。必须丢弃药瓶中剩余的任何未使用的药物。

2. 不良反应　皮疹、疲乏、转氨酶升高、贫血、肺炎（非感染性）、重度皮肤反应、低钾血症等可能发生免疫相关性不良反应。在使用替雷利珠单抗治疗时可能会观察到输液反应，症状包括发热、寒战、恶心、瘙痒症、血管性水肿、低血压、头痛、支气管痉挛、荨麻疹、皮疹、呕吐、肌痛、头晕或高血压。

3. 护理措施　在输液期间应密切监测患者是否出现上述症状和体征。出现2级输液反应时，应降低滴速或暂停给药，当症状缓解后可考虑恢复用药并密切观察。如果出现3级或4级输液反应，必须停止输液并永久停止本品治疗，给予适当的药物治疗。

（五）免疫治疗胃肠道毒性管理－腹泻和结肠炎的评估、分级及临床护理原则

1. 评估

（1）看：是否虚弱？有无体重下降？有无脱水？

（2）听：排便数量和质量，是否发热？是否出现腹（隐）痛/不适？是否疲倦？是否食欲减退/厌恶食物？

（3）识别：血液指标是否异常？感染原因，是否有肠穿孔腹膜体征？

（4）危险信号：胃肠道功能改变、食欲减退、腹胀、腹痛、恶心、排便更频繁、大便性状从稀便改为水样便、发热。

（5）护理原则：与基线评估比较，记录排便频率并分级；早期发现并评估患者症状；对症状进行分级，确定护理水平和需要的干预；如果怀疑结肠炎症状，应及时就诊进行实验室检查，早期干预。

免疫治疗胃肠道毒性分级详见表2-6。

表2-6 免疫治疗胃肠道毒性分级

毒性分级：腹泻（排便频率升高、稀便、大量排便或水样便）				
1级（轻度）与基线相比每天排便次数增加不到4次；与基线相比造口排出量轻度增加	2级（中度）与基线相比每天排便次数增加4～6次；与基线相比造口排出量中度增加	3级（重度）与基线相比每天排便次数增加7次或以上，失禁；需要住院；与基线相比造口排出量重度增加；自理ADL受限	4级（可能危及生命）危及生命（如穿孔、出血、缺血性坏死、中毒性巨结肠）；需要紧急干预	5级（死亡）
毒性分级：结肠炎（肠道内壁的炎症）				
1级（轻度）无症状；只有临床或诊断观察发现，无须干预	2级（中度）腹痛，大便带血或黏液	3级（重度）重度腹痛，排便习惯改变，需要医学干预，腹膜体征	4级（可能危及生命）危及生命（如血流动力学崩溃）；需要紧急干预	5级（死亡）
管理总体策略：排除感染、非感染和疾病相关病因				

2. 护理措施

（1）1级（轻度）：继续免疫治疗；饮食调整（非常重要），开始清淡饮食，减少纤维、生食、蔬菜、红肉、脂肪、乳制品、油脂、咖啡因、酒和糖的摄入。

（2）2级（中度）

● 大便样本送检、培养，检查寄生虫卵和寄生虫；暂停免疫治疗（包括CTLA-4抑制剂和PD-1抑制剂），直到恢复到0或1级或恢复到基线水平。提供止泻药洛哌丁胺或苯乙哌啶和阿托品。

● 如果上消化道或下消化道症状持续5～7d，应开始口服皮质类固醇；症状得到控制后，皮质类固醇在4周或更长的时间内逐渐减量后停药。如果2级症状持续6周以上（CTLA-4抑制剂），或持续12周或以上（PD-1抑制剂），或无法在12周内将皮质类固醇剂量减为7.5mg或以下（CTLA-4抑制剂）或减为10mg或以下泼尼松等效药物（PD-1抑制剂），则应终止免疫治疗。

● 开始低纤维、少残渣和低脂肪、清淡饮食［推荐：BRAT饮食方案（香蕉、米饭、苹果酱、土司）］；减少纤维、生食、蔬菜、红肉、脂肪、乳制品、油脂、咖啡因、酒和糖摄入；避免用泻药或大便软化剂；皮质类固醇减量过程中，饮食逐渐增加，评估有无稀便或水样便及持续时间。

● 皮质类固醇减量过程中出现（中度）持续性或复发症状时，考虑请消化内科会诊，接受可能的干预（内镜检查）；暂停免疫治疗，直到恢复到0或1级；控制症状后，皮质类固醇在4周或更长时间内逐渐减量后停药；治疗重新开始时，腹泻复发的可能性较大。

（3）3～4级（重度或危及生命）

· 饮食调整，有急性症状时严格选择饮食，透明液体；清淡、低纤维、少残渣（BRAT饮食）。

· 免疫治疗，3级反应时，暂停使用作为单药治疗的PD-1抑制剂；终止CTLA-4抑制剂单药治疗，停用与CTLA-4抑制剂连用的PD-1抑制剂；4级反应时，终止使用CTLA-4抑制剂和（或）PD-1抑制剂。

· 增加皮质类固醇剂量，1～2mg/（kg·d）泼尼松或等效药；甲泼尼龙每日1g静脉注射（分次给药）。

· 住院治疗。

· 到消化内科就诊。

· 评估腹膜体征和穿孔（禁食、水，腹部X线检查，必要时请外科会诊）。

· 慎用镇痛药（阿片类）和止泻药。

· 皮质类固醇激素，难治性反应（高剂量静脉注射皮质类固醇输注在24～72h没有反应），可考虑英夫利昔单抗5mg/kg输注；可能需要1次或1次以上输注，以控制症状（第2和第6周可以再次给药）；避免肠穿孔或败血症；这种情况下，不要求结核菌素试验；延迟输注英夫利昔单抗有可能引起危及生命的后果。

（六）免疫治疗皮肤不良反应处理详见表2-7

表2-7 免疫治疗皮肤不良反应处理

不良反应分级	临床症状	处理建议	评估和检查
斑丘疹/皮疹			
1	斑疹/丘疹区域＜10%全身体表面积（BSA），伴或不伴症状（如瘙痒、灼痛或紧绷）	继续PD-1抑制剂治疗；局部使用润肤剂；口服抗组胺药使用中等强度糖皮质激素（局部外用）*	必要时进行血常规、肝功能、肾功能检查
2	斑疹/丘疹区域占10%～30%全身体表面积(BSA)，伴或不伴症状（如瘙痒、灼痛或紧绷）；日常使用工具**受限	考虑暂停PD-1抑制剂治疗；局部使用润肤剂；口服抗组胺药；使用强效糖皮质激素（局部外用）和（或）泼尼松0.5～1mg/(kg·d)	必要时进行血常规、肝功能、肾功能检查，考虑转诊皮肤科并进行皮肤活检
3	斑疹/丘疹区域＞30%全身体表面积（BSA），伴或不伴症状（如红斑、紫癜或表皮脱落），日常生活自理受限&	暂停PD-1抑制剂治疗；使用强效糖皮质激素（局部外用）和（或）泼尼松0.5～1mg/(kg·d)［如无改善，剂量可增至2mg/（kg·d）］	考虑住院治疗，请皮肤科急会诊，皮肤组织活检；必要时进行血常规、肝功能、肾功能检查

续表

不良反应分级	临床症状	处理建议	评估和检查
瘙痒			
1	轻微或局限	继续PD-1抑制剂治疗；口服抗组胺药 使用中等强度糖皮质激素（局部外用）	必要时进行血常规、肝功能、肾功能检查
2	强烈或广泛；间歇性；抓挠致皮肤受损（如水肿、丘疹、脱屑、苔藓化、渗出/结痂）；日常使用工具受限	在加强止痒情况下可继续PD-1抑制剂治疗 使用强效糖皮质激素(局部外用) 口服抗组胺药；某些严重患者可以考虑停用PD-1抑制剂治疗	请皮肤科会诊，必要时转诊至皮肤科；必要时进行血常规、肝功能、肾功能检查
3	强烈或广泛；持续性；日常生活自理明显受限或影响睡眠	暂停PD-1抑制剂治疗；泼尼松/甲泼尼龙0.5～1mg/（kg·d）[如无改善，剂量可增至2mg/（kg·d）] 口服抗组胺药、γ-氨基丁酸（GABA）、激动剂（加巴喷丁、普瑞巴林），难治性瘙痒可给予阿瑞匹坦或奥马珠单抗（如血IgE水平增高）	考虑住院治疗，请皮肤科急会诊，皮肤组织活检，必要时进行血常规、肝功能、肾功能检查，必要时取活检
大疱性皮炎/Stevens-Johnson综合征（SJS）/中毒性表皮坏死松解症（TEN）			
1	无症状，水疱区域＜10%全身BSA	暂停PD-1抑制剂治疗；使用强效糖皮质激素外用	皮肤科急会诊，血常规、肝功能、肾功能、电解质、C反应蛋白（CRP）检查
2	水疱区域占10%～30%全身BSA伴疼痛，日常生活自理明显受限	暂停PD-1抑制剂治疗；泼尼松/甲泼尼龙0.5～1mg/（kg·d）	皮肤科急会诊，血常规、肝功能、肾功能、电解质、C反应蛋白（CRP）检查
3	水疱区域＞30%全身BSA，日常生活自理明显受限；SJS或TEN	永久停止PD-1抑制剂治疗；泼尼松/甲泼尼龙1～2mg/（kg·d）	需要住院治疗，有指征入住ICU监护或烧伤病房；请皮肤科、眼科、泌尿科急会诊；血常规、肝功能、肾功能、电解质、C反应蛋白(CRP)、补体等相关炎症因子检查；必要时皮肤活检
4	水疱区域＞30%全身BSA，合并水、电解质紊乱；致死性SJS或TEN		

续表

不良反应分级	临床症状	处理建议	评估和检查
反应性毛细血管增生症（CCEP）			
1	单个或多个结节，最大直径＜10mm，伴或不伴有破裂出血	继续PD-1抑制剂治疗；针对出血患者，予以局部处理以防止感染	
2	单个或多个结节，最大直径＞10mm，伴或不伴有破裂出血	继续PD-1抑制剂治疗；根据病情需要考虑局部治疗，如激光或外科切除；针对出血患者，予以局部处理以防止感染	
3	多个结节，伴有感染	暂停PD-1抑制剂治疗；根据病情需要考虑局部治疗，如激光或外科切除 伴有局部感染的患者，行抗感染治疗	

*.推荐短期使用强效糖皮质激素（弱强效：0.1%糠酸莫米松乳膏；中强效：0.05%二丙酸倍他米松乳膏；高强效：0.05%氟轻松乳膏/软膏、0.1%糠酸莫米松软膏），而不是长期使用弱效糖皮质激素。

**.日常使用工具是指做饭、购买衣物、使用电话、理财等。

&.日常生活自理是指洗澡、穿脱衣物、吃饭、盥洗、服药等，并未卧床不起。

第四节 腹腔热循环灌注治疗及护理常规

腹腔热循环灌注治疗（hyperthermic intraperitoneal chemotherapy，HIPEC）指将含化疗药物灌注液精准恒温、循环灌注、充盈腹腔并维持一定时间，预防和治疗腹膜种植转移。HIPEC起源于1980年，多年来经过国内外学者不断创新和改进，目前HIPEC已成为成熟的临床应用技术，主要是利用癌细胞和正常组织细胞对温度耐受的差异性，通过腹腔热循环灌注治疗系统将化疗药物与灌注液加热到43℃，然后持续循环（流量400～600ml/min）、恒温灌注到患者腹腔中60～90min，利用热化疗的协同作用和大容量（4000～6000ml）灌注的机械性冲刷作用，进而清除腹腔内游离癌细胞和微小转移病灶，起到治疗和预防作用。治疗适应证包括胃癌、结直肠癌、胆管癌、胰腺癌、卵巢癌、子宫内膜癌、腹膜假性黏液瘤、腹膜恶性间皮瘤、癌性腹水、其他恶性肿瘤腹膜种植性转移的研究性治疗。预防适应证包括进展期胃癌、结直肠癌、卵巢癌根治术后预防腹膜种植转移；进展期胆管癌、胰腺癌根治术后的研究性治疗。

一、腹腔热循环灌注治疗注意事项

（一）治疗前注意事项

1. 灌注前查看患者是否已签署腹腔热循环灌注治疗知情同意书及高值耗材使用同意书，检查患者前3d内血常规及肝功能、肾功能结果是否正常。
2. 评估患者病情、意识、配合程度。
3. 常规核对患者姓名、住院号、诊断、热灌注医嘱、药物名称、剂量、途径。
4. 根据医嘱，在灌注前15～30min完成预处理，即镇痛、止吐、镇静药。常用的药物有吗啡、异丙嗪等。
5. 双人核对化疗药物名称、剂量、途径。
6. 检查热灌注仪水箱水位不能低于4L且不能高于5.5L。
7. 建立静脉通道，及时为患者补液水化治疗。
8. 环境需适合无菌操作，保持室内温度合适，控制温度在22～25℃为宜。
9. 用物准备包括BR-TRS-Ⅰ/Ⅱ型热灌注治疗仪、体腔热灌注治疗套管、心电监护仪、吸氧装置、灌注药物、消毒用物、预处理药品根据医嘱准备。
10. 排空小便。

（二）治疗中注意事项

1. 协助患者取仰卧位，头部抬高10°～20°，持续心电监护，吸氧，体腔灌注管应妥善固定放置，勿扭曲、打折。
2. 连接各管道时，操作者需严格遵守无菌技术操作原则，非体腔热灌注管道需要处于关闭状态。
3. 在灌注化疗药物或关机移除管道组件时，操作者需注意加强个人防护，穿隔离衣、戴双层手套、口罩，避免药物溅出。
4. 准确输入患者信息，设置治疗参数，包括温度、时间、流速。
5. 密切监测患者的体温、脉搏、呼吸、血压、血氧饱和度。如出现异常，及时报告医生，积极查找原因，必要时遵医嘱停止治疗。
6. 保持储液袋液面稳定，动态平衡。
7. 治疗曲线，灌注管平稳上升后稳定在43℃±0.1℃，流出管缓慢上升后保持稳定。
8. 如出现进水出水温差在1℃以内，或患者腹部不温热，无明显出汗的情况，需要暂停灌注治疗，等待复温到43℃后方可继续进行灌注治疗。
9. 全程观察灌注液颜色，正常情况下灌注液颜色为淡红色或淡黄色，如出现鲜红色或有粪水样液应立即停止治疗并遵医嘱给予相应的处理。
10. 当腹腔充分充盈保持压力时，患者可能会出现腹胀、腹痛，此时可以减慢灌注液入量，遵医嘱使用镇静镇痛药物，安慰患者，减轻患者的紧张情绪。

11. 准确记录总出入量。

12. 患者如果出现恶心、呕吐，及时清理呕吐物，避免误吸，遵医嘱使用止吐药物。

13. 患者如果出现大汗淋漓、心率增快，协助患者擦汗，更换湿衣，必要时适当加快补液速度。

14. 如灌注过程中出现出水管稳定下降，储液袋液面下降，腹部膨隆，则有可能是堵管，应立即暂停灌注，通知医生，由医生进行管道的调整或采取其他的处理方法。

15. 如果患者有胃管，应保持负压引流通畅，防止腹部压力过高导致消化液误吸入呼吸道。

16. 如灌注过程中出现引流管口渗液，要注意保护引流管口周围皮肤，及时清洗换药，避免化疗药物刺激损伤皮肤。

紧急情况：堵管或不能耐受治疗打开短路，紧急按钮紧急停止治疗，配合医生按以下流程处理：①反复挤捏蓝管夹端的引流管，使吸附于引流管入口端的大网膜、血块等流出；②如仍不通，打开白管夹，关闭红蓝管夹，将流入管与流出管对调，左右、上下多尝试几次；③仍然不通，在引流口处消毒皮肤及管道，用无菌镊将流出管适当转动或往外微拔，基本可以解决堵管问题。

（三）治疗后注意事项

1. 观察评估患者疼痛、药物不良反应。

2. 定时监测体温变化，如发热，必要时使用物理降温及药物降温。

3. 恶心、呕吐及时清理呕吐物，指导患者保持口腔清洁，必要时使用止吐药物。

4. 根据患者情况进行心电监护，当血氧饱和度＜95%，给予吸氧，严密监测血氧饱和度和呼吸变化。

5. 灌注治疗当日应测量随机血糖不少于2次，次日测空腹血糖1次。

6. 如患者排便次数增多，指导患者保持肛周皮肤清洁干燥，必要时使用止泻药。

7. 动态监测血清电解质变化，根据情况适当减少或补充电解质。

8. 化疗患者存在骨髓抑制风险，观察患者有无发热寒战、牙龈出血、皮下瘀斑等现象，每周检查血常规。出现异常及时处理，必要时执行消毒隔离措施，定期空气消毒，防止感染。

9. 全程全肠外营养支持，补充白蛋白，保证足够的热量供给。

10. 腹腔热灌注不良反应一般是比较大，有可能会影响脏器、腹腔损伤、肠道损伤等，也可导致腹腔感染。

（1）影响脏器：腹腔热灌注是属于一种化疗方法，主要是通过灌注化疗药物进行治疗，在使用药物之后有可能会对脏器造成影响，出现肝功能下降、肾功能下降、肝肾损伤等危害。

（2）腹腔损伤：腹腔热灌注在做治疗时用药量比较大和用药方法不正确，可能会导致化学性炎性发生，对腹膜和肠系膜造成影响，出现腹部肿胀、疼痛、发热等不良反应，并且不良反应一般是比较大。

（3）肠道损伤：腹腔热灌注在治疗过程中还会出现药物不良反应，比较常见有恶心呕吐、食欲缺乏、腹部肿胀等。

二、腹腔热循环灌注治疗护理措施

（一）灌注前护理

了解患者前 3d 内血常规及肝功能、肾功能结果是否正常，评估者病情、意识、配合程度；向患者解释腹腔热循环灌注的目的、简单操作步骤及可能出现的不良反应，使患者有充分的心理准备。灌注前 15～30min 完成预处理，即镇痛、止吐、镇静药，建立静脉通道，及时为患者补液水化治疗。

（二）灌注中护理

持续心电监护、吸氧，观察生命体征变化，动态观察储液袋液体量，保持液面稳定，治疗曲线稳定在 43℃±0.1℃，观察出水管液体颜色，正常情况下为淡红色或淡黄色，如出现鲜红色或有粪水样液应停止治疗，报告医生及时处理。

（三）灌注后护理

协助患者擦汗，更换湿衣，观察评估腹部疼痛强度和性质、药物不良反应。灌注后根据患者情况监测体温、血压、血氧饱和度的变化，必要时行心电监护和吸氧，护理记录过程，重点是灌入液和灌出液的量、灌出液体的颜色和患者主诉，有异常及时动态记录；对于灌注化疗药后出现严重的化疗不良反应（如恶心、呕吐）应遵医嘱进行止吐补液支持治疗。如出现腹腔感染，应停止灌注，遵医嘱进行抗感染治疗。

第五节　腹腔灌注治疗的不良反应观察及护理措施

一、腹腔灌注治疗

腹腔灌注治疗是指把化疗药物注射入腹腔内进行治疗，是最常用的局部化疗的治疗手段之一。对于腹腔内肿瘤及其肿瘤转移至腹腔、腹膜或转移至腹腔内淋巴结的患者，进行腹腔灌注化疗，能够有效控制腹膜上的转移瘤及腹水，对于腹腔的肿瘤也有一定的控制作用。腹腔灌注化疗内药物浓度较高，而全身的化疗药物浓度较低,所以腹腔灌注化疗对于腹腔的肿瘤控制效果比较明显,而全身的毒物反应也比较小。所以在临床上对于有大量的腹水或者腹膜、腹腔转移,或腹腔内有较大肿瘤的患者,一般采用腹腔灌注的方法,使在腹腔内化疗药物的浓度较高,从而达到更好地抑制肿瘤的作用,而全身毒性较低,使患者容易接受化疗,达到疗效较好而不良反应较低的一种有效的临床治疗方法。

二、腹腔灌注治疗的不良反应

腹腔灌注化疗常用的药物包括顺铂、紫杉醇、卡铂等,均属于化学药物。用药之后,患者可能会出现化学性腹膜炎,出现腹胀、腹痛、肠蠕动功能减慢等症状,甚至发生肠梗阻。部分患者在用药后,还会发生肠穿孔等危重的不良反应。另外,如果手术中操作不当,可能会继发腹腔内感染。少数患者在腹腔灌注化疗药物之后,还会出现骨髓功能抑制,出现白细胞、中性粒细胞和血小板的减少。上述问题均会使患者自觉不适。

三、腹腔灌注治疗的护理措施

1. 腹腔灌注前,确保腹腔引流管的通畅和妥善固定,可预防使用止吐药物。

2. 灌注后,嘱患者注意休息,指导患者勤更换体位,保证药物充分均匀地作用于腹腔内每一个部位,遵医嘱继续使用止吐药物减轻患者的化疗不良反应。

3. 指导患者要少食多餐,饮食应清淡,易消化,富有营养。多饮水加速药物的排泄,观察24h尿量及尿的颜色。

4. 还要观察患者有无发热、寒战、牙龈出血、皮下瘀斑等现象。如果白细胞过低,要及时给予升白药物治疗,并严格执行消毒隔离措施,定期空气消毒,预防感染。如果血小板过低,要及时应用升血小板的药物,嘱患者防跌倒,预防颅内、消化道出血,使用软毛牙刷刷牙。

第六节 胃癌内镜手术治疗护理常规

随着消化内镜诊断技术的发展及患者对恶性肿瘤"早查早治"意识的提高,越来越多的胃癌在早期阶段即被发现。早期胃癌是指胃癌病变位于黏膜或黏膜下层,而无论病灶大小和有无淋巴结转移。由于内镜下手术范围局限在胃黏膜,患者术后生存质量明显高于传统的开腹手术,所以越来越多的患者更愿意接受内镜下切除术治疗。内镜下黏膜切除术(endoscopic mucosal resection,EMR)和内镜黏膜下剥脱术(endoscopic submucosal dissection,ESD)均属于内镜手术,在临床均较为常用,具有创伤小、疼痛较轻微、住院时间短、术后恢复快、术后并发症少的特点。

一、内镜下黏膜切除术（EMR）

1984年，日本多田正弘等首先报道了黏膜剥脱活检术，它是一种对常规活检难以确诊的患者或对消化道肿瘤浸润深度难以估计的病例进行较大块活检的方法。近年来，随着内镜治疗技术的不断进步，黏膜切除的技术不断创新，应用范围也在扩大，内镜下黏膜切除术（endoscopic mucosal resection，EMR）常用于治疗消化道早期癌及无蒂或扁平息肉，近年也有学者将其用于黏膜下肿瘤的切除治疗。EMR广泛用于切除消化道扁平隆起性病变，能获得整块病变组织进行病理检查以协助诊断，其对明确肿瘤的起源、性质、形态和判断浸润深度有积极意义，对一些癌前病变及限于黏膜层的早期癌变更是一种有效治疗手段。

（一）术前护理

1. 术前完善血常规、血型、输血前八项、凝血功能、肝功能、肾功能、心电图、胸部X线片等检查。了解麻醉史、过敏史，近期是否服用抗血小板凝集的药物。如有服用者，应停用该类药物7～10d后再进行EMR治疗。

2. 明确无手术禁忌证，向患者讲明EMR风险并签署手术同意书。

3. 术前禁食、禁饮8h以上。

4. 指导患者练习深呼吸、有效咳痰、床上翻身等，做好术后康复准备。

5. 解答患者疑惑，讲解手术过程和预后效果，消除患者紧张焦虑情绪，以平静、稳定的情绪面对手术。

（二）术后护理

1. **病情观察** 给予安置心电监护及吸氧，严密观察心率、血压、意识状态及面色等生命体征，尤其注重对腹部体征的观察和呕吐物、排泄物的颜色、量、性状的观察。术后卧床休息1d，病情稳定后第2日可逐渐下床活动，年老体弱及创面较大患者，卧床时间应延长2～3d。保持呼吸道通畅，必要时给予吸氧。

2. **饮食护理** 术后禁食24h，避免食物与创面摩擦，也可间接减少胃酸对创面的侵害。创面较大者，酌情延长禁食时间48～72h。禁食期间每日遵医嘱予静脉补液，以维持体内水、电解质的平衡。开始进食以温凉、流质为宜，如米汤、面汤、鸡蛋汤等，逐渐改为米粥、面条、豆腐等半流质，少食多餐。持续2周后无特殊不适改为软食。

3. **用药护理** 术后常规给予预防感染、止血、抑酸等对症治疗，密切观察药物的疗效及不良反应。

（三）并发症及护理措施

1. 出血

（1）即刻出血：病变切除后即刻见到创面渗血或喷血，如为渗血可局部喷洒8%的去甲肾上腺素或5%的孟氏溶液，也可喷洒凝血酶。如上述措施无效，可选用1:10 000的肾上腺素盐水局部注射或用高频电凝、氩气刀、激光等止血措施。如为小动脉喷血，首选金属夹钳夹止血，同时辅以乙氧硬化醇硬化止血。如上述措施仍无效，应选择急诊血管造影行栓塞治疗或急诊手术止血。

（2）迟发出血：通常表现为渗血，可采用内镜下喷洒止血、注射止血、激光止血、电凝止血等措施；如为小动脉出血，首选金属夹钳夹止血。对于内镜下止血治疗无效的大出血，须行急诊血管造影，如发现出血部位，行栓塞治疗。如上述措施仍不能止血，需行急诊手术止血。

（3）护理措施：嘱患者卧床休息，避免剧烈活动；避免过早进食诱发术后再次出血；术后遵医嘱尽早使用制酸、止血药物；观察有无活动性出血征象。一旦发生活动性出血，应立即通知医生并建立2条以上静脉通道进行抢救，必要时进行内镜下止血治疗或外科手术治疗。

2. 穿孔

（1）即刻穿孔：指病变切除后即刻发生的穿孔，如穿孔不大，可用金属夹钳夹将穿孔夹闭，同时予以禁食、补液、抗感染治疗。对发生于上消化道的穿孔，须行持续胃肠减压，同时应用质子泵抑制剂抑酸治疗。如穿孔较大，金属夹钳夹失败，或腹膜刺激症状重，须行急诊外科手术治疗。

（2）迟发性穿孔：指病变切除后发生的迟发性穿孔，发生的原因为电凝过度，导致消化道透壁性电损伤、组织坏死所致。该类穿孔发生时间较晚，局部污染严重，组织水肿及溃烂明显，甚至有食物或粪便进入腹腔，基本无内镜下治疗的希望，一旦发现迟发性穿孔，尽快手术治疗。

（3）护理措施：密切观察患者有无腹痛及腹痛程度、性质及持续时间；有无呕血及黑粪；是否出现血压下降、脉搏增快、面色苍白及腹肌紧张、压痛、反跳痛等症状；若体温升高，考虑感染加重，应立即报告医生，行急诊腹部X线片检查，以明确有无穿孔。给予禁食、胃肠减压、抗感染、营养支持等对症治疗。病情允许时患者可采取半坐卧位，以减少疼痛并预防感染发生。若经6～8h非手术治疗无好转应通知手术室行手术治疗。

二、内镜黏膜下剥离术（ESD）

1999年，日本专家Gotoda等首先报道了使用IT刀进行早期胃癌的完全切除。2003年，将其正式命名为内镜黏膜下剥离术（endoscopic submucosal dissection, ESD）。ESD的应用大大提高了病变切除范围及整块切除率，ESD是在EMR基础上发展起来的新技术，在胃癌中的治疗应用较多。其操作过程需要使用一些特殊的电切刀，如IT刀、电圈套器刀、可调节式刀、钩式刀、三角形刀、叉刀等以适应不同部位、大小、浸润深度的病变的切除。这些内镜附件的发明使ESD操作变得更简单、方便、安全、有效。

(一) 术前护理

1. 术前完善血常规、血型、输血前八项、凝血功能、肝功能、肾功能、心电图、胸部X线等检查。

2. 了解患者的既往史及现病史，仔细询问过敏史，近期是否服用抗血小板凝集的药物。如有服用者，应停用该类药物7～10d后再进行ESD治疗。

3. 明确无手术禁忌证，向患者讲明ESD风险并签署手术知情同意书。

4. 术前禁食禁饮8h以上。指导患者练习深呼吸、有效咳痰、床上翻身等，做好术后康复准备。

5. 解答患者疑惑、讲解手术过程和预后效果，消除患者及其家属紧张焦虑的情绪，以平静、稳定的情绪面对手术。

(二) 术后护理

1. **病情观察** 给予安置心电监护及吸氧，严密观察心率、血压、意识状态及面色等生命体征，尤其注重对腹部体征的观察和呕吐物、排泄物的颜色、量、性状的观察。术后卧床休息1d，病情稳定后第2日可逐渐下床活动，年老体弱及创面较大患者，卧床时间应延长2～3d。保持呼吸道通畅，必要时给予吸氧。

2. **饮食护理** 术后禁食24h，避免食物与创面摩擦，也可间接减少胃酸对创面的侵害。创面较大者，酌情延长禁食时间48～72h。禁食期间每日遵医嘱予静脉补液，以维持体内水、电解质的平衡。开始进食以温凉流质为宜，如米汤、面汤、鸡蛋汤等，逐渐改为米粥、面条、豆腐等半流质，少食多餐。持续2周后无特殊不适改为软食。

3. **用药护理** 术后常规给予预防感染、止血、抑酸等对症治疗，密切观察药物的疗效及不良反应。

(三) 并发症及护理措施

1. **出血** 病变切除后即刻见到创面渗血或喷血，如为渗血可局部喷洒8%的去甲肾上腺素或5%的孟氏溶液，也可喷洒凝血酶。如上述措施无效，可选用1∶10 000的肾上腺素盐水局部注射或用高频电凝、氩气刀、激光等止血措施。如为小动脉喷血，首选金属夹钳夹止血，同时辅以乙氧硬化醇硬化止血。如上述措施仍无效，应选择急诊血管造影行栓塞治疗或急诊手术止血。

护理措施：嘱患者卧床休息，避免剧烈活动；避免过早进食诱发术后再次出血；术后遵医嘱尽早使用抑酸、止血药物；观察有无活动性出血征象。一旦发生活动性出血，应立即通知医生并建立2条以上静脉通道进行抢救，必要时进行内镜下止血治疗或外科手术治疗。

2. **穿孔** 如穿孔不大，可用金属夹钳将穿孔夹闭，同时予以禁食、补液、抗感染治疗。对发生于上消化道的穿孔，需行持续胃肠减压，同时应用质子泵抑制剂抑酸治疗。如穿孔较大，金属夹钳夹失败，或腹膜刺激症状重，须行急诊外科手术治疗。

护理措施：观察患者有无腹痛及腹痛程度、性质及持续时间；有无呕血及黑粪；是否出现血压下降、脉搏增快、面色苍白及腹肌紧张、压痛、反跳痛等症状；若体温升高，考虑感染加重，应立即报告医生，行急诊腹部 X 线检查，以明确有无穿孔。给予禁食、胃肠减压、抗感染、营养支持等对症治疗，病情允许时患者可采取半坐卧位，以减少疼痛并预防感染发生。若经 6～8h 非手术治疗无好转应通知手术室行手术治疗。

第 3 章
胃癌患者常用护理操作技术护理常规及操作考核标准

第一节　胃癌患者常用操作技术护理常规

一、外科治疗一般护理常规

手术是胃癌的主要治疗手段之一。加强手术患者术前至术后全程身心护理，通过全面评估、充分术前准备、专业的术后护理，并采取有效措施维护机体功能，提高手术安全性，减少术后并发症，以促进患者加速康复。

【评估要点】

1. 生理功能评估　评估肝功能、肾功能、心肺功能、凝血功能等。
2. 护理风险评估　跌倒、压力性损伤、营养、血栓、非计划拔管等风险评估。
3. 专科护理评估　术后出血、疼痛、引流管、体液等评估。
4. 心理社会状况　有无焦虑、抑郁及社会支持情况。

【护理问题】

1. 营养失调　低于机体需要量，与围术期禁食、术后鼻饲流质饮食等有关。
2. 清理呼吸道无效　与术后疼痛、惧怕咳嗽、呼吸道分泌物增多有关。
3. 疼痛　与疾病本身、手术创伤、引流管牵拉有关。
4. 有出血的危险　与手术创伤、切口出血有关。
5. 潜在并发症　出血、吻合口瘘、感染等。
6. 焦虑　与担心手术、疼痛、疾病的预后有关。
7. 舒适度减弱　与术后疼痛、引流管牵拉、活动受限有关。

【护理措施】

（一）术前护理常规

1. 病情观察　根据分级护理监测患者生命体征及不适症状。
2. 心理护理　根据心理痛苦筛查结果，有针对性给予患者心理护理；加强与患者和其家属的沟通。
3. 营养支持治疗　对患者进行营养风险筛查及风险患者评估；24h 膳食调

查及营养指导；落实营养支持治疗计划，满足患者能量、蛋白双达标。

4. 术前指导　戒烟、戒酒；咳嗽、咳痰、呼吸功能及床上运动等康复训练；床上使用便器、翻身、预防血栓操等适应性训练。

5. 手术区皮肤准备　皮肤准备范围包括切口周围至少15cm；常规术前1d下午或晚上及入手术室前进行皮肤清洁；手术区毛发若影响手术则予以剃除。

6. 饮食　常规术前6h禁固体食物，2h禁饮。

7. 备血　遵医嘱合血、备血。

8. 特殊注意事项交代　如术前降压药服用、义齿、金属饰品、贵重物品保管等。

（二）术中护理常规

1. 术前访视　评估患者一般情况、疾病相关情况、手术方式；交代术前注意事项；介绍手术的目的、方法、手术室环境等。

2. 手术患者安全核查　手术医生、麻醉医生和手术室护士三方分别在麻醉实施前、手术开始前和患者离开手术室前，共同对患者身份和手术部位等内容进行核查，并填写《手术安全核查表》。

3. 建立静脉通路和输液输血管理　根据不同的手术部位、手术方式和手术体位，建立合适的静脉通路；同时，加强术中静脉输液管理，必要时遵医嘱输血。

4. 术中配合　包括协助麻醉、遵医嘱使用抗生素、安置尿管、安置合适的手术体位、清点手术用物、标本管理等。术中需要密切观察病情，预防压力性损伤、低体温、深静脉血栓等并发症的发生。

5. 安全转运和交接　包括病房/急诊科/ICU—手术室—麻醉恢复室/ICU/病房之间的转运和交接。转运过程中保证患者安全，交接过程中注重有效沟通，严格执行《手术患者交接制度》。

（三）术后护理常规

1. 了解术中情况，手术方式、手术过程，术中出血、输血、补液、引流管等情况。

2. 一般护理及风险再评估，观察患者意识、生命体征、出入量等；血栓、营养、疼痛、非计划拔管等风险评估。

3. 切口护理，观察伤口敷料有无渗血渗液。

4. 引流管护理，保持引流管固定、引流通畅，观察引流液量、色、性状。

5. 活动，被动、主动活动，鼓励早期下床活动。

6. 观察及处理术后疼痛、呕吐、腹胀、腹泻、尿潴留等症状。

7. 饮食和营养治疗，常规术后全麻清醒后6h流质，逐步增加能量密度及量。直至达到目标能量；管饲营养从低浓度、低速度起始，严密观察，避免误吸、腹泻等发生；早期启动肠道功能，观察肛门排气、排便情况；肠外营养规范配制及输注。

8.预防及观察术后出血、感染、血栓等并发症。

9.心理护理，了解患者术后心理需求，加强与患者和其家属的沟通。

10.出院评估及准备，并行术后康复、复查和特殊情况处理等指导。

二、化疗护理常规

化疗主要是通过使用细胞毒性药物，达到完全消灭体内肿瘤细胞（根治），或者减少肿瘤负荷（姑息），从而延长生存时间和提高生活质量。根据患者对于大多数化疗药物的毒性反应恢复时间，每一周期的间隙大多为21～28d，部分方案为14d。周期数则需根据患者的治疗反应和现有的治疗指南来综合决定。抗肿瘤药物在杀伤肿瘤细胞的同时，对人体的某些正常组织器官细胞亦有一定的不良反应，主要表现为胃肠道、骨髓造血组织和生殖细胞等损害。

【评估要点】

1.器官功能评估　心、肺、肝、肾功能有无异常情况；监测血压及血糖水平有无异常。

2.病情评估　评估一般情况、既往史、家族史、药物过敏史等；评估护理风险；监测生命体征及不适症状。

3.心理社会状况　有无焦虑、抑郁及社会支持情况。

4.血管通路状况　治疗方案、血管条件、置管禁忌、导管维护条件情况。

5.其他　化疗不良反应症状。

【护理问题】

1.有感染、出血的风险　与化疗导致骨髓抑制有关。

2.有营养不良的风险　与化疗导致胃肠道反应、黏膜受损有关。

3.健康管理无效风险　与缺乏化疗自我护理知识和技能相关。

【护理措施】

（一）化疗前护理常规

1.讲解疾病及化疗相关知识，消除患者顾虑；告知化疗注意事项、可能发生的不良反应及应对方法，取得患者配合，并签署《化疗知情同意书》。

2.评估患者一般情况，了解心脏、肝功能、肾功能及血常规、血生化等检查检验结果。

3.了解化疗方案，掌握所用药物的药物性质、不良反应、药物使用顺序和时间、给药途径、健康教育及出现异常情况的处理方法，做好化疗前的预处理。

4.全面评估，选择合适的给药途径。静脉给药优选中心静脉，尤其发疱剂及强刺激药物；经外周静脉输注应做好风险告知，签署《特殊药物外周静脉治疗知情同意书》，遵守操作规程，防止药物外渗。

5.化疗过程中可能会发生包括过敏反应、化疗药物的外溢及外渗等意外紧急情况,准备相应的急救药品和物品,熟练掌握急救及应急处理的方法。

6.指导患者加强营养,饮食均衡,鼓励进食蛋、乳、瘦肉、禽类、鱼类及豆制品;富含纤维的蔬菜、水果;养成良好的排便习惯,预防便秘的发生。

7.保证充足的睡眠,为患者创造利于入睡的环境,必要时遵医嘱使用助眠药物。

(二)化疗中护理常规

1.执行化疗给药时,护士需做好自身防护;所有化疗废弃物均须双层密闭,放入专用"细胞毒药物"标识的垃圾袋内。

2.准确识别患者身份,做好解释工作,取得配合,保证用药安全。

3.确认化疗前预处理及水化已完成;必要时安置心电监护,异常情况及时告知医生。

4.双人核对化疗医嘱及化疗药液,做好"三查十对"。

5.双人同时检查确认静脉通道回血良好,局部无肿胀、疼痛等不适。

6.按照操作规程准确给予化疗药物,特殊化疗药物(如紫杉醇)需安置心电监护,缓慢滴注,专人床旁守护,发现异常及时通知医生。

7.化疗过程中加强巡视,耐心倾听患者主诉,出现化疗不良反应,做好心理护理,同时告知医生并及时遵医嘱对症处理。

8.根据化疗药物的特异性,对患者进行针对性的健康教育及饮食指导,鼓励患者进食高维生素、高蛋白、清淡、易消化饮食,多饮水。

9.及时、准确书写化疗护理记录,体现化疗药物的特异性和专科性。

10.给药过程中避免化疗药物外溅、外溢和外渗。一旦发生化疗药物外渗,立即按照相关应急预案及程序处理,并按护理安全(不良)事件上报护理部。

(三)化疗后护理常规

1.观察患者有无化疗不良反应,倾听主诉

(1)消化道反应:如食欲缺乏、恶心、呕吐、口腔溃疡、便秘、腹泻等。应嘱患者保持进餐环境舒适无异味,进食营养均衡、清淡温凉、可口的饭菜,少食多餐;保证足够水分的摄入,多食蔬菜、水果;保持口腔清洁,使用软毛牙刷刷牙;观察粪便的次数及颜色。如果不良反应症状加重应及时告知医生,遵医嘱用药对症处理。

(2)骨髓抑制:如白细胞、血小板等减少,应指导患者卧床休息,监测生命体征,避免去人多的公共场所,预防感冒,避免感染;加强营养与饮食卫生,多饮水,进食高蛋白、高热量的食物,保证充足的睡眠,动作轻柔,保持排便通畅,经常检查皮肤黏膜有无出血。观察有无头痛、恶心等不适,必要时遵医嘱给予升血药物治疗。

(3) 外周神经毒性：四肢或躯体感觉异常、麻木、疼痛、肌肉无力等神经症状，指导患者尽量卧床休息，下床活动要有人陪伴。注意保暖，避免冷刺激，不暴露于寒冷环境中；亦可以对肢体进行适当按摩。如果出现头晕，避免起床过急，以免跌倒；遵医嘱使用营养神经药物。

2. **药物指导** 指导患者严格遵医嘱服药，切忌擅自增减量或擅自停药，以免影响药效。

3. **中心静脉导管维护指导** 指导携带中心静脉导管的出院患者按时行导管维护，预防感染、血栓等并发症，维持导管正常功能。

4. **定期随访** 指导患者认真阅读出院证明书，按时复诊，做好出院指导及居家康复宣教。定期复查血常规及肝功能、肾功能等，有异常情况及时报告医生并协助处理。

三、分子靶向治疗护理常规

肿瘤分子靶向治疗是在细胞分子水平上，将与肿瘤相关的特异性分子作为靶点，设计相应的治疗药物，药物进入体内后特异性选择致癌分子发生作用，促使肿瘤细胞凋亡、坏死的一类治疗方法。肿瘤分子靶向治疗的根本特点在于治疗的选择性，能选择性地杀伤肿瘤细胞，对正常组织损伤较低或无损伤，从而实现高效低毒的临床治疗目标。

【评估要点】

1. 心理社会状况，有无焦虑、抑郁及社会支持情况。
2. 靶向治疗不良反应症状。

【护理问题】

1. 有输注相关不良反应的风险　与靶向治疗致不良反应有关。
2. 健康管理无效风险　与缺乏靶向治疗自我护理知识和技能相关。

【护理措施】

(一) 治疗前护理常规

1. 讲解疾病及靶向治疗相关知识，消除患者顾虑；告知靶向治疗注意事项，可能出现的不良反应及预防处理方法，取得患者配合，并签署《靶向治疗知情同意书》。

2. 了解患者基因检测结果；指导完善血常规、生化、胸部X线、心电图等检查。

3. 嘱患者保持心情愉悦和积极战胜疾病的决心，劳逸结合，适度运动，合理饮食。

(二) 治疗中护理常规

1. 准确识别患者身份，严格"三查十对"，做好解释工作，取得患者配合。

首次靶向治疗时询问药物过敏史，对高过敏体质患者，准备急救器材和药品，保证用药安全。

2. 靶向治疗药物常规要求2～8℃冰箱保存，不可冷冻；药物现配现用，如不能立即使用，按照说明书要求保存12～24h。曲妥珠单抗药瓶开启溶解后，剩余药液在2～8℃冰箱可保存28日重复使用。

3. 靶向药物静脉输注多选择中心静脉导管或静脉留置针输注。输注前确认静脉通路回血良好，预处理已完成。

4. 按照药物要求选择使用输液器，需单独静脉通道输注，不能与其他药物混合输注。

5. 严格按照药物说明书和医嘱要求执行用药，一般首次输注时速度宜慢，以后患者耐受良好可适当加快输注速度。

6. 用药过程中加强巡视，检查输液通路是否通畅，严密观察生命体征及用药不良反应，异常情况及时报告医生并协助对症处理，做好护理记录。

（三）治疗间歇期护理常规

1. 指导患者加强对药物不良反应的自我监测与管理，定期监测血压。如出现皮肤反应、腹泻、口腔黏膜炎等不良反应，及时与医务人员联系，及早处理。

2. 指导患者保持心情愉快，情绪稳定；注意饮食卫生，加强营养，增强身体抵抗能力。

3. 定期随访，行出院及居家康复指导，定期复查血常规、生化、胸部X线、心电图等，如有异常及时告知医务人员。

四、免疫治疗护理常规

肿瘤的免疫治疗是以激发和增强机体的免疫功能，以达到控制和杀灭肿瘤细胞为目的，常作为一种辅助疗法与手术、化疗、放疗等常规方法联合应用。先用常规方法清扫大量的肿瘤细胞后，再用免疫疗法清除残存的肿瘤细胞，可提高肿瘤综合治疗的效果。根据机体抗肿瘤免疫效应机制，将肿瘤的免疫治疗方法分为主动免疫治疗、被动免疫治疗。

【评估要点】

1. 心理社会状况，有无焦虑、抑郁及社会支持情况。
2. 身体状况，一般情况、基线检查情况。
3. 免疫治疗不良反应症状。

【护理问题】

1. 有皮肤完整性受损的危险　与免疫治疗致皮肤不良反应有关。
2. 健康管理无效风险　与缺乏免疫治疗自我护理知识和技能相关。

【护理措施】
（一）治疗前护理常规

1. 讲解疾病及免疫治疗相关知识，消除患者顾虑；告知免疫治疗注意事项，免疫相关性不良反应及预防处理方法，取得患者配合，并签署《免疫治疗知情同意书》。

2. 指导患者完善血常规、生化、胸部X线、心电图等检查，完成标本采集和细胞培养。嘱患者保持心情愉悦和积极战胜疾病的决心，劳逸结合，适度运动，合理饮食。

（二）治疗中护理常规

1. 准确识别患者身份，严格"三查十对"，做好解释工作，取得患者配合，保证用药安全。

2. 合理安排输注顺序，如果联合化疗用药，一般先用免疫药物后用化疗药物。

3. 免疫治疗药物常规2～8℃冰箱冷藏保存，不可冷冻；药物要求现配现用，稀释液可保持不超过24h。

4. 免疫药物静脉输注多选择中心静脉导管或静脉留置针输注。检查确认静脉通道回血良好。

5. 按照药物要求选择使用精密输液器（孔径0.2μm或0.22μm），单独静脉通道输注，不能与其他药物混合输注。

6. 严格按照说明书和医嘱要求执行用药，一般首次输注时速度宜慢，患者耐受良好以后可适当加快速度。

7. 用药过程中加强巡视，检查输液通道是否通畅，严密观察生命体征及用药不良反应，异常情况及时报告医生并协助对症处理，做好护理记录。

（三）治疗间歇期护理常规

1. 指导患者加强对免疫性相关不良反应的自我监测与管理，一旦出现皮肤、胃肠道等不良反应，及时报告医务人员，及早处理。

2. 指导患者保持心情愉快，情绪稳定；注意饮食卫生，加强营养，增强身体抵抗能力。

3. 定期随访，行出院及居家康复指导，定期复查血常规、生化、胸部X线、心电图等，如有异常及时告知医务人员。

五、介入治疗护理常规

肿瘤介入治疗是指借助血管造影、B超、磁共振等影像技术的引导，利用穿刺针、导管、导丝等器材，对肿瘤进行灌（药物灌注）、堵（栓塞）、通（球囊、支架疏通）、消（射频、微波、冷冻、粒子植入）、取（穿刺活检）等治疗，达到控制肿瘤、缓解症状、提高生活质量的目的。

【评估要点】

1. 心理社会状况，有无焦虑、抑郁及社会支持情况。

2. 病情评估，评估一般情况、重要器官（心、肝、肾）有无异常等；评估护理风险；监测生命体征及不适症状；手术部位的评估。

3. 化疗不良反应症状。

【护理问题】

1. 恐惧　与担心治疗不良反应和预后有关。

2. 疼痛　与肿瘤压迫及手术创伤有关。

3. 潜在并发症　栓塞后综合征、肝功能损害、穿刺部位出血和血肿形成、感染风险等。

【护理措施】

（一）术前护理常规

1. 病情评估　评估患者一般情况、既往史、家族史、药物过敏史等；评估护理风险；监测生命体征及不适症状。

2. 心理护理　心理痛苦筛查；了解患者及其家属对疾病及手术治疗认知程度；了解患者家庭经济、社会支持情况等；加强与患者和其家属的沟通。

3. 术前训练　指导术前戒烟、戒酒；咳嗽、咳痰、呼吸功能及床上运动等康复训练；床上使用便器、翻身、预防血栓操等适应性训练。

4. 皮肤准备　手术区域毛发若影响手术则在术前2h内予以剃除，范围包括穿刺点周围至少15cm。

5. 饮食护理　局部麻醉术前一天正常进食，手术日晨进食半饱；全身麻醉手术常规术前6h禁食固体食物，2h禁饮。

6. 特殊注意事项交代　如术前降压药服用，义齿、金属饰品、贵重物品保管等。

（二）术后护理常规

1. 安全转运和交接　转运过程中保证患者安全，随时注意穿刺部位的情况，保持输液管道通畅，严格执行《手术患者交接制度》。

2. 了解术中情况　手术方式、术中用药、补液等情况。

3. 卧位与活动　根据手术部位采取不同卧位（TACE治疗术侧肢体伸直制动、椎体成形平卧位、肺穿刺活检半卧位），绝对卧床休息至少6h。

4. 观察要点　严密观察穿刺点周围皮肤颜色、温度，有无皮下血肿形成；密切观察足背动脉搏动、有无疼痛或感觉障碍、血栓形成的可能。

5. 饮食和营养治疗　术后从流质过渡到正常饮食，饮食注重高蛋白、高热量、富含维生素及纤维素。

6. 心理护理　了解患者术后需求，加强与患者和其家属的沟通。

7. 其他　出院准备，并行术后康复、复查、特殊情况处理等指导。

（三）化疗护理常规

1. 化疗护理详见化疗患者一般护理常规。

2. 动脉灌注化疗常用的化疗药物有表柔比星、丝裂霉素、氟尿嘧啶、亚叶酸钙、顺铂等。密切关注消化道反应、骨髓抑制、泌尿系统毒性等化疗不良反应。

3. 定期随访，出院后定期复查肝功能、血常规、肿瘤标志物、影像学检查等。如有不适，及时到医院就诊。

六、静脉血栓栓塞症护理常规

静脉血栓栓塞症（VTE）是指血液在静脉内不正常地凝结，使血管完全或不完全阻塞，属静脉回流障碍性疾病。VTE包括深静脉血栓形成（DVT）、肺动脉血栓栓塞症（PE）和血栓性浅静脉炎，三者相互关联，是VTE在不同部位和不同阶段的临床表现形式。静脉血栓栓塞症（VTE）是仅次于心肌梗死和脑卒中的第三大最常见的心血管疾病，也是住院患者医院内可预防的死亡原因之一。

【评估要点】

1. 高危因素评估

（1）恶性肿瘤及治疗（手术、放疗、化疗、中心静脉置管等）。

（2）长期卧床。

（3）1个月内有大手术病史或多发性创伤。

（4）年龄≥75岁。

（5）肥胖（BMI＞50kg/m^2）。

（6）浅静脉、深静脉血栓或肺栓塞病史等。

2. 症状评估

（1）疼痛。

（2）肢体肿胀，臂/腿围。

（3）出血。

（4）活动能力。

（5）呼吸困难。

（6）患侧肢体红斑或麻木感等。

【护理问题】

1. 气体交换障碍　与血栓阻塞肺部有关。

2. 有出血的危险　与抗凝/溶栓治疗有关。

3. 疼痛　与血液淤滞、肢体肿胀有关。

4. 活动受限　与深静脉血栓要求制动有关。

【护理措施】
（一）血栓预防护理措施

预防策略：在无禁忌情况下，所有住院患者均应采取VTE基础预防措施及健康教育。Caprini血栓风险评估为低危（1～2分）时，建议给予机械预防；评估为中危（3～4分）时，建议给予药物预防和（或）机械预防；评估为高危（≥5分）时，建议给予药物预防联合机械预防；在使用药物预防前需评估出血风险，如存在出血风险，应采取机械预防，血栓风险高危患者一旦出血风险降低或消失，立即加用药物预防。

1. 基础预防

（1）改变生活方式、戒烟、戒酒、减少高脂饮食、多饮水。

（2）早期活动，尽早下床，鼓励卧床患者早期活动和腿部锻炼。指导踝泵运动，以促进静脉回流。患者卧床活动期间，应注意床栏的使用，防止坠床。根据患者恢复情况建议尽早下床活动。PICC置管患者置管侧上肢可行握拳、松拳运动。

（3）规范静脉穿刺，避免血管内膜损伤。

2. 机械预防

（1）梯度弹力袜、足底静脉泵、充气加压装置、经皮电刺激装置等。

（2）机械预防禁忌证包括充血性心力衰竭、肺水肿、肺栓塞、下肢严重水肿、下肢深静脉血栓、下肢血管严重动脉硬化等。

3. 药物预防　药物选择，目前临床应用的抗凝药物根据作用机制的不同，主要分为五大类。

（1）凝血酶间接抑制剂，主要包括普通肝素和低分子量肝素。

（2）凝血酶直接抑制剂，如阿加曲班。

（3）维生素K拮抗剂，主要为香豆素类，代表药物是华法林。

（4）凝血因子Ⅹa直接抑制剂，如直接口服抗凝药物。

（5）凝血因子Ⅹa间接抑制剂，常用药物为磺达肝素。

（二）急性期护理措施

1. 血栓急性期，卧床休息，患肢抬高制动。深静脉血栓卧床7～14d，肌间静脉血栓酌情缩短抬高制动时间。下肢抬高20°～30°（略高于心脏水平），禁止腘窝及小腿下单独垫枕。

2. 进行早期床上活动，活动之前做好保护和防范措施。进行床上活动时，将床头抬高30°～45°，床尾向下放，使患者呈坐位。可使用握力器、弹力绳等，进行健侧肢体力量锻炼。使用呼吸功能锻炼器锻炼肺活量。

3. 当血流动力学稳定，B超检查无活动性血栓后，可在床上逐渐增加自主活动量，避免被动活动，以防栓子脱落。

4. 监测血栓情况，观察患侧肢体有无疼痛、肿胀或肢体运动障碍、肢体麻木感等；观察患者皮肤黏膜、牙龈、穿刺点、皮肤、大小便等有无出血倾向。减少不必要的有创操作，准确记录引流液的量及颜色、性状。量突然增多、颜色转红时及时通知医生。必要时建立外周动脉导管行有创血压监测，可通过外周动脉导管采血，避免反复穿刺造成出血。

5. 遵医嘱用药，给予抗凝治疗。

（1）使用输液泵控制肝素静脉泵入的速度。

（2）合理规划低分子肝素皮下注射的部位，观察注射后有无皮下硬结、出血、瘀斑。

（3）口服抗凝药的患者要按医嘱准时给药，经胃管给药者要将药物研磨细，注意给药剂量准确。

（4）遵医嘱给予止血药物及输血治疗，观察有无输血反应。

（5）使用抗血栓药物的患者，指导其刷牙时动作轻柔，避免抠鼻，防止跌倒等，以避免出血情况的发生。

6. 使用NRS疼痛评估表对患者进行疼痛评估。评分＞3分应及时通知医生，遵医嘱给予镇痛药物，减轻疼痛。

7. 饮食指导，可进食的患者鼓励多进食富含膳食纤维的食物，保持大便通畅，避免腹部过度用力。适度饮水，保持血液稀释状态。

8. 改善生活方式，戒烟、戒酒，控制血糖、血脂。

9. 心理护理，为患者讲解VTE的相关知识，鼓励患者，使得患者积极配合治疗护理工作。鼓励家属参与患者心理疏导工作，使患者拥有战胜疾病的信心。

10. 出院指导，告知患者出院后3～6个月门诊复查。若出现下肢肿胀、疼痛或出血现象，须尽快就医。

七、肠梗阻护理常规

肠梗阻使肠内容物不能正常运行、顺利通过肠道。可由嵌顿疝、肠扭转、肠套叠、肠粘连及肿瘤引起。根据病情，可选择非手术对症治疗或行急诊造口手术治疗。

【评估要点】

1. 消化道症状

（1）腹胀、腹痛。

（2）呕吐。

（3）造口或肛门停止排气排便。

2. 生命体征

（1）发热。

(2) 休克体征。

【护理问题】

1. 有电解质失衡的危险　与患者无法进食、呕吐有关。

2. 营养失调　低于机体需要量，与患者无法进食有关。

3. 潜在并发症　肠穿孔。

【护理措施】

(一) 术前护理

1. 禁食、补液，给予静脉营养支持、纠正水、电解质紊乱。若有休克表现，首先进行抗休克治疗。

2. 持续胃肠减压。

3. 监测生命体征。

4. 严密观察腹部体征及肛门排气排便情况。

(二) 术后护理

1. 病情观察　术后6h内严密观察患者生命体征。

2. 管道护理　保持胃管、尿管和肛管引流通畅、固定妥善。

3. 术后饮食和营养　患者麻醉清醒后即可少量饮水。术后1d，可试饮清流质饮食，逐渐过渡到浓流质、半流质、软食、普食。对于肠造口患者，应当注意尽量少食易胀气的食物。

4. 术后体位与活动　术后麻醉清醒，即可采取半坐卧位，协助床上翻身活动和进行踝泵运动，根据患者病情和体力恢复情况，逐渐过渡到步行活动和延长活动时间。

5. 肠造口护理　注意观察造口黏膜的颜色、高度、形状及大小。如果有肠黏膜变黑等缺血症状，及时告知主管医生。造口专科护士向患者或其家属示范肠造口护理1～2次。出院后，为造口患者和其家属提供居家护理咨询服务。术后2～3周指导造口患者在造口专科门诊进行复诊。

八、肠瘘护理常规

当肠壁破损，肠内容物流入腹腔内其他空腔脏器称为肠内瘘；若流入腹壁外，则称为肠外瘘。肠瘘部位在空肠以上，称为高位肠瘘，容易发生营养障碍及水、电解质失衡；若肠瘘部位在回肠以下称为低位肠瘘，漏出物以粪便为主，全身水、电解质失衡及营养障碍不明显。

【评估要点】

1. 腹膜刺激征

(1) 腹部压痛。

(2) 腹部反跳痛。

(3) 腹部肌紧张。
2. 生命体征
(1) 发热。
(2) 休克体征。

【护理问题】
1. 有电解质紊乱的危险　与肠腔破裂、消化液丢失有关。
2. 营养失调　低于机体需要量，与患者无法进食有关。
3. 潜在并发症　感染性休克，与肠内毒素进入血液循环有关。

【护理措施】
(一) 术前护理
1. 禁食、补液，给予静脉营养支持和纠正水、电解质紊乱。若有休克表现，首先进行抗休克治疗。
2. 持续监测生命体征。
3. 严密观察腹部体征。
4. 保护肠外瘘口周围皮肤
(1) 使用造口护肤粉和皮肤保护膜保护瘘口周围皮肤。
(2) 保持瘘口有效的负压引流。
(3) 如瘘口远端无梗阻，可用油纱布堵住瘘口，不使肠液外溢。

(二) 术后护理
1. 病情观察　术后6h内严密观察患者生命体征。
2. 管道护理　保持腹腔引流管、盆腔引流管、尿管等引流通畅、固定妥善。
3. 术后饮食和营养　同肠梗阻。
4. 术后体位与活动　同肠梗阻。
5. 肠造口护理　同肠梗阻。

九、造口常见并发症护理常规

(一) 造口周围刺激性皮炎
1. 用生理盐水清洗造口及周围皮肤，避免使用乙醇等刺激性消毒液。
2. Ⅰ度、Ⅱ度刺激性皮炎，局部喷洒少量的造口护肤粉后，扫除浮粉，喷洒无乙醇皮肤保护膜，再粘贴造口底盘。Ⅲ度、Ⅳ度刺激性皮炎，局部喷洒适量的造口护肤粉30min后，再喷洒无痛保护膜，待保护膜形成、干燥后，再重复喷一次皮肤保护膜，再粘贴造口袋。
3. 若造口周围皮肤凹凸不平，应使用防漏膏填补凹凸不平的皮肤皱褶处或粘贴部位的缝隙。
4. 若造口回缩或出口低平，可使用凸面造口底盘配合腰带，减少底盘渗漏。

（二）造口周围过敏性皮炎

1. 评估患者使用的造口护理用品，寻找过敏原，避免使用致过敏的用品。
2. 用生理盐水清洗造口周围皮肤，纱布吸干渗液。
3. 轻中度过敏者，在患处皮肤外涂类固醇药物（如地塞米松软膏），30min后再擦除多余药膏，用清水洗干净周围皮肤，待干后再按照造口护理常规粘贴造口底盘。
4. 重度过敏者或伴有全身其他部位瘙痒时，遵医嘱口服抗组胺药，并在患处皮肤外涂类固醇药物（如地塞米松软膏，每日2次）。将纱布中间裁剪成造口大小，覆盖在造口周围皮肤，并将裁剪好的造口底盘通过腰带进行固定，不再撕取底盘衬纸，以避免底盘粘胶直接接触患处皮肤。

（三）造口皮肤黏膜分离

1. 去除不吸收的缝线，生理盐水清洗造口周围皮肤。
2. 伤口处进行消毒，待干后进行清创。
3. 用生理盐水清洗创面待干后，填塞适量的藻酸盐敷料，用水胶体敷料进行覆盖，在水胶体敷料与造口黏膜之间填充防漏膏。
4. 根据造口黏膜高度和粪便形态选择造口底盘。造口黏膜低平或粪便不成形，选择凸面造口底盘并佩戴造口腰带。若造口黏膜高于1cm或粪便成形，可选择平面造口底盘。

（四）造口脱垂

1. 患者平卧位，双足蜷曲，放松腹部。
2. 造口黏膜轻度水肿，可用温热毛巾湿敷15min。造口黏膜重度水肿，宜用50%硫酸镁或浓氯化钠湿敷15min，促进水肿消退。
3. 待造口黏膜水肿消退后将脱出的肠管回纳。操作者着手套，用液状石蜡润滑手指和患者造口黏膜，缓慢将脱垂的肠黏膜顺肠腔方向推回。
4. 造口黏膜回纳后，采用纯棉不开口的全腹带进行保护，指导患者避免腹内压增高，预防造口再次脱垂。
5. 如果造口黏膜手法还纳失败或呈紫黑等缺血坏死的表现，应及时进行手术。

十、消化道出血护理常规

消化道出血是以呕血或黑粪为主要表现的临床症状，可因消化道本身的炎症、机械性损伤、血管病变、肿瘤等因素引起，也可因邻近器官的病变和全身性疾病累及消化道所致。消化道出血分为上消化道出血和下消化道出血，以及急性的消化道出血和慢性的消化道出血。其中，上消化道大出血为临床急症，常伴有血容量减少而引起急性周围循环衰竭，严重者导致失血性休克而危及生命，应采取积极措施进行抢救：迅速补充血容量，纠正水、电解质紊乱，预防和治疗失血性休克，给予止血治疗，同时积极进行病因诊断和治疗。

【评估要点】
1. 评估患者消化道出血的有关危险因素。
2. 评估患者的出血量。
3. 评估患者的生命体征、意识状态、周围循环情况及重要脏器功能。
4. 评估患者有无继续或再次出血的倾向。

【护理问题】
1. 活动无耐力　与失血性周围循环衰竭有关。
2. 有窒息的危险　与呕血时血液误入呼吸道致组织器官缺氧有关。
3. 有误吸的危险　与呕血时血液误入呼吸道有关。
4. 潜在并发症　血容量不足。
5. 恐惧　与生命或健康受到威胁有关。

【护理措施】
1. 体位、休息与活动　精神上的安静和减少身体活动有利于出血停止。少量出血应卧床休息。大出血时绝对卧床休息，防窒息或误吸，取舒适体位或中凹卧位，注意保暖。病情稳定后，逐渐增加活动量。解除恐惧心理，保持安静。
2. 饮食护理　急性大出血伴恶心、呕吐者应禁食。少量出血无呕吐时给予温凉、清淡流质饮食。出血停止24～48h后给营养丰富、易消化、无刺激性半流质、软食，少食多餐，逐步过渡到正常饮食。
3. 治疗护理　大出血时，应立即建立静脉通道，必要时建立两条静脉通道，迅速合血备用。严格执行医嘱，保证局部或全身用药准确、及时和安全。避免因输液、输血过多、过快而引起急性肺水肿，对老年患者和心肺功能不全者尤应注意。准备好急救用品、药物。
4. 病情观察　严密观察呕血或黑粪的次数和量、神志状态、血压、脉搏、呼吸、每小时尿量及肢体温湿度，记录出血量并判断出血是否停止。观察有无活动性出血或再次出血的风险。
5. 心理护理　观察患者有无紧张、恐惧或悲观、沮丧等心理反应。解释安静休息有利于止血，关心、安慰患者。经常巡视，及时清除血迹、污物，减少对患者的不良刺激。
6. 生活护理　限制活动期间，做好生活护理，注意预防压疮。呕吐后及时漱口，排便次数多者注意肛周皮肤清洁和保护。保证患者的安全。
7. 其他　做好疾病预防指导、知识指导、病情监测指导。教会患者及其家属早期识别出血征象及其应急措施。

十一、急性消化道出血护理常规

急性消化道出血是危及生命的常见临床急症之一，来源于 Treitz 韧带以上部位的出血称为上消化道出血（upper gastrointestinal bleeding，UGIB），来源于 Treitz 韧带以下部位的出血被称为下消化道出血（lower gastrointestinal bleeding，LGIB）。

【评估要点】

1. 出血评估　出血部位，出血量，是否有活动性出血。

2. 患者评估

（1）病史评估：有无消化道出血史、消化道溃疡、门静脉高压等。

（2）生命体征：血压、脉搏、呼吸。

（3）症状：呕血、黑粪、头晕、乏力、晕厥等。

【护理问题】

1. 体液不足　与消化道出血引起体液丢失过多，摄入不足有关。

2. 有窒息的危险　与呕血阻塞呼吸道有关。

3. 活动无耐力　与血容量减少有关。

4. 焦虑　与担心疾病后果有关。

【护理措施】

（一）预防及治疗休克

1. 患者取中凹卧位或平卧位，不随意搬动患者。意识不清或躁动患者给予保护性约束，防止意外拔管。

2. 备齐急救器械及药物，严密监测患者生命体征，详细记录24h出入量，呕血、便血的量、时间、次数及颜色变化，有异常及时通知医生。

3. 建立两条以上静脉通路，必要时配合医生建立中心静脉置管。

4. 遵医嘱快速补充血容量、使用止血剂、镇静药、血管活性药等治疗，遵医嘱调节输液速度和输液量，以防输液过快、血压升高导致出血或心力衰竭、肺水肿。

5. 配合医生进行 CVP、PICCO 或 S-G 导管等有创循环系统监测。

6. 配合医生做好床旁内镜下止血治疗或术前准备，如备皮、合血、术前用药等。

（二）预防窒息

1. 患者大呕血时取头高侧卧位，防止大量血液涌入鼻腔或气道导致窒息，必要时用负压吸引装置及时清除呼吸道、口、鼻咽部的血液和呕吐物。

2. 清醒患者给予吸氧；昏迷患者配合医生紧急建立人工气道，并做好人工气道的护理，保持气道通畅。

（三）预防感染

1. 协助患者翻身并进行肺部物理治疗，防止肺部感染。指导清醒患者有效咳痰及呼吸功能锻炼，昏迷及建立人工气道患者按需吸痰。
2. 监测患者的体温，高热者遵医嘱应用降温措施或药物，记录降温效果。
3. 正确留取标本，根据医嘱按时予以抗生素治疗。

（四）预防压力性损伤

1. 观察患者全身皮肤情况，保持床单元整洁、平整、无碎屑，及时更换被污染的床单。
2. 使用气垫床，每1～2小时协助患者翻身，防止压力性损伤发生。
3. 易受压部位可选择减压贴膜或装置进行预防性保护。
4. 呕血或便血后及时彻底清洁患者口腔或肛周，防止皮肤黏膜破损。

（五）心理护理

清醒患者予以陪伴、安抚和支持患者，让患者家属也给予相应的支持，使患者感到亲情的关爱，保持情绪稳定。

十二、咯血患者护理常规

喉以下呼吸道任何部位出血，经口腔排出称咯血，包括大量咯血、血痰或痰中带血。常见于肺结核、支气管扩张、支气管结核、肺癌、二尖瓣狭窄等疾病，其中肺结核咯血约占90%。小量咯血多因毛细血管受到病灶侵蚀破坏所致，可见痰中带血丝，24h咯血量在100ml以内；中等量咯血，较大的血管破裂，多为鲜红色，伴有泡沫或痰，24h咯血量在100～500ml，咯血前多有喉部痒感、胸闷、咳嗽等先兆症状；大咯血，支气管扩张或结核空洞壁动脉瘤破裂，24h咯血量达500ml以上或一次咯血100ml以上，常伴有呛咳、脉搏细速、出冷汗、呼吸急促、面色苍白。

【评估要点】

1. 评估咯血持续时间、每日咯血次数、咯血量、颜色与性状及伴随症状。
2. 评估患者的生命体征、意识状态、外周循环情况。
3. 评估有无与咯血有关的系统性疾病，如呼吸系统；有无职业粉尘接触史、吸烟史。
4. 评估有无焦虑、恐惧等负性情绪。

【护理问题】

1. 清理呼吸道无效　与痰液黏稠、咳嗽无力有关。
2. 体液不足　与大量咯血所致循环血量不足有关。
3. 焦虑、恐惧　与反复、大量咯血久治不愈有关。
4. 潜在并发症　窒息、肺不张、肺部感染、失血性休克。

【护理措施】

1. 心理护理　咯血后为患者漱口，保持口腔清洁，及时清除血污物品，保持床单元整洁。解除患者紧张情绪和恐惧感。

2. 休息与卧位　静卧休息，去枕患侧卧位，以免血液流入健侧支气管影响气道通畅。咯血停止后7d，无其他并发症时，可下床轻微活动。

3. 用药护理　按医嘱正确使用镇静药、止血剂，并观察药物疗效及不良反应。

4. 保持呼吸道通畅　指导并协助患者将气道内痰液和积血轻轻咳出，保持气道通畅，防止窒息发生。痰液黏稠无力咳出者，可经鼻腔吸痰。重症患者在吸痰前后应适当提高吸氧浓度，避免吸痰引起低氧血症。

5. 饮食护理　大咯血者暂禁食，小量咯血者进食少量凉或温的流质饮食。多饮水，保持大便通畅。

6. 病情观察　观察生命体征、意识情况，记录咯血量，并留标本。

7. 心理护理　稳定患者情绪，必要时遵医嘱给予小剂量镇静药。

十三、大咯血患者护理常规

喉部以下呼吸道任何部位的出血经喉部口腔而咯出者称为咯血。大咯血是指1次咯血量＞200ml，或24h咯血量＞400ml，或48h内＞600ml，或持续咯血而需输液以维持血容量，以及因咯血而引起气道阻塞导致窒息者。急性致死性大咯血是指急剧从口鼻喷射出大量鲜血，出血量在200ml以上者。大咯血病死率达50%～100%。

【评估要点】

1. 咯血量观察　大量咯血，1次＞200ml或＞400ml/24h或＞600ml/48h。

2. 症状观察

（1）生命体征：心率、脉搏、血压、呼吸。

（2）面色、皮肤：有无发绀、湿冷。

（3）意识状态：有无焦虑躁动、意识障碍。

【护理问题】

1. 气体交换障碍　与大量血凝块阻塞呼吸道有关。

2. 有窒息的危险　与持续大量咯血有关。

3. 体液不足　与大量咯血所致循环血量不足有关。

4. 焦虑/恐惧　与咯血量多，担心疾病预后有关。

【护理措施】

（一）保持呼吸道通畅

1. 记录患者咯血颜色、性状、量，以及呼吸、意识状态、生命体征的变化。

2. 患者绝对卧床休息，禁止一切活动，禁食，待病情稳定后再进食。

3. 清醒患者给予吸氧；昏迷患者配合医生紧急建立人工气道，并做好人工气道的护理。

4. 咯血时取去枕患侧卧位，及时清理口腔、鼻腔、咽喉部的积血，必要时使用吸痰管吸出积血。

（二）窒息的预防及抢救护理措施

1. 遵医嘱给予镇静药、止血剂，评估镇静深度，避免镇静过深抑制咳嗽反射和呼吸中枢，使血块不能咯出而致窒息。

2. 加强对情绪紧张、全身衰竭、肺功能差、病变广泛的患者的观察，避免用力排便、咳嗽、呕吐等诱发咯血。

3. 窒息患者采取以下抢救措施。

（1）将患者俯卧，提起腰部，使头低足高，躯干与地面垂直。

（2）用张口器或压舌板将口腔撑开，舌钳牵舌向外下方，迅速清除口腔及咽部血块。

（3）轻拍背部，待患者窒息缓解，呼吸畅通后，予以平卧、氧气吸入。

（4）建立静脉通道，遵医嘱给予呼吸兴奋剂。

十四、支气管哮喘患者护理常规

支气管哮喘简称哮喘，是由多种细胞（如嗜酸性粒细胞、肥大细胞、T淋巴细胞、中性粒细胞、呼吸道上皮细胞等）和细胞组织参与的呼吸道慢性炎症性疾病。临床表现为反复发作性喘息、呼气性呼吸困难、胸闷或咳嗽等症状，常在夜间和（或）清晨发作、加剧，多数患者可自行缓解或经治疗缓解。

【评估要点】

1. 哮喘促发因素评估　职业，环境气候变化，药物，运动。

2. 呼吸状况评估　呼吸频率、深度、胸部运动及呼吸音；咳嗽的效果，痰液的量及性状；患者皮肤颜色、温湿度、意识变化。

【护理问题】

1. 气体交换障碍　与气道痉挛、狭窄有关。

2. 清理呼吸道无效　与痰多黏稠、气短、无力咳痰有关。

3. 焦虑　与疾病长久频繁发生有关。

【护理措施】

（一）氧疗护理常规

1. 吸氧流量为 1～3L/min，吸氧浓度一般不超过 40%，维持 $SpO_2 > 90\%$。

2. 若病情进一步加重，氧合改善不明显，必要时行机械通气治疗。

（二）无创正压通气护理常规

1. 评估患者合作能力及气道情况，充分沟通，消除紧张情绪。
2. 患者取坐位或半卧位（床头抬高30°以上）。
3. 行肠内营养患者，观察有无胃潴留。有胃潴留者暂停鼻饲，抽吸胃液。
4. 协助医生准备呼吸机，设置通气模式，选择适宜的鼻罩（或面罩）及头带。
5. 指导患者无创通气治疗时正确呼吸（鼻吸气，嘴呼气）。
6. 密切观察患者病情变化，监测患者神志、呼吸、SpO_2、排痰等情况。
7. 密切观察呼吸机各参数及人机同步情况，检查有无通气异常、漏气等，保证通气的有效性及安全性。

（三）用药护理

1. 遵医嘱使用支气管扩张剂、激素等药物进行雾化吸入治疗，正确指导患者用药。
2. 吸入给药时观察口咽部局部不良反应，包括声音嘶哑、咽部不适和念珠菌感染，吸药后让患者及时用清水含漱口咽部可减少不良反应的发生。
3. 遵医嘱正确使用镇静及肌肉松弛药，观察镇静效果及药物不良反应，如心动过速、低血压等，及时报告医生给予相应处理。
4. 严格执行医嘱的用药剂量、浓度和给药速度，合理安排输液顺序，密切观察用药效果和不良反应。
5. 保持静脉通路畅通，药液无渗出，确保药液在规定时间内输入。
6. 密切监测呼吸频率、节律、血氧饱和度、心率和哮喘症状等的变化。

（四）体液不足的护理

1. 记录患者24h出入量、每小时尿量、出汗情况、皮肤弹性等，若尿量＜30ml/h，及时通知医生处理。
2. 遵医嘱建立静脉通路，每日补液2500～3000ml，给予输液泵控制输液速度，根据患者心功能调整滴速。保持静脉通路畅通，药液无外渗。必要时监测中心静脉压（CVP）。
3. 观察水、电解质紊乱的表现，如皮肤黏膜、心率、心律、血压及神经肌肉功能。遵医嘱留取血标本监测血清电解质的变化。

（五）心理护理措施

对清醒患者予以心理疏导和健康宣教，缓解焦虑情绪。

十五、腹腔热循环灌注治疗护理常规

（一）灌注前护理

1. **评估** 了解患者前3d内血常规及肝功能、肾功能结果是否正常，评估患者病情、意识、配合程度。

2. 心理护理　向患者解释腹腔热循环灌注的目的、简单操作步骤及可能出现的不良反应，使患者有充分的心理准备。

3. 环境准备　操作间进行空气消毒；保持室内适宜的温湿度。

4. 用物准备　BR-TRS-Ⅰ/Ⅱ型热灌注治疗仪、体腔热灌注治疗管道组件、心电监护仪、吸氧装置、灌注药物、消毒用物、隔离衣、手套、化疗药、预处理药品根据医嘱准备、必要时准备护理垫。

5. 核对　患者姓名、住院号、诊断、热循环灌注医嘱及药物名称、剂量、途径。

6. 体位　仰卧位，头部抬高10°～20°。

7. 预处理　灌注前15～30min完成预处理，即镇痛、止吐、镇静药，建立静脉通道，及时为患者补液水化治疗。

8. 检查热循环灌注仪水箱水位　4.0～5.5L。

（二）灌注中护理

1. 开机后输入患者信息，协助医生设置温度、时间、流速等治疗参数，连接各管道。

2. 持续心电监护、吸氧，观察生命体征变化。

3. 动态观察储液袋液体量，保持液面稳定，治疗曲线稳定在43℃±0.1℃。

4. 观察出水管液体颜色，正常淡红或淡黄，如鲜红或有粪水样液应停止治疗，报告医生。

5. 关机移除管道组件时，操作者穿隔离衣、戴双层手套、口罩，避免药物溅出。

6. 计算灌入液和灌出液量的差值。

7. 出现任何异常状况，及时上报医生。

（三）灌注后护理

1. 协助患者擦汗，更换湿衣。

2. 观察评估腹部疼痛强度和性质、药物不良反应。

3. 灌注后根据患者情况监测体温、血压、血氧饱和度的变化，必要时行心电监护和吸氧。

4. 治疗当日测量随机血糖≥2次，次日空腹血糖1次。

5. 护理记录过程，重点是灌入液和灌出液的量、灌出液体的颜色和患者主诉。有异常及时动态记录。

十六、患者自我疼痛控制法（PCA）技术护理常规

PCA是一种经医护人员预先设置镇痛药物的剂量，再交由患者"自我管理"的疼痛处理技术。一旦发生疼痛，患者可以自行通过按压追加键，从而达到镇痛的目的。

(一) PCA 前护理

1. 详细评估患者情况，全面了解患者病情、年龄、体重、生理状况、文化水平、经济能力、疼痛情况等。合理选择 PCA 途径，对存在 PCA 禁忌证的患者，应选择其他镇痛方法。

2. 告知患者及其家属实施 PCA 的目的、意义及注意事项，说明 PCA 的作用原理，可能出现的不良反应等，征得患者本人及其家属同意方可应用。

(二) PCA 中护理

1. 保持 PCA 泵正常运行

(1) 掌握 PCA 泵的使用方法、参数设定和镇痛药特性。确保 PCA 泵给药装置正常运行，熟悉其常见的报警原因及处理方法。

(2) 使用 PCA 泵时，若硬膜外给药，导管通常固定在后背，让患者保持正确卧姿，防止导管受压、牵拉；静脉泵给药时尽可能使用单独的静脉通道，若确需通过 PCA 的静脉通路滴注其他液体时，必须严格控制最初的给药速度，防止将管道内的镇痛药快速冲入体内而发生危及生命的情况。

(3) PCA 泵应低于患者心脏水平放置，电子 PCA 泵勿接近磁共振仪，不可在加压氧舱内使用。

(4) 指导患者正确使用 PCA 泵。自控键应由患者自行选择按压时机，使用期间做好患者及其家属的宣教工作。

2. 预防感染　穿刺时严格执行无菌操作。定期检查，通常 3～5d 更换 PCA 通道。

3. 不良反应护理　应用 PCA 时，护士须观察用药量、浓度和速度有无异常，防止药物过量引起或加重各种不良反应。若患者已出现与药物不良反应有关的症状体征时，应及时报告进行处理。常见经椎管内和硬膜外镇痛的并发症及处理方法如下。

(1) 呼吸抑制：是硬膜外镇痛泵最严重的并发症之一。使用期间观察患者有无意识状态改变、嗜睡、呼吸深度减弱和血氧饱和度的变化。当患者呼吸频率 < 8 次/分、氧饱和度 < 90%、收缩压值 < 90mmHg 时，应及时向医生汇报，同时面罩给氧 6L/min，唤醒并鼓励患者做呼吸。病情严重者须进行辅助或控制呼吸，同时使用纳洛酮解救。

(2) 尿潴留：常发生于镇痛治疗后的 24～48h。观察患者有无排尿困难、耻区胀满。尿潴留时给予诱导排尿，留置尿管等。

(3) 恶心呕吐：是阿片类药物最常见的不良反应，多发生于给药后 4～6h，可自行缓解或用 5-羟色胺等治疗。

(4) 便秘：对于使用镇痛药物的患者养成定时排便的习惯，观察有无便秘，必要时遵医嘱使用通便药。

(5) 皮肤瘙痒：患者发生皮肤瘙痒，应首先排除患者对镇痛药过敏的可能性，而后进行对症处理。

4. 疼痛护理

（1）应用 PCA 时，需动态评估患者疼痛控制情况。

（2）记录镇痛方案及镇痛效果。护士应详细记录患者的镇痛治疗方案，患者的用药情况及镇痛效果。如果出现镇痛不佳，应及时告知医生并配合处置。

（三）停 PCA 后护理

1. 遵医嘱停用镇痛药或等量转化为口服、透皮贴剂使用，给予相关用药指导。

2. 定期随访，专人专职完成 PCA 随访管理工作，一般停泵后 3d 完成首次随访，之后 1 周、1 个月、3 个月进行随访。随访内容包括疼痛控制情况，服药依从性、不良反应及爆发痛等，并填写随访记录表。

十七、发热患者护理常规

发热指产热增多或散热减少，导致体温升高。发热是一种症状，以感染性发热为多见，如致病微生物引起的急慢性传染病及局部或全身感染。非感染性发热常见于血液病、肿瘤、中暑及中毒等。

【评估要点】

1. 评估患者有无与发热相关的疾病及诱因。

2. 评估患者生命体征、发热程度、热型和热程，以及伴随症状。

3. 评估患者出汗、进食、饮水、休息等情况，以及有无谵妄或幻觉等意识障碍。

【护理问题】

1. 体温过高　与病原体感染和（或）体温调节中枢功能障碍有关。

2. 体液不足　与体温下降期出汗过多和（或）液体量摄入不足有关。

3. 营养失调　低于机体需要量，与长期发热所致机体物质消耗增加和（或）营养物质摄入不足有关。

4. 口腔黏膜受损　与发热所致口腔黏膜干燥有关。

5. 潜在并发症　意识障碍；惊厥。

【护理措施】

1. 休息　卧床休息，采取舒适体位，必要时可吸氧。定时开窗通风，注意保暖，减少探视。

2. 饮食指导　鼓励饮水每日 3000ml 以上，给予高热量、高蛋白、高维生素、易消化流质或半流质饮食；不能进食的患者给予鼻饲饮食，必要时静脉补液及肠内营养以纠正水、电解质紊乱。

3. 皮肤、口腔护理　勤换衣服和床单，长期持续高热患者，协助其改变体位，防止压力性损伤、肺炎等并发症出现。保持口腔清洁，晨起、睡前刷牙，餐后温盐水或 1/5000 氯己定液漱口。

4. 安全指导　高热谵妄或躁动时，及时使用床挡，必要时使用约束带，防止发生意外及坠床。

5. 降温护理　高热患者予以物理降温，对冷敏感的患者不宜使用任何方法的物理降温。对有出血倾向、皮下出血点及伴有皮肤损伤的患者禁止使用乙醇擦浴，特别是白血病患者，防止出血症状加重。必要时遵医嘱予以药物降温。降温过程中注意观察病情变化，防止发生虚脱。

6. 病情观察　定期监测体温并记录；观察感染灶的症状、体征及变化情况；做好各种标本的采集及送检工作；遵医嘱使用抗生素等药物。

7. 心理护理　耐心解答各种问题，尽量满足合理需求，解除高热给患者带来的身心不适。

十八、昏迷患者护理常规

昏迷是大脑皮质功能发生极度抑制的病理状态，是最严重的意识障碍，表现为意识持续地中断或完全丧失，对自身及外界周围环境刺激不能做出正常反应。临床引起昏迷的原因除颅内疾病外，全身疾病亦可引起昏迷，如急性感染、中毒、缺氧、水及电解质紊乱、内分泌及代谢障碍疾病、心脑血管疾病、尿毒症、肺性脑病及低血糖等。

【评估要点】

1. 根据格拉斯哥评分法判断患者意识情况。

2. 评估患者生命体征情况、呼吸道通畅情况及有无与昏迷相关的疾病史或诱发因素。

3. 评估患者有无提示危急重症发生的伴随症状。

4. 评估护理各种安全高危因素、引流管情况，有无潜在并发症。

【护理问题】

1. 清理呼吸道无效　与昏迷所致咳嗽、吞咽反射减弱或消失有关。

2. 排尿/排便失禁　与昏迷所致排泄功能障碍有关。

3. 有营养失调的危险/营养失调　低于机体需要量，与昏迷不能正常进食有关。

4. 有皮肤完整性受损的危险　与昏迷所致自主运动消失及排尿、排便失禁有关。

5. 有感染的风险　与昏迷所致咳嗽、吞咽反射减弱或消失，侵入性导尿装置有关。

【护理措施】

1. 卧位与休息：平卧位，头部偏向一侧或侧卧位。严格控制探视人员。

2. 体位与皮肤：保持肢体功能位，病情许可时给予被动运动。定时翻身，轻轻拍击受压一侧背部，以助痰液排出，预防肺部并发症。保持皮肤及床褥清洁、干燥，受压处皮肤予以按摩、垫软气垫，以预防压力性损伤。

3. 饮食护理：保证营养及水分摄入。昏迷时间较长者，可采用鼻饲法给予高热量、高蛋白饮食。

4. 管路护理：保持各种管路的妥善固定及通畅（引流管、胃管、尿管、静脉通路等），严格执行无菌操作技术，防止逆行感染。

5. 安全护理：防止咬伤唇舌、窒息、坠床等意外事件发生，必要时遵医嘱予以约束。

6. 口腔、眼部护理：每日口腔护理2～3次，动作轻柔，可用复方硼砂含漱液过氧化氢或氯己定液清洗口腔。张口呼吸的患者，口唇覆盖湿纱布。保持眼内及角膜、结膜干燥。眼睑不能闭合者，可涂抹红霉素眼药膏或覆盖凡士林纱布，防止异物落入。

7. 保持呼吸道通畅：取出活动义齿，舌后坠者放置口咽通气管。气管内分泌物较多而不能自主排痰者，可经口或鼻吸痰，必要时行气管切开术。

8. 做好大、小便护理：尿失禁、尿潴留者，可安置导尿管，做好尿道口护理，防止泌尿系统感染。大便失禁者，应及时清理粪便，保持肛周皮肤干燥；便秘者，应及时处理，必要时可使用开塞露帮助排便。

9. 其他护理：高热时可采取物理降温，降温过程中观察病情变化；发生抽搐时，避免坠床；使用冰袋及热水袋时，严防冻伤及烫伤。

10. 备齐抢救药品及物品，预防潜在并发症。

十九、危重患者护理常规

危重患者是指患者病情发病急骤，病情危重，生命体征不稳定，病情变化迅速，大多伴有一个或多个器官系统功能不稳定、减退或衰竭，病情发展可危及生命的患者总称。重症医学科是现代化医院中集中收治急危重症及多系统脏器衰竭患者的特殊科室，它有先进的临床监护技术和综合性治疗手段，依靠专业人员丰富的临床经验及先进的监护设备对患者实施密集的加强治疗和整体护理，协助患者尽快恢复健康。

【评估要点】

1. 生命体征评估。
2. 呼吸道评估，呼吸困难，窒息。
3. 意识状态评估，清醒，嗜睡，昏睡，昏迷，镇静状态。

4. 皮肤黏膜评估。

5. 各种管路的评估。

【护理问题】

1. 有窒息的危险　与呼吸道分泌物不能及时排出有关。

2. 有皮肤完整性受损的危险　与长期卧床有关。

3. 有跌倒的危险　与肌力下降有关。

4. 有感染的危险　与免疫力低下、侵入性操作有关。

【护理措施】

(一) 基础护理

1. 根据病情采取正确的体位，特殊体位遵医嘱。

2. 口腔护理 2～4 次/日；每日 2～4h 翻身、拍背 1 次。昏迷患者每次翻身时进行肢体被动活动，肢体置功能位。会阴冲洗 1 次/日，尿道口清洁消毒 2 次/日。根据需要洗头 1～2 次/周；行晨、晚间护理，床上擦浴 2 次/日。

3. 患者卫生做到"三短十洁"，即胡须、指甲、趾甲短；眼、口、鼻、手、足、会阴、肛门、皮肤、头发、身体清洁。

4. 物理降温时切忌枕后擦浴；老年人与儿童不可使用乙醇擦浴；冰袋降温时，应避开温度敏感部位，一个部位放置时间不可过长，注意观察局部皮肤颜色、温度，以防冻伤。

(二) 引流管的护理

1. 保持各引流管标识清楚，标识注明引流管的名称、置入长度、留置时间等信息。

2. 妥善固定引流管，避免牵拉，防止导管脱出。

3. 每 1 小时观察引流情况，保持引流通畅，严密观察引流液颜色、性状、量并记录。

4. 保持引流系统密闭、无菌，引流装置位置适宜，防止反流而引起感染。

(三) 监测与治疗

1. 安置心电监护仪，连续监测患者心率、心律、血压、呼吸、动脉血氧饱和度等，根据病情设定监测时间及报警界限。

2. 遵医嘱行 CVP、IBP、ICP、血糖、床旁血气分析、PICCO 监测等特殊监测。

3. 按时完成气压治疗、雾化吸入、胸背部物理治疗、呼吸功能训练等。

4. 遵医嘱按时用药，观察用药效果及药物不良反应，并记录。

5. 准确记录出入量，保持出入量平衡。

(四) 预防感染

1. 严格落实"三管"感染预防措施，包括预防静脉导管相关血流感染，预防导尿管相关尿路感染，预防呼吸机相关性肺炎。

2.多重耐药菌感染患者，应住单间或同种细菌感染同住一间，严格落实接触隔离措施。

3.保护性隔离患者，应住单间，严格落实保护性隔离措施。

4.严格执行手卫生规范。

5.严格无菌技术操作。

（五）预防并发症

1.预防压力性损伤　保持患者身体、被服、床单元的清洁、干燥、平整、无渣屑。无禁忌者每2小时变换患者躯体受压部位的着力点，注意保持患者的舒适体位及肢体功能位，悬空受压骨突处；禁止翻身患者除应用防压力性损伤气垫床外，有条件可加用明胶垫。健康宣教提高患者依从性，注意保暖，加强营养，控制血糖、控制感染等预防措施，严格交接班。

2.预防跌倒　正确使用床挡。对昏迷、老年、小儿、躁动、不合作等患者经评估后实施保护性约束。骨髓抑制但可以下床活动的患者，做好预防跌倒的告知，并签署知情同意书，患者下床活动时必须有责任护士在床旁。危重患者早期康复床上、床旁活动时须多人协助，专人守护。

3.预防非计划拔管　各种管路妥善固定，双重固定。适当镇痛、镇静，尽早拔管，减轻患者不适。给患者讲解留置管道的重要性及自我保护方法，让患者主动参与保护导管。

4.预防约束相关并发症　评估患者合作程度、非计划拔管的风险，严格掌握约束指征。约束前告知患者及家属，取得知情同意后方可约束。约束时肢体处于功能位，约束部位垫衬垫，每2小时放松1次，活动肢体，检查约束部位皮肤完整性。

5.预防血栓　协助患者早期活动，循序渐进，必要时行气压治疗、穿梯度弹力袜，指导其踝泵运动，遵医嘱使用抗凝剂，观察出血倾向。

（六）心理护理

关心患者，主动与患者沟通交流，了解并尽量满足患者需求。鼓励家属参与患者的康复活动，消除患者顾虑。

二十、休克患者护理常规

休克是指各种原因导致的机体有效循环血量急剧减少，组织血液灌流量严重不足，引起组织细胞缺血缺氧，以致器官功能障碍及代谢障碍的临床综合征。按休克原因分类为低血容量性休克、过敏性休克、心源性休克、感染性休克及神经源性休克。每类休克均有多种病因引起，是严重的全身应激反应。

【评估要点】

1.一般评估

(1) 生命体征，如低血压、心率增快、皮温降低。

(2) 意识状态，如激越、意识模糊、谵妄、昏迷。

2.皮肤面色及末梢循环情况。

3.尿量、尿比重、酸碱度的变化。

【护理问题】

1.体液不足　与失血、失液、体液分布异常有关。

2.有休克的危险　与有效循环血量减少有关。

3.气体交换障碍　与肺组织灌流量不足、肺水肿有关。

4.潜在并发症　多器官功能障碍（MODS）。

【护理措施】

（一）**建立有效的静脉通路**

1.在未建立中心静脉通路之前，选择粗大外周血管迅速建立通路且最好两条以上。

2.在紧急状态下，协助医生快速建立中心静脉通路，患者病情稳定后，遵医嘱拔除。

3.利用其他监测导管作为中心静脉通路时，关注监测的连续性、准确性，并认真落实预防导管相关性感染的措施。

（二）**容量复苏**

1.协助医生进行容量负荷试验。

2.遵医嘱快速补液，密切监测生命体征、乳酸水平、CVP、每小时尿量、意识、瞳孔等。复苏的第一个 6 h 内达到中心静脉压 8～12mmHg，平均动脉压 ≥ 65mmHg，尿量 ≥ 0.5ml/kg。

（三）**保持呼吸道通畅**

1.遵医嘱立即给予吸氧，痰多者协助有效咳嗽排痰，必要时经口、鼻腔吸痰。评估患者的呼吸状态、SpO_2、动脉血气分析结果。

2.对于排痰困难、无气道保护能力的患者，需协助医生立即建立人工气道，行机械通气治疗，保证氧供。

3.无创通气时密切评估患者的意识状态及配合情况，做好保持呼吸道通畅的护理。

(1) 选择大小适宜的无创呼吸面罩，保持呼吸面罩、呼吸回路的漏气孔畅通。面部受压部位贴泡沫敷贴或水胶体敷料预防压力性损伤。从低吸气压力开始，一般吸气压力 6～8cmH$_2$O，呼气压力 4～6cmH$_2$O，患者适应后逐渐调高压力水平，以达到目标血氧饱和度。

(2) 每日更换恒温加热湿化器的灭菌注射用水。及时倾倒呼吸机回路的冷凝水。

(3) 指导患者咳嗽排痰，指导其紧急情况下摘下面罩的方法，防止呕吐时误吸。

(4) 嘱患者闭口用鼻呼吸，避免腹部胀气。患者需要进食、饮水等，需摘下面罩，改用双鼻塞吸氧，避免误吸。进食期间密切观察病情变化。

4. 使用有创机械通气的患者，按机械通气护理常规实施护理。

（四）使用血管收缩药护理

1. 使用专用注射器，经专用静脉通道泵入血管活性药物，载液用输液泵控制速度，不与其他药物共用同一条静脉通路。

2. 在新增血管收缩药或改变剂量时，若无有创动脉压持续监测，应缩短无创动脉血压测量间隔时间，初始间隔 5min，至血压稳定后依据病情设定测量间隔时间。

3. 使用双泵更换血管收缩药，密切关注血压波动情况，加强对患者四肢，尤其是指（趾）端的保暖、防压，禁用热水袋。

（五）病情监测

1. 持续监测 T、P、R、BP、CVP、IBP、SpO_2 等。根据患者病情、医嘱，设定参数报警限、血压的测量间隔时间。记录每小时尿量，每 4~6 小时评估出入量一次，以便及时调整补液方案。

2. 协助医生行 PICCO 监测、床旁超声评估等治疗，做好中心静脉和动脉导管的维护，预防感染。遵医嘱及时采血行血气分析、血培养等。

3. 保持平均动脉压在 65mmHg 以上，床头抬高 > 30°可降低颅内压，有效改善脑灌注。

4. 高热患者首先要针对脑部降温以降低氧耗。

5. 患者外出行 CT、内镜、MRI 检查等，做好转运前的评估和准备，保证转运安全。

（六）心理护理

1. 保证患者充分镇痛、适度镇静，做好基础护理，保持舒适体位。

2. 为带人工气道、无法用语言表达的患者提供写字板、图片等，以方便进行交流与沟通。

3. 充分利用家属探视时间，主动向家属介绍患者护理相关情况，与家属建立良好信任关系。

二十一、肺栓塞患者护理常规

肺栓塞（pulmonary embolism，PE）是指静脉系统或右心的栓子脱落，随血液漂流阻塞肺动脉或其分支而引起循环和呼吸功能障碍的临床综合征。分为血栓性栓子和非血栓性栓子，以血栓性栓子最常见，由血栓引起的肺栓塞也称肺血栓栓塞。

【评估要点】

1. 高危因素评估　恶性肿瘤，长期卧床，1个月内有大手术病史，有静脉血栓栓塞症（venous thromboembolism，VTE）或者肺栓塞（PE）病史。

2. 症状观察　疼痛，肿胀，出血，活动能力。

【护理问题】

1. 气体交换障碍　与血栓阻塞肺部有关。

2. 有出血的危险　与抗凝治疗有关。

3. 疼痛　与血液淤滞、肢体肿胀有关。

【护理措施】

(一) 保证有效的氧疗

1. 遵医嘱予氧气吸入，纠正低氧血症。

2. 呼吸难以维持的患者，配合医生紧急气管插管，行机械通气。

3. 监测患者生命体征，进行有创动脉压监测。

4. 遵医嘱进行动脉血气分析，及时将血气分析结果告知医生。

5. 面罩吸氧的患者进餐时可更换为双鼻导管吸氧。

(二) 维持有效的静脉通路

留置静脉通路并保持通畅。当患者出现病情变化时，遵医嘱及时给药。

(三) 监测血栓情况

监测患者双下肢腿围。腿围增大时，及时向医生汇报并采取措施。

(四) 减轻疼痛

1. 使用 NRS 疼痛评估表或 CPOT 评分表对患者进行疼痛评估。评分＞3分应及时通知医生，遵医嘱给予镇痛药物。

2. 采取减少噪声、播放轻音乐、操作时动作轻柔、协助患者取舒适体位等措施减轻患者不适。

3. 带有人工气道不能表达的患者可通过写字板与患者交流，及时了解患者疼痛情况。

(五) 患者活动的护理

1. 急性期患者卧床休息；当血流动力学稳定，B 超检查无活动性血栓者，可在床上逐渐增加自主活动量，避免被动活动，以防栓子脱落。

2. 在医生指导下进行早期床旁活动，活动之前做好保护和防范措施。进行床上活动时，将床头抬高30°～45°，床尾向下放，使患者呈坐位。使用握力器进行患者手部力量锻炼。使用呼吸功能锻炼器锻炼肺活量。

（六）溶栓患者出血观察及护理

1. 观察患者皮肤黏膜、牙龈、穿刺点、皮肤、大小便等有无出血倾向，减少不必要的有创操作。准确记录引流液的量及颜色、性状。量突然增多、颜色转红时及时通知医生。

2. 建立外周动脉导管行有创血压监测，可通过外周动脉导管采血，避免反复穿刺造成出血。

3. 使用输液泵控制肝素静脉泵入的泵速。合理规划低分子肝素皮下注射的部位，观察注射后有无皮下硬结、出血、瘀斑。

4. 口服抗凝药的患者要按医嘱准时给药，经胃管给药者要将药物研磨细，注意给药剂量准确。

5. 遵医嘱给予止血药物及输血治疗，观察有无输血反应。

（七）心理护理

1. 为患者讲解PTE的相关知识，鼓励患者，使得患者积极配合治疗护理工作。

2. 家属参与患者心理疏导工作，使患者拥有战胜疾病的信心。

二十二、保护性隔离患者护理常规

骨髓抑制是放、化疗最常见的限制性不良反应。白细胞减少最低值通常出现在用药后 1～2 周，2～3 周恢复。当白细胞减少 $< 1.0 \times 10^9$/L 特别是粒细胞 $< 0.5 \times 10^9$/L 持续 5d 以上，患者发生严重细菌、真菌或病毒感染的机会大大增加，可达 90% 以上且病情危重。当血小板 $< 50.0 \times 10^9$/L，特别是 $< 20.0 \times 10^9$/L 则出血概率明显增加，可发生脑出血、胃肠道及妇女月经期大出血等。骨髓抑制分级详见表 3-1。

表 3-1 骨髓抑制分级

级别	白细胞	血红蛋白	血小板
正常值	$(4.0～10.0) \times 10^9$/L	男 120～160g/L 女 110～50g/L	$(100～300) \times 10^9$/L
0 级	$\geqslant 4.0 \times 10^9$/L	$\geqslant 110$g/L	$\geqslant 100 \times 10^9$/L
Ⅰ级	$(3.0～3.9) \times 10^9$/L	95～100g/L	$(75～99) \times 10^9$/L
Ⅱ级	$(2.0～2.9) \times 10^9$/L	80～94g/L	$(50～74) \times 10^9$/L
Ⅲ级	$(1.0～1.9) \times 10^9$/L	65～79g/L	$(25～49) \times 10^9$/L
Ⅳ级	$(0～1.0) \times 10^9$/L	< 65g/L	$< 25 \times 10^9$/L

本表参照世界卫生组织（WHO）的标准。

【评估要点】

1. 查体　意识状态及合作程度，生命体征，全身皮肤情况，口腔及黏膜情况。
2. 实验室指标　查血结果，影像学结果。

【护理问题】

1. 有出血的危险　与血小板低有关。
2. 有感染的危险　与白细胞低有关。
3. 有跌倒的危险　与发热、乏力有关。
4. 焦虑　与入住ICU缺乏家属陪伴有关。

【护理措施】

（一）病室环境管理

1. Ⅳ度骨髓抑制患者实行单间隔离，避免感染；Ⅳ以下骨髓抑制患者可双人间隔离。
2. 病室温度20～22℃，湿度保持在50%～60%。病室物体表面、地面、床单元每日使用500mg/L有效氯溶液擦拭消毒2～4次，每日行空气消毒12h。
3. 病室内听诊器、血压计、体温表等一人一用，各种用物应按规定严格消毒灭菌和终末处理。

（二）人员管理

1. 严格执行探视管理，非必要不进行床旁探视，禁止患有传染性疾病尤其是上呼吸道感染者探视。
2. 医务人员患有或怀疑有呼吸道疾病或咽部带菌者，避免接触患者。
3. 医务人员进入病房必须戴口罩、帽子、穿隔离衣、病房专用鞋（外来医务人员穿一次性鞋套），严格执行手卫生及无菌技术操作规范。

（三）病情观察

1. 严密观察患者生命体征、意识、瞳孔、皮肤黏膜、大小便、肢体活动、头晕头痛等情况，注意有无活动性出血。
2. 遵医嘱用药，及时抽血送检，关注血常规结果。
3. 血小板 $< 10 \times 10^9/L$ 患者绝对卧床休息，防止外伤。出现头痛、视物模糊、恶心、呕吐、瞳孔及意识改变，及时告知医生进行相应处理。
4. 口腔护理动作轻柔，防止口腔黏膜出血。
5. 避免进食粗糙、坚硬的食物，以免消化道黏膜损伤而出血。保持大便通畅，切忌用力排便，避免颅内压升高引起颅内出血。涂唇膏防止唇皲裂。

（四）预防感染

1. 保持餐具清洁，进食新鲜食物，加强营养，多进食富含蛋白质食物，以促进白细胞生长。

2. 医务人员严格执行消毒隔离标准，无菌操作技术规范。

3. 避免受凉，预防呼吸道感染。

4. 加强个人卫生，保持口腔、会阴、肛周等处的清洁。

（五）避免意外伤害

1. 穿柔软棉质衣裤，观察皮肤有无出血点或瘀斑。

2. 妥善固定引流管、血管内导管等，避免意外脱管导致出血。

3. 有创操作时延长按压穿刺点时间，直至出血停止。

4. 乏力头晕者应卧床休息，双侧床挡保护。长期卧床患者注意直立性低血压，活动宜缓慢，采取渐进式活动方式。

二十三、多重耐药菌感染患者护理常规

多重耐药菌（multidrug-resistant organisms，MDRO），主要是指对临床使用的三类或三类以上抗菌药物同时呈现耐药的细菌。因 MDRO 感染具有复杂性和难治性等特点，可以导致病死率和发病率升高。常见 MDRO 包括：耐甲氧西林金黄色葡萄球菌（MRSA）、多重耐药鲍曼不动杆菌（MDR-AB）、多重耐药/泛耐药铜绿假单胞菌（MDR/PDR-PA）、耐万古霉素肠球菌（VRE）、耐碳青霉烯类抗菌药物肠杆菌科细菌（CRE）等。

【评估要点】

1. 患者评估

（1）生命体征，呼吸、心率、血压、体温。

（2）感染的细菌种类。

（3）感染部位。

2. 危险因素评估

（1）老年。

（2）免疫功能低下，糖尿病、慢性阻塞性肺疾病、肝硬化、尿毒症、肿瘤患者等。

（3）接受中心静脉置管、机械通气、尿管等侵入性操作。

（4）近期接受 3 种及以上抗菌药物者。

（5）既往长期或多次住院。

（6）既往有 MDRO 定植或感染等。

【护理问题】

1. 有休克的危险　与感染严重有关。

2. 焦虑　与感染后单间隔离有关。

3. 清理呼吸道无效　与感染引起痰液增多，无法排出有关。

4. 有体温改变的危险　体温过高。

【护理措施】

(一) 患者隔离安置

1. 隔离房间设隔离标识。将患者进行单间隔离，或将同类多重耐药菌感染患者安置在同一房间。

2. 多重耐药菌感染或定植患者转诊之前通知接诊科室，采取相应隔离措施。

(二) 无菌技术操作

1. 严格执行无菌技术操作规范。

2. 对患者实施诊疗护理操作时，将多重耐药菌感染或定植患者安排在最后进行。

(三) 手卫生与防护

1. 根据洗手指征洗手或使用速干手消毒剂进行手消毒。

2. 接触多重耐药菌感染患者或定植患者的伤口、溃烂面、黏膜、血液、体液、引流液、分泌物、排泄物时需戴手套，必要时穿隔离衣。完成操作后，及时脱去手套和隔离衣，并进行手卫生。

(四) 诊疗相关物品与环境处理

1. 听诊器、血压计、体温表等医疗器具专人专用，及时消毒处理。轮椅、床旁心电图机等每次使用后擦拭消毒。

2. 地面使用含氯制剂消毒，2次/日；布、地巾等保洁用具分区使用，用后清洁、消毒、干燥备用；换洗被服单独包装做好标识，加强消毒处理。

3. 患者出院后进行终末消毒，按照规定处置和管理医疗废物。

(五) 抗菌药物使用

监测患者体温，根据医嘱按时予以抗菌药物治疗。

(六) 多重耐药菌

根据医嘱及时采集有关标本送检，并关注监测结果。

二十四、气管切开护理常规

(一) 保持呼吸道通畅

1. 取正确的体位　患者取半卧位，颈下略垫高，使颈伸展。

2. 保持气套（导）管在位

(1) 套（导）管系带打手术结，松紧度适宜，以放入一指为宜。

(2) 气囊导管与呼吸机接管连接要紧密，防止脱管使患者发生窒息。

(3) 带气囊的气管套管气囊压力应维持在 25～30cmH$_2$O，宜每 4～6 小时监测气囊压力。每 4～6 小时放气 1 次，每次放气 30min。对带有声门下吸引装置的套管，每次放气前应进行声门下分泌物吸引。

3. 气道湿化

（1）气道湿化方式：分为持续气道湿化和间歇气道湿化。湿化方式的选择应根据病情、活动度、呼吸道功能、痰液的颜色、性状和量等因素综合考虑；术后早期卧床期间可采取持续气道湿化，能下床时可采取间歇气道湿化。

（2）气道湿化装置：可使用注射器、滴瓶、雾化器、喷瓶等间断湿化装置向患者气道间歇滴入或喷入湿化液；持续气道湿化装置可采用微量泵、输液泵、输液装置、加温湿化系统、湿热交换器等将湿化液持续注入气道内；有明显血性痰液、痰液黏稠且痰液多的患者不应使用湿热交换器。

（3）气道湿化液：气道湿化液可选用 0.45% 或 0.9% 氯化钠溶液；使用加温湿化系统时应选用灭菌注射用水；发生感染、痰液黏稠时，应遵医嘱使用黏液稀释剂、黏液促排剂等药物进行湿化。

4. 保证有效痰液引流

（1）一吸：吸入药物。通过气管滴药或雾化吸入将药物吸入支气管肺内，起到溶解、稀释干燥痰液及杀菌作用，使黏痰变稀易于咳出。

（2）二拍：翻身拍背。吸入药物后协助患者翻身，叩击背部，使药物与黏痰充分接触后发挥药效。

（3）三吸：吸痰。若采用上述方法仍不能有效排痰，予以按需吸痰。使用呼吸机的患者吸痰时可致血氧分压降低，在吸引前应加大吸氧浓度；如痰液过多，在 2 次吸痰中间应连接呼吸机呼吸 10 次后再吸引，以免缺氧。

（二）严格执行无菌技术操作规程，防止感染

1. 气管切开护理　应严格遵守无菌技术操作原则。

2. 气管造口的维护

（1）敷料选择与更换：应使用无菌纱布或医用气切泡沫敷料作为气管套管垫；无菌纱布气管套管垫应每日更换，如有潮湿、污染应及时更换，泡沫敷料根据产品说明书使用；定时检查敷料及气管造口周围皮肤，确保清洁干燥。

（2）清洁与消毒：每天用生理盐水清洁气管造瘘口，并消毒造口皮肤；气管造口清洁前宜进行气道吸引，保持气道通畅；气管造口消毒宜采用含碘类或乙醇类皮肤消毒剂，消毒剂过敏者应采用 0.9% 氯化钠溶液。

3. 气管内套管清洗与消毒

（1）气管内套管用流动水清洗，清洗后的气管套管壁上应无肉眼可见的附着物，对光检查确认洁净、通畅。

（2）气管内套管清洗消毒至少每天 2 次。金属气套管，选用 3% 过氧化氢溶液或 2% 戊二醛溶液等高效消毒液浸泡消毒 25～30min，或煮沸消毒 20～30min。塑料套管，选用 3% 过氧化氢溶液或 2% 戊二醛溶液浸泡消毒 25～30min。

4. 隔离　对呼吸道传染性疾病的患者，应按院感要求进行隔离和自我防护。

（三）气管切开护理操作要点

1. 吸痰管管径不宜超过气管内套管内径的50%，宜选择有侧孔的吸引管。

2. 每次吸痰前应检查负压，吸痰时成人负压控制在80～120mmHg，痰液黏稠者可适当增加负压。

3. 吸痰前后宜给予氧气吸入。

4. 进食后30min内不宜进行气道吸痰，持续鼻饲的危重患者吸痰时暂停鼻饲。

5. 吸痰前不宜向气道内滴入湿化液，仅在气道分泌物黏稠且常规治疗手段效果有限时可在吸痰时滴入湿化液。

6. 宜浅吸痰，若吸引效果不佳则可深吸痰。

7. 每次吸痰应在15s内完成，连续吸痰应<3次。

8. 吸痰过程中应观察患者呼吸、面色，以及痰液颜色、性状和量等，如有异常应立即暂停吸痰。

9. 评估吸痰后的效果，观察气道吸痰后的不良反应。

10. 记录吸痰的时间、痰液的颜色、性状和量。

（四）气管套管更换的护理

1. 确认需要更换气管套管的型号及规格。

2. 备好换管所需物品，润滑新的气管套管备用。

3. 协助患者取适当体位，经气管套管和口腔充分气道吸引。

4. 配合医生更换气管套管时，应同时观察患者呼吸、面色及病情变化。

5. 气管套管更换后，应检查套管固定是否正确及患者呼吸情况等，并做好记录。

（五）拔管护理

1. 拔除前评估与准备

（1）评估患者的意识状况、自主呼吸、咳嗽反射、吞咽反射、清理呼吸道的能力及痰液颜色、性状和量、有无肺部感染等。

（2）指导/训练患者拔管时的配合要点和拔管后的注意事项。

（3）拔管前宜连续堵管24～48h，观察并记录堵管期间患者活动、睡眠、进食时的呼吸情况。

2. 拔除后的观察与处理

（1）应观察患者呼吸、咳痰情况、吞咽反射及进食等情况。

（2）应观察气管造口胶布或张力性敷料是否固定牢固，伤口是否对合好。

（3）指导患者功能康复。

（4）备好床旁紧急气管切开用物。

二十五、胸腔闭式引流护理常规

（一）维持引流系统密闭
1. 保持水封瓶长管没入水中 3～4cm 并直立。
2. 胸壁切口及引流管周围用纱布及敷料包盖严密，必要时用凡士林纱布。
3. 搬动患者或更换引流瓶时，先用两把止血钳双向夹闭引流管，引流管未夹闭时引流瓶不可高于胸壁引流口位置。
4. 随时检查引流装置是否密闭，引流管有无脱落。
5. 引流瓶损坏或引流管接头松脱时，立即双向夹闭胸腔引流管并更换引流装置，然后开放钳夹，鼓励患者咳嗽、深呼吸，排除胸膜腔内的空气。
6. 引流管从胸腔脱落时，立即用手捏闭伤口皮肤，消毒处理后，用凡士林纱布封闭伤口，并协助医生进一步处理。

（二）严格执行无菌技术操作规程，防止逆行感染
1. 保持引流装置无菌，定时更换引流装置，严格执行无菌技术操作原则。
2. 保持胸壁引流口处敷料清洁干燥。
3. 引流瓶低于胸壁引流口平面 60～100cm，防止瓶内液体逆流入胸膜腔。

（三）保持引流的通畅
1. 患者取半卧位，经常变换体位，依靠重力引流。
2. 鼓励患者进行咳嗽和深呼吸，帮助胸腔内液体和气体排出。
3. 定期检查引流管是否通畅，防止引流管阻塞、扭曲和受压，根据具体情况挤压引流管。挤压方法为两手同时从上到下向水封瓶方向挤压引流管。

（四）观察和记录引流情况
1. 密切观察和准确记录引流液的颜色、性状和量，胸腔引流管内有大量鲜红血液引出（100～200ml/h）时，提示有胸腔内活动性出血可能，应报告医生及时处理。
2. 观察引流瓶中是否有气体逸出。
3. 观察水封瓶长管中的水柱波动情况，判断引流管是否通畅，一般情况下水柱上下波动范围 4～6cm。若水柱波动幅度过大，提示可能存在肺不张；若水柱无波动，提示引流管不畅或肺已经完全复张。
4. 观察患者切口周围有无皮下气肿。
5. 观察患者有无胸闷、气促、气管向健侧偏移等肺受压的症状。有则提示引流管被血块堵塞可能，应挤捏引流管或使用负压间断抽吸引流瓶短管促使其通畅，并通知医生。全肺切除术后患者如气管明显向健侧移位，排除肺不张后酌情开放胸引管放出适量气体和液体，每次放液量不宜超过 100ml，速度宜慢。

（五）拔管护理

1. **拔管指征** 留置胸引流管 48～72h，引流瓶中无气体逸出，引流液量明显减少且颜色变淡，24h 引流液在 50～300ml，脓液＜10ml，X 线胸片显示肺膨胀良好，患者无呼吸困难等症状可拔管。

2. **协助医生拔管** 嘱患者先深吸一口气，在其吸气末迅速拔管，立即用纱布和敷料封闭胸壁伤口（必要时用凡士林纱布），并包扎固定。

3. **拔管后观察** 拔管后 24h 内密切观察患者有无胸闷、呼吸困难、发绀、切口漏气、渗液、出血、皮下气肿等，发现异常立即报告医生处理。

二十六、管饲护理常规

（一）保持引流的通畅

1. 妥善固定营养管，每班检查营养管留置长度，每日更换固定营养管的鼻贴胶布，发现有松脱，立即更换。

2. 营养管远端张贴管道标识，注明名称、置入长度（或外露长度）和置入日期，标识不清及时更换。

3. 每次管饲前后、连续输注过程中每间隔 4h、注药前后，均以温开水 30ml 脉冲式冲洗管道。

4. 经营养管注药时，应将药物完全溶解后经管道注入。

5. 每次冲管后需要抬高末端并反折包裹或者盖紧盖子。

6. 一旦发生堵管，立即用温开水反复脉冲式冲管并回抽，必要时更换喂养管。

7. 患者翻身、床上活动时防止压迫、折叠、扭曲、牵拉营养管。

（二）保持管饲用品的清洁

1. 管饲用品使用后及时清洗，晾干备用。

2. 连续输注使用的管道 24h 更换 1 次。

3. 定时更换胃管，PVC 材质每周更换 1 次，普通硅胶管每个月更换 1 次，聚氨酯胃管 42d 更换一次，或按照产品说明书的时间更换。

4. 营养液应现配现用，自制营养品配制后不超过 4h，营养成品开瓶后不超过 24h。

5. 鼓励患者勤漱口，保持口腔清洁和湿润度，必要时每日口腔护理 1～3 次。

（三）观察效果

1. 注意观察有无恶心、呕吐、腹胀、腹痛及腹泻情况。

2. 注意监测血糖、电解质、肝功能、肾功能，动态评价肠内营养支持效果和安全性。

3. 记录每天管饲液体的量，必要时记录在体温单饮入栏。

4. 每周测量体重 1 次。

二十七、胃肠减压护理常规

（一）保持引流的通畅

1. 妥善固定胃管及胃肠减压器，每日更换固定胃管的鼻贴胶布，如有松脱及打湿及时更换，防止管道脱出。

2. 胃管上张贴管道标识，注明名称、置入长度（或外露长度）和置入日期，标识不清及时更换。

3. 保持管道通畅，防止管道扭曲、折叠、受压，每日用 20ml 生理盐水脉冲式冲管 1～2 次，必要时酌情调节胃管位置。

4. 胃肠减压期间禁饮、禁食，如需胃内注药，应将药物完全溶解后，经胃管注入后夹管 30～60min。

5. 每日至少更换 1 次胃肠减压器。

6. 鼓励患者勤漱口，保持口腔清洁和湿润度，必要时每日口腔护理 1～3 次。

（二）观察引流情况

1. 保持胃肠减压器呈负压状态，以确保有效减压。

2. 观察并准确记录胃液的颜色、量、性状。

3. 胃肠减压期间，注意观察恶心、呕吐、腹胀、腹痛及排便、排气情况。

（三）换管及拔管护理

1. **换管** 长期安置患者，根据胃管材质进行更换，一般硅胶管使用时间是 1 个月，也可遵照产品说明书时间进行留置和更换。

2. **拔管指征** 手术患者胃肠减压引流液＜200ml/d；梗阻患者胃肠减压引流液＜200ml/d，并且恶心、呕吐症状消失。

3. **拔管后观察** 清洁面部，协助漱口，清除面部胶布黏胶。

二十八、PTCD 引流管护理常规

（一）术前护理

1. 完善相关检查，包括血常规、肝、肾功能、血凝图及影像学检查等。

2. 健康宣教，向患者解释 PTCD 引流的目的、简单操作步骤及可能出现的不良反应，使患者有充分的心理准备。

3. 局部皮肤清洁、更衣、去除所有金属物品。

4. 术前禁水 2h、禁食 4h。

（二）术后护理

1. *常规护理*

（1）病情观察：监测生命体征、腹部体征变化；观察穿刺点敷料有无渗血渗液；注意患者黄疸消退情况，关注血清胆红素及肝功能变化。

（2）卧位与饮食：卧床24h，血压平稳后改为半卧位。术后禁食2h后饮水，无呕吐可进流质，循序渐进，24h后可进高热量、高维生素及易消化、低脂食物，嘱多饮水。

（3）用药护理：遵医嘱规范使用抗生素、止血药及保肝药。

2. 引流管护理

（1）妥善固定引流管：引流袋低于穿刺点30cm以上，平卧时低于腋中线，防止扭曲、打折和胆汁倒流；下床活动时妥善固定引流袋，避免管道受压、折叠。如出现引流不畅、导管阻塞，及时报告医生处理。

（2）观察引流液：观察引流液的颜色、性状、量，正常胆汁为金黄色浓稠液体，术后胆汁逐渐由墨绿色变为金黄色（菜油样）；每天引流量500～1000ml，PTCD术后或胆管支架置入术后1～2d，少数患者可能出现血性胆汁，每天600～800ml。如血性胆汁每天＞1000ml，出现低血容量症状和生命体征改变要及时报告医生；如引流量突然减少或无引流液，应及时检查管路是否通畅。

（3）管道标识：将PTCD引流管标识贴于管道醒目位置。

（4）保持通畅：定时、正确挤压引流管，避免导管扭曲、折叠，必要时遵医嘱冲管。

（5）严格无菌操作：每周更换引流袋1～2次。操作前洗手，使用消毒液分别消毒引流管内径口、横截面和外径口后，连接好新的引流袋，挤压橡胶管观察有无胆汁流出；管口有渗液及时换药。

3. 并发症的观察及处理

（1）出血：观察、记录引流液的颜色、量、性状，发现出血倾向及时汇报医生处理，及时使用止血药物。

（2）胆管感染：若患者出现寒战、高热、腹痛等异常，提示胆管感染，应查血常规及降钙素原等感染指标，遵医嘱使用抗生素，保持引流通畅。

（3）引流管堵塞和脱落：患者出现引流不畅同时出现腹痛、发热或引流管外露部分长度增加，提示有管道堵塞和脱落；应加强引流管护理，妥善固定，避免脱落；正确挤压引流管，必要时遵医嘱冲管。

二十九、糖尿病患者护理常规

糖尿病是一组由胰岛素分泌缺陷和（或）其生物学作用障碍引起的、以高血糖为特征的代谢性疾病，分为1型糖尿病、2型糖尿病、特殊类型糖尿病和妊娠期糖尿病，2型糖尿病占90%以上。慢性高血糖导致多种脏器、多系统损伤，尤其是眼、肾、神经及心血管的长期损害、功能不全和衰竭。

【评估要点】
1. 评估患者生活方式、饮食习惯、体力活动、有无糖尿病家族史等。
2. 评估患者的临床表现，有无并发症。
3. 了解患者实验室检查结果，如空腹血糖、餐后血糖、糖耐量试验、糖化血红蛋白等。
4. 评估患者对糖尿病知识的了解程度、用药史及依从性。

【护理问题】
1. 营养失调　低于或高于机体需要量，与胰岛素分泌或作用缺陷有关。
2. 有感染的危险　与血糖增高、脂代谢紊乱、营养不良、微循环障碍等因素有关。
3. 潜在并发症　糖尿病足、酮症酸中毒、高渗高血糖综合征、低血糖。

【护理措施】
1. 饮食护理　合理膳食模式是以谷类食物为主，高膳食纤维、低盐、低糖、低脂肪摄入的多样化膳食。主食粗细搭配，定时定量进餐。
2. 运动护理　在血糖控制平稳的情况下做适度的运动。
3. 口服药护理　根据医嘱严格服药。注意观察胃肠道反应、低血糖等药物不良反应。
4. 胰岛素注射　速效胰岛素应在餐前即刻注射，短效胰岛素在餐前30min注射，预混胰岛素类似物应在餐前15min注射，基础胰岛素通常在睡前注射，注意不能在同一部位反复注射。
5. 低血糖观察　注意观察有无心慌、头晕、出汗、面色苍白、饥饿、全身软弱无力、视物模糊、反应迟钝等低血糖症状，一旦出现立即给予糖类食物或饮料，并休息10～15min，如低血糖反应持续发作，应立即通知医生及时处理。
6. 足部护理　每天检查双足，穿戴合适的鞋袜，清洗足部不超过10min，水温在37～40℃，洗完后用浅色毛巾擦干。
7. 皮肤护理　保持皮肤清洁，勤洗澡、勤换衣，皮肤瘙痒不要抓挠皮肤。
8. 注意防止导致酮症酸中毒的各种诱因　密切观察病程中有无酮症酸中毒发生，如出现应立即通知医生并积极配合治疗。

三十、高血压患者护理常规

高血压病是指以动脉血压持续升高为特征的心血管综合征，可分为原发性高血压和继发性高血压，前者病因不明（通常简称为高血压），后者是由某些确定疾病或病因引起的血压升高，占高血压患者的5%～10%。高血压是最常见的慢性病之一，也是心脑血管病最主要的危险因素，可导致脑卒中、心力衰竭及慢性肾疾病等主要并发症。

☆☆☆☆

【评估要点】
1. 评估患者高血压危险因素。
2. 评估患者的生命体征及血压的波动范围。
3. 评估患者有无头晕、头痛、胸闷、视物模糊、恶心等症状。
4. 评估患者的用药史、对疾病的认识及用药的依从性。

【护理问题】
1. 疼痛　与血压升高有关。
2. 有跌倒的危险　与头晕、视物模糊、意识改变或发生直立性低血压有关。
3. 潜在并发症　脑出血、脑梗死、心力衰竭等高血压急症。

【护理措施】
1. 指导患者合理休息，劳逸结合。病室要保持安静，保证充足的睡眠。
2. 饮食护理，给予低盐、低胆固醇、低动物脂肪、高维生素饮食。肥胖者应控制食量和总热量。营养均衡，适量补充蛋白质，增加新鲜蔬菜和水果，增加膳食中钙的摄入。
3. 指导患者戒烟戒酒，必要时可进行药物干预。
4. 选择适宜的运动方式，合理安排运动量。
5. 遵医嘱给予降压治疗，观察降压药的疗效和不良反应。用药后注意预防直立性低血压和跌倒的发生。应用硝普钠和硝酸甘油时，应注意避光，并持续监测血压，严格遵医嘱控制滴速。
6. 密切观察血压及病情变化，严防发生血压急剧升高、剧烈头痛、呕吐、大汗、视物模糊、面色及神志改变、肢体运动障碍等高血压急症发生。
7. 如出现呼吸困难、咳嗽、咳粉红色泡沫痰等急性左心衰竭症状或肾衰竭的征象时应按相应的护理常规护理。合并脑出血、脑梗死时按脑血管疾病护理。
8. 保持大便通畅，忌用力排便。
9. 做好保健指导，教会患者自测血压、自我调节，保持病情长期稳定。
10. 心理护理，帮助患者预防和缓解精神压力，保持情绪稳定。

第二节　胃癌患者常用护理操作技术及考核标准

一、静脉采血操作技术及考核标准

1. 目的
(1) 全血标本：指的是抗凝血标本，主要用于临床血液学检查，如血细胞计数、分类、形态学检查等。
(2) 血浆标本：抗凝血经离心所得上清液称为血浆，血浆含有凝血因子Ⅰ，适合内分泌激素、血栓和止血监测等。

（3）血清标本：不加抗凝剂的血，经离心所得上清液称为血清，血清里不含有凝血因子Ⅰ，多适用于临床化学和免疫学的检测，如测定肝功能、血清酶、脂类、电解质等。

（4）培养标本：多适用于培养检测血液中的病原菌。

2.适应证　协助明确诊断，监测患者的身体功能变化。

3.操作流程图（图 3-1）

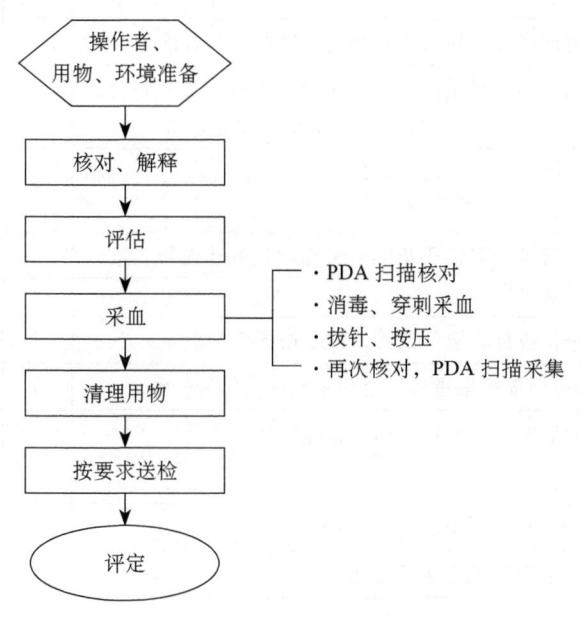

图 3-1　静脉采血操作流程图

4.考核标准及评分（表3-2）

表 3-2　静脉采血操作考核标准

项目	操作流程与质量标准	分值	得分	存在问题
操作准备 10分	1.护士准备：仪表端庄，着装整洁，七步洗手法洗手，戴口罩	4		
	2.用物准备：采血标签、采血针、乳胶手套、安尔碘、棉签、弯盘、止血带、试管架、真空采血试管三管（蓝头管、紫头管、红头管）、锐器盒、治疗巾、必要时备小垫枕，PDA	6		

续表

项目	操作流程与质量标准	分值	得分	存在问题
评估要点 10分	1. 询问患者是否按要求进行采血准备，如是否空腹等	4		
	2. 评估患者局部皮肤及血管情况	6		
操作要点 65分	1. 携用物至患者床旁，解释采血目的，取得合作	4		
	2. PDA扫描核对患者腕带及采血标签是否一致，标签贴于试管外壁	4		
	3. 协助患者摆体位，显露穿刺部位，选择穿刺血管	5		
	4. 洗手，备胶布，铺治疗巾，戴手套，常规消毒穿刺处皮肤5cm×5cm，在穿刺处上部约6cm处系止血带	15		
	5. 取棉签，绷紧皮肤，持采血针，与皮肤成20°进针，刺入静脉	8		
	6. 再次核对患者信息，采集第一管血时松开止血带，按顺序准确采集血量	10		
	7. 采血完毕，拔针，取下试管，棉签按压穿刺点	4		
	8. 再次PDA扫描采集患者信息与采血标签是否一致	5		
	9. 协助患者取安全、舒适体位，整理用物，洗手	5		
	10. 按要求及时送检	5		
质量评定 10分	1. 操作熟练，手法正确，动作轻柔	4		
	2. 操作中注意观察患者病情变化	3		
	3. 关爱患者，有效沟通	3		
提问 5分		5		

5. 注意事项

（1）采血过程严格无菌技术操作，在安静状态下采血。

（2）若患者正在进行静脉输液、输血，不宜在同侧肢体采血。

（3）在采血过程中，尽量缩短止血带结扎时间，尽快送检，避免导致溶血的因素，如剧烈振荡等。

（4）同时采集几种静脉血标本时，采血顺序依次为红头管—黄头管—蓝头管—黑头管—绿头管—紫头管—灰头管。

（5）血常规标本—紫头管—抽血1～2ml，凝血图标本—蓝头管—抽血1.8ml，血沉标本—黑头管—抽血1.6ml，以上标本均需抗凝，采集后轻微颠倒试管5次，将血液与抗凝剂充分混匀。

（6）生化或免疫学标本—红头管—抽血 3～5ml，糖化蛋白标本—紫头管—抽血 2ml。

（7）正确执行操作流程，避免采血错误。

二、深呼吸训练操作技术及考核标准

1.目的　增强心肺功能，促进气体交换，保证血氧供应；改善肺不张，增加肺通气量，利于改善术后通气功能。

2.适应证

（1）慢性阻塞性肺疾病，主要为慢性支气管炎和肺气肿。

（2）支气管哮喘及其他慢性呼吸系统疾病伴呼吸功能障碍。

（3）慢性肺实质疾病，包括肺结核、尘肺等。

（4）手术后预防肺部并发症。

3.操作流程图（图 3-2）

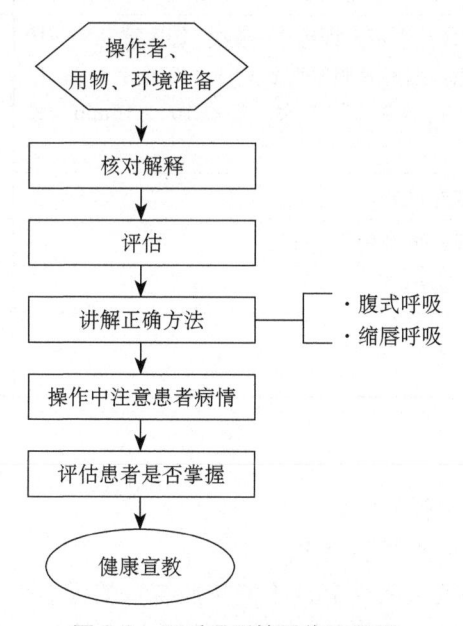

图 3-2　深呼吸训练操作流程图

4.考核标准及评分（表 3-3）

表 3-3　深呼吸训练操作考核标准

项目	操作流程与质量标准	分值	得分	存在问题
操作准备 5 分	1.护士准备：仪表端庄，着装整洁，洗手，戴口罩	5		
	2.患者准备：患者神志清醒、病情稳定，能配合操作			

续表

项目	操作流程与质量标准	分值	得分	存在问题
评估要点 10分	1. 评估患者病情是否稳定	2		
	2. 解释深呼吸训练目的，取得合作	4		
	3. 协助患者摆体位，评估患者理解能力	4		
操作要点 70分	1. 腹式呼吸：指导患者取立位，体弱者可取坐位或半卧位，左右手分别放在上腹部和前胸部，用鼻吸深吸一口气，膈肌收缩，位置下移，腹壁隆起；呼气时用嘴呼出，同时收缩腹部，胸廓保持最小活动幅度，腹肌收缩，膈肌松弛，恢复原位，腹部凹下，缓呼深吸	30		
	2. 缩唇呼吸：指导患者取立位，体弱者可取坐位或半卧位，四肢、腹部放松，口闭合，用鼻缓慢深吸气直到无法吸入为止，屏气1～2s，缩唇，如吹口哨样，用嘴缓慢呼出气体，呼气时尽量把肺内气体排出	30		
	3. 健康宣教：腹式呼吸每天训练3～4次，每次重复8～10遍，反复训练；缩唇呼吸吸呼比为1：2或1：3，尽量深吸慢呼，每分钟7～8次，每次10～15min，每天锻炼2次	10		
质量评定 10分	1. 方法正确，做好宣教	4		
	2. 操作中注意观察患者病情变化	3		
	3. 关爱患者，有效沟通	3		
提问 5分		5		

5. 注意事项

（1）掌握正确深呼吸方法。

（2）操作中严密观察病情变化。

（3）深呼吸训练要因人而异，不能按照统一的标准来规定，结合患者的实际病情，以及肺部功能的状态，年龄等具体的安排训练的强度。

（4）训练当中要量力而行，如果出现头晕、心力衰竭、呼吸衰竭要及时停止训练，及时处理，调整训练计划。

三、尿管护理操作技术及考核标准

1. 目的　预防泌尿系统逆行感染，清除会阴部分泌物，保持会阴部清洁，促进膀胱功能恢复。

2. 适应证 留置尿管患者。
3. 操作流程图（图3-3）

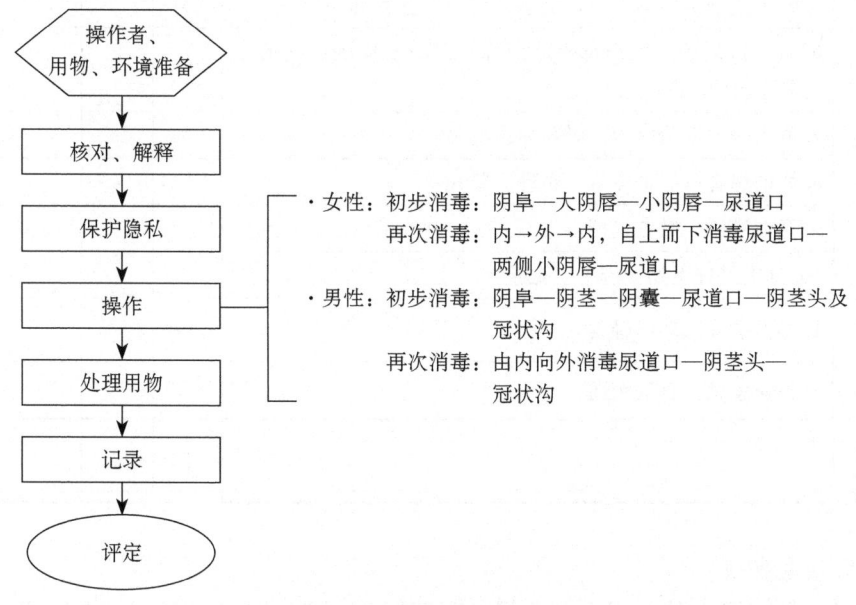

```
操作者、用物、环境准备
    ↓
核对、解释
    ↓
保护隐私
    ↓
操作 ───┬── ·女性：初步消毒：阴阜—大阴唇—小阴唇—尿道口
    ↓    │         再次消毒：内→外→内，自上而下消毒尿道口—
处理用物  │                  两侧小阴唇—尿道口
    ↓    │
记录     └── ·男性：初步消毒：阴阜—阴茎—阴囊—尿道口—阴茎头及
    ↓                      冠状沟
评定            再次消毒：由内向外消毒尿道口—阴茎头—
                            冠状沟
```

图3-3 尿管护理操作流程图

4. 考核标准及评分（表3-4）

表3-4 尿管护理操作考核标准

项目	操作流程与质量标准	分值	得分	存在问题
操作准备 10分	1. 护士准备：仪表端庄，着装整洁，洗手，戴口罩	3		
	2. 用物准备：无菌换药碗（含棉球）、消毒液、一次性薄膜手套、弯盘、一次性治疗巾、纱布	7		
评估要点 10分	1. 解释目的，取得合作	2		
	2. 评估患者病情、意识状态	4		
	3. 尿管留置时间、尿液颜色、性状、量；有无尿频、尿急、尿痛等	4		
操作要点 65分	1. 携用物至床旁，核对医嘱及患者	5		
	2. 关闭门窗，围帘遮挡，调节室温	5		
	3. 打开无菌换药碗，倒入消毒液，量以充分浸润棉球为宜	5		
	4. 协助患者取仰卧位，脱裤至膝，双腿屈曲略伸展，显露会阴部，注意保暖	5		

续表

项目	操作流程与质量标准	分值	得分	存在问题
	5. 臀下垫一次性治疗巾，洗手，戴一次性手套	5		
	6. 右手持镊子夹取消毒棉球消毒尿道口及周围皮肤消毒顺序同图 3-3	20		
	7. 取出一次性治疗巾，脱手套、洗手	5		
	8. 协助患者取舒适体位，整理床单元	5		
	9. 开窗通风，撤去遮挡	5		
	10. 分类处理用物，洗手、记录	5		
质量评定10分	1. 操作熟练，动作轻柔	5		
	2. 关爱患者，有效沟通	5		
提问5分		5		

5. 注意事项

（1）保持尿管妥善固定、通畅，观察尿液颜色、性状、量，如有异常及时处理。

（2）告知患者及其家属留置尿管期间护理方法，每天清水清洗尿道口周围皮肤及尿管表面 2 次。

（3）禁止将集尿袋放在地面上，离地面不少于 10cm。

（4）患者无须禁食、禁水，鼓励患者多饮水，以达到内冲洗的目的。

（5）任何时候集尿袋应低于膀胱水平面，搬运患者时应夹闭导尿管。

（6）长期留置导尿管的患者每周更换导尿管 1 次，硅胶导尿管可酌情延长更换时间（2 周或 1 个月），对患者进行膀胱功能训练。

（7）定期更换引流装置。

（8）每日评估留置尿管的必要性，无继续留置指征时应尽早拔除导尿管。

四、粪便采集操作技术及考核标准

1. 目的

常规标本：用于检查粪便的性状、颜色、细胞等。

培养标本：用于检验粪便中的致病菌。

隐血标本：用于检查粪便内肉眼不能查见的微量血液。

寄生虫及虫卵标本：用于检查粪便中的寄生虫成虫、幼虫及虫卵计数。

2. 适应证　所有患者粪便常规检查、怀疑有消化道出血、寄生虫、病毒感染的患者。

3.操作流程图（图3-4）

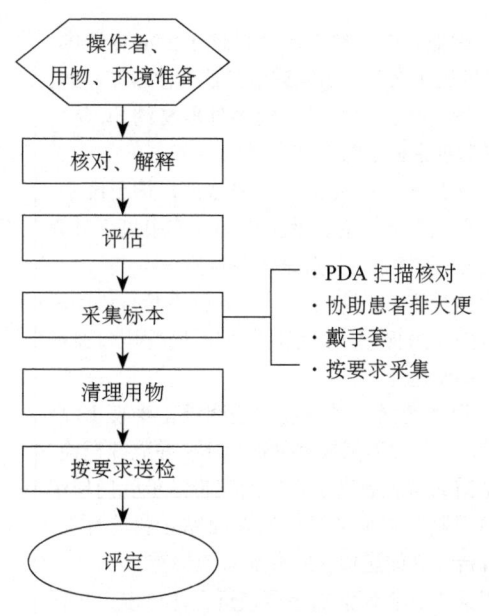

```
操作者、
用物、环境准备
    ↓
核对、解释
    ↓
评估
    ↓
采集标本 ——— ・PDA 扫描核对
            ・协助患者排大便
            ・戴手套
            ・按要求采集
    ↓
清理用物
    ↓
按要求送检
    ↓
评定
```

图 3-4 粪便采集操作流程图

4.考核标准及评分（表3-5）

表 3-5 粪便采集操作考核标准

项目	操作流程与质量标准	分值	得分	存在问题
操作准备 10 分	1.护士准备：仪表端庄，着装整洁，七步洗手法洗手，戴口罩	4		
	2.用物准备：采集标签、PDA 或检验申请单、乳胶手套、速干手消毒液、棉签、弯盘、生活垃圾桶、医用垃圾桶、根据采集目的的不同，准备粪便检验便盒	6		
评估要点 10 分	1.评估患者的病情、临床诊断、意识状态、合作程度、心理状况	4		
	2.评估患者排便情况	2		
	3.环境安全、安静、隐蔽	4		
操作要点 65 分	1.携用物至患者床旁，解释采集粪便目的及方法，取得合作	5		
	2.核对采集申请标签与患者腕带信息是否一致，核对无误后贴在容器外壁上	5		

续表

项目	操作流程与质量标准	分值	得分	存在问题
	3. 收集标本 (1) 常规标本、隐血标本：协助患者排便于清洁容器内，护士洗手，戴乳胶手套，用棉签或检验便勺取含脓、血、黏液部分或粪便表面、深处及粪便多处取材约 5g 新鲜粪便，置于检验便盒内送检 (2) 培养标本：协助患者排便于消毒便盆内，护士洗手，戴乳胶手套，用无菌棉签取黏液脓血部分或中央部分粪便 2～5g 置于无菌容器内，盖紧瓶塞送检 (3) 寄生虫及虫卵标本：护士洗手，戴乳胶手套，协助患者排便于便盆内，用棉签或检验便勺取不同部位带血或黏液部分 5～10g 送检 (4) 检查蛲虫：用透明塑料薄膜或软透明纸于半夜 12 点或清晨排便前，于肛门周围皱襞处取标本，并立即送检。或嘱患者睡觉前或清晨起床前将透明胶带贴于肛门周围处。取下并将已粘有虫卵的透明胶带面贴在载玻片上，将透明胶带对合，立即送检验室做显微镜检查 (5) 检查阿米巴原虫：将便盆加温至接近人体体温，排便后标本连同便盆立即送检	35		
	4. 采集完毕，再次核对患者信息与采集标签是否一致	5		
	5. 脱手套，洗手，用物按常规消毒处理	5		
	6. 协助患者取安全、舒适体位，整理用物，洗手	5		
	7. 扫描粪便标本，按要求及时送检	5		
质量评定 10分	1. 操作熟练，采集正确	5		
	2. 关爱患者，有效沟通	5		
提问 5分		5		

5. 注意事项

(1) 用于盛粪便标本的容器必须有盖，有明显标记。

(2) 不能留取混有尿液的便盆中的粪便标本。粪便标本也不可以混入植物、泥土、污水等异物。不应从卫生纸、衣裤等物品上留取标本，也不能用棉签含棉絮端挑取标本。

(3) 采集寄生虫标本数,如患者服用驱虫药或做血吸虫孵化检查,应取黏液、脓、血部分,如需孵化毛蚴应留取不少于 30g 的粪便,并尽快送检,必要时留取整份粪便送检。

(4) 检查痢疾阿米巴滋养体时,在采集标本前几天不应给患者服用钡剂、油质或含金属的导泻剂,以免金属制剂影响阿米巴虫卵或胞囊的显露。同时应床旁留取新的粪便,从脓血和稀软部分取材,并立即保温送实验室检查。

(5) 采集培养标本,全部无菌操作并将标本收集于灭菌封口的容器内。若难以获得粪便或排便困难者及幼儿可采取直肠拭纸法,即将拭纸或无菌棉签前段用无菌甘油或生理盐水湿润,然后插入肛门 4～5cm(幼儿 2～3cm),轻轻在直肠内旋转,擦取直肠表面黏液后取出,盛于无菌试管中保存液送检。

五、导管尖端标本采集操作技术及考核标准

1. 目的　分离和鉴定导管内的细菌、真菌等微生物,协助诊断导管相关性血流感染。

2. 适应证　已知或怀疑导管相关血流感染的患者。

3. 操作流程图 (图 3-5)

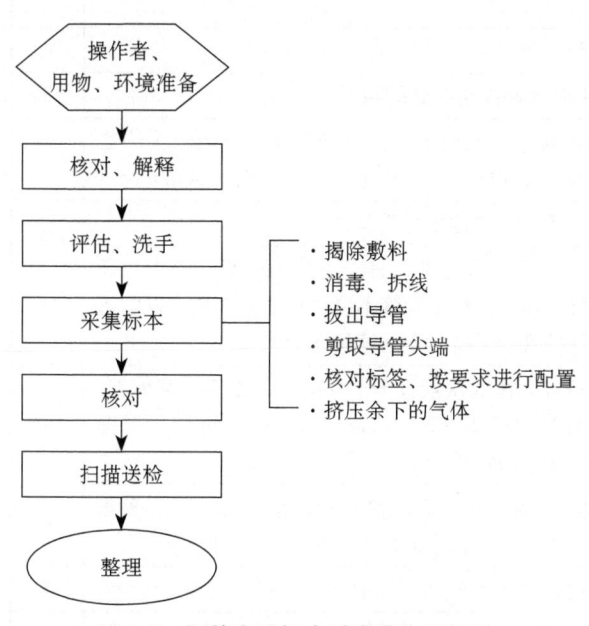

图 3-5　导管尖端标本采集操作流程图

4. 考核标准及评分（表3-6）

表3-6 导管尖端标本采集操作考核标准

项目	操作流程与质量标准	分值	得分	存在问题
操作准备 10分	1. 护士准备：仪表端庄，着装整洁，洗手，戴口罩	3		
	2. 用物准备：医嘱单、化验单或标本条形码、无菌治疗盘、无菌剪刀1把、无菌刀片1个、无菌纱布1~2块、无菌10ml注射器1个、安尔碘、换药盘（内含棉球、镊子2把）、PE手套1副、灭菌手套2副，检查用物的有效期，物品处于备用状态	7		
	3. 环境准备：病室安静、整洁，光线充足，适宜操作，关闭门窗（或窗帘），请无关人员回避，保护患者隐私			
	4. 患者准备：患者处于安静状态，配合操作			
评估要点 15分	1. 核对医嘱和执行单、携用物至患者床旁	2		
	2. 评估患者病情，意识状态及合作能力，向清醒患者做好解释 采用两种身份识别的方法进行患者身份确认（腕带、反问式）	9		
	3. 洗手、戴口罩	4		
操作要点 60分	1. 戴PE手套揭除固定导管的敷料	5		
	2. 打开换药盘，戴无菌手套，用安尔碘以穿刺点为中心消毒穿刺点及周围2遍，待干，消毒面积>5cm×5cm	7		
	3. 手持无菌刀片剪去固定导管缝线	13		
	4. A护士一手持导管远端，另一手无菌镊子夹住导管近端，拔出导管，注意导管不要接触任何部位，以防污染；松开导管的手持纱布迅速按压穿刺点	16		
	5. B护士打开无菌收集器置于治疗巾上，手持无菌剪刀，剪导管血管内段2~3cm、皮内段2~3cm置于无菌容器内，注意防污染	4		
	6. 再次核对标本标签，需标注患者基本信息、标本采集部位、检测目的，扫描血标本，按要求及时送检	6		
	7. 整理用物，并分类处理，协助患者取安全、舒适体位	5		
	8. 观察穿刺部位有无渗血、肿胀，交代注意事项，洗手，记录	4		
质量评定 10分	1. 操作熟练，手法正确，动作轻柔	4		
	2. 操作中注意观察患者病情变化	3		
	3. 关爱患者，有效沟通	3		

续表

项目	操作流程与质量标准	分值	得分	存在问题
提问 5 分		5		

5. 注意事项

（1）操作过程中注意无菌，防止导管尖端被污染。

（2）标本尽可能在患者寒战开始时，发热高峰前 30～60min 采集。

（3）宜在 2h 内送到实验室；如果转运时间超过 2h，宜使用转运培养基或在冷藏条件下转运；一般而言，用于细菌培养的标本室温下保存不能超过 24h；导管尖端不可以冷藏转运。

六、痰标本采集操作技术及考核标准

1. 采集目的

（1）常规标本：检查痰液中的细菌、虫卵或癌细胞等。

（2）痰培养标本：检查痰液中的致病菌，为选择抗生素提供依据。

（3）24h 痰标本：检查 24h 的痰量，并观察痰液的性状，协助诊断或做浓集结核杆菌检查。

2. 适应证　各种原因导致肺功能受损的患者，为诊断治疗提供依据。

3. 操作流程图（图 3-6）

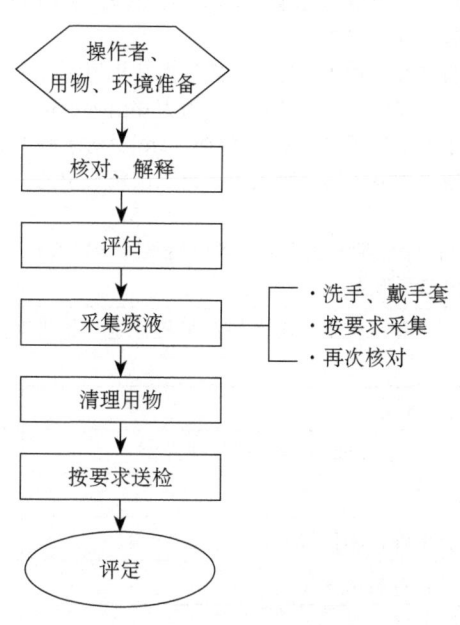

图 3-6　痰标本采集操作流程图

4. 考核标准及评分（表3-7）

表3-7 痰标本采集操作考核标准

项目	操作流程与质量标准	分值	得分	存在问题
操作准备 10分	1. 护士准备：仪表端庄，着装整洁，七步洗手法洗手，戴口罩	4		
	2. 用物准备：检验申请单、标签或条形码、医用手套、速干手消毒液，按检验的目的备痰盒、复方硼砂溶液、冷开水、苯酚	6		
评估要点 10分	1. 评估患者病情、治疗情况、心理状态及合作程度	4		
	2. 评估患者口腔黏膜有无溃疡及炎症	6		
操作要点 65分	1. 携用物至患者床旁，解释采痰标本的目的及配合方法，取得合作	5		
	2. 核对痰标本采集标签与患者腕带信息是否一致，将标签贴于痰标本盒外壁上	5		
	3. 洗手、戴手套			
	4. 收集痰液标本 （1）常规标本 ①能自行咳痰者，指导患者漱口，深呼吸数次后用力咳出气管深处的痰液，置入痰盒内 ②无力咳痰或不配合者，置患者坐位，叩击患者胸背部，再置患者于半卧位，使用一次性集痰器，分别连接吸引器和吸痰管吸痰，置痰液于集痰器 ③痰培养标本：自然咳痰法，先用复方硼砂溶液再用冷开水漱口、清洁口腔和牙齿，深呼吸后再用力咳出呼吸道深部的痰液置于无菌容器中，痰量不少于1ml。对于咳痰困难者可以用生理盐水雾化吸入后，再咳出痰液于无菌容器内 （2）24h痰标本：指导患者清晨7：00漱口后咳第一口痰，至次晨7：00漱口后咳第一口痰止	30		
	5. 采集完毕，脱下手套、洗手，再次核对采集标签与腕带是否一致	5		
	6. 观察痰液的颜色、性状、量	5		
	7. 记录痰液外观、性状，24h痰标本应记录总量	10		
	8. 及时送检	5		
质量评定 10分	1. 操作熟练，手法正确，动作轻柔	4		
	2. 操作中注意观察患者病情变化	3		
	3. 关爱患者，有效沟通	3		

续表

项目	操作流程与质量标准	分值	得分	存在问题
提问 5分		5		

5.注意事项

（1）收集痰液时间宜选择在清晨，痰液量较多，痰内细菌也较多，可提高阳性率。

（2）勿将漱口水，口腔、鼻腔分泌物等混入痰中。

（3）如查癌细胞，应用10%甲醛溶液或95%乙醇溶液固定痰液后立即送检。

（4）做24h痰量和分层检查时，应嘱患者将痰吐在无色广口大玻璃瓶内，加少许防腐剂。

（5）留取痰培养标本时，应用复方硼砂溶液及冷开水漱口数次，尽量排除口腔内大量杂菌。

七、口咽拭子标本采集操作技术及考核标准

1.目的　取咽部和扁桃体分泌物做细菌培养或病毒分离，有助于诊断出受感染的细菌类型、病毒类型。

2.适应证　存在上呼吸道感染症状的患者。

3.操作流程图（图3-7）

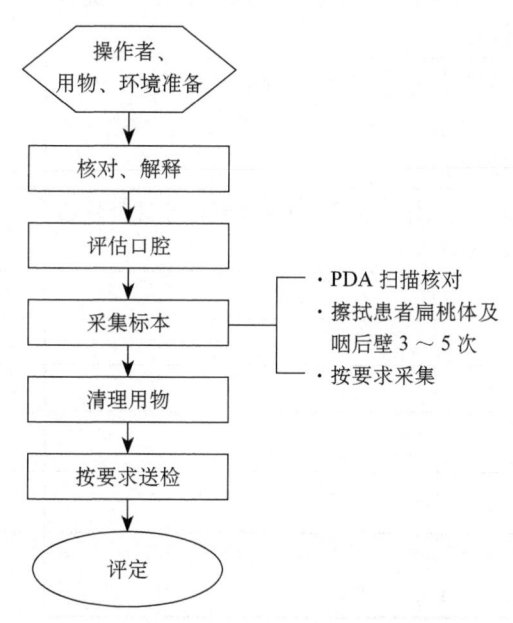

图3-7　口咽拭子标本采集操作流程图

4.考核标准及评分（表3-8）

表 3-8　口咽拭子标本采集操作考核标准

项目	操作流程与质量标准	分值	得分	存在问题
操作准备 10分	1.人员准备：按要求着装规范，必要时三级防护	3		
	2.用物准备：咽拭子标本采集试管、检验标签、压舌板、手电筒、纱布、自封袋2个、75%乙醇、速干手消毒液、PDA	7		
操作要点 81分	1.了解患者病情、口腔黏膜及咽部情况	4		
	2.向患者解释，取得配合	3		
	3.核对医嘱及检验条码信息	3		
	4.将标签贴于咽拭子采集管	3		
	5.核对患者信息	3		
	6.告知标本采集目的、方法并做好解释工作	4		
	7.协助患者取合适体位，手卫生	4		
	8.指导患者张口发"啊"，必要时使用压舌板	8		
	9.取出培养管拭子，手握拭子尾端，用拭子适度用力来回擦拭患者双侧扁桃体至少3次	12		
	10.然后再在咽后壁处至少擦拭3次，以3~5次为宜	10		
	11.迅速将拭子放入无菌采集管内，折断拭子尾端，旋紧管盖，再次核对	6		
	12.将标本放入自封袋密封，75%乙醇喷雾消毒自封袋	5		
	13.再装入第二层自封袋密封后，再次用75%乙醇喷雾消毒自封袋（必要时）	5		
	14.洗手，将标本放入标本专用运送箱密封，外层75%乙醇喷雾消毒，洗手	5		
	15.整理用物	2		
	16.按规范处理	2		
	17.洗手	2		
质量评定 4分	1.操作熟练	2		
	2.遵守无菌原则	2		
提问 5分		5		

5. 注意事项

（1）标本管理要求

- 标本包装：所有标本应当放在大小合适的带螺旋盖、内有垫圈的标本采集管里，拧紧。将密闭后的标本放入大小合适的塑料袋内密封，每袋装一份标本。
- 标本送检：标本采集后室温放置不超过 4h，应在 2～4h 送到实验室。如果需要长途运输标本，应采用干冰等冷方式进行保存，严格按照相关规定包装运输。
- 标本接收：标本接收人员的个人防护按采样人员防护装备执行。标本运送人员和接收人员对标本进行双签收。
- 标本保存：用于病毒分离和核酸检测的标本应当尽快进行检测。含胍盐保存液采样管采集的标本可根据采样管说明要求的保存条件及时间要求进行运送和保存。

（2）标本采集期间标本溢洒的应急处理

- 标本溢漏时：使用有效氯含量 0.55% 的消毒纸巾覆盖吸收溢出物，从溢漏区外围开始，逐步向中心消毒，时间为 30min 以上后按医疗实验室废弃物处理。
- 肉眼可见污物：使用一次性吸水材料清除再用 1000mg/L 含氯消毒液擦拭（作用时间≥ 30min）。

八、吻合口瘘引流液采集操作技术及考核标准

1. 目的　根据检验项目的要求采集患者腹腔引流液标本，通过物理、化学或生物学的实验室检查技术和方法进行检验，作为疾病的判断、治疗、预防及药物监测、健康状况评估等的重要依据。

2. 适应证　怀疑吻合口瘘的患者。

3. 操作流程图（图3-8）

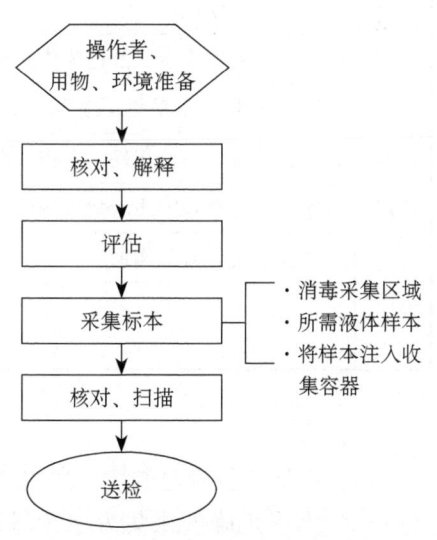

图 3-8　吻合口瘘引流液采集操作流程图

4. 考核标准及评分（表3-9）

表3-9　吻合口瘘引流液采集操作考核标准

项目	操作流程与质量标准	分值	得分	存在问题
操作准备 10分	1. 护士准备：仪表端庄，着装整洁，洗手，戴口罩	3		
	2. 用物准备：引流液标签、合适的容器、PDA、治疗巾、乳胶手套、安尔碘、棉签、无菌注射器、弯盘、锐器盒	7		
评估要点 15分	1. 核对医嘱，正确粘贴试管标签	2		
	2. 携用物至患者床旁，核对标签与患者腕带信息是否一致，解释采集目的，取得合作，PDA扫描核对	9		
	3. 协助患者摆体位，评估患者局部皮肤、引流管情况，显露穿刺部位	4		
操作要点 60分	1. 洗手，在引流管下方铺治疗巾，备无菌注射器、弯盘	5		
	2. 用棉签蘸安尔碘消毒自穿刺点上下消毒采集区域两遍，消毒范围＞5cm×5cm，洗手，戴手套	10		
	3. 用之前准备好的无菌注射器和针头，将针头插入引流管中，抽取所需液体样本	13		
	4. 将抽取的液体样本缓慢而稳定地注入收集容器中，尽量避免液体的飞溅	16		
	5. 再次核对患者信息与引流液标签是否一致，核对采集量是否符合要求	6		
	6. 协助患者取安全、舒适体位，整理用物，洗手，记录	5		
	7. PDA扫描标本采集，按要求及时送检	5		
质量评定 10分	1. 操作熟练，手法正确，动作轻柔	4		
	2. 操作中注意观察患者病情变化	3		
	3. 关爱患者，有效沟通	3		
提问 5分		5		

5. 注意事项

（1）严格执行查对制度，严格遵照医嘱执行。

（2）掌握正确的采集方法，保证采集量准确，避免过度采集。采集时间、标本容器、标本量等应符合检验专业分析前质量控制的要求。

(3) 注意无菌操作，避免污染和交叉感染，避免并发症发生。
(4) 及时送检，保证标本运输过程中的安全性。

九、尿液采集操作技术及考核标准

1. 目的

(1) 尿常规标本：用于尿液常规检查，检查有无管型、细胞，各种有形成分的检查和尿蛋白、尿糖等项目测定。

(2) 尿培养标本：主要采集清洁尿液标本，适用于病原微生物培养、鉴定和药物敏感试验，协助临床诊断和治疗。

(3) 12h 或 24h 尿标本：12h 尿液标本用于细胞、管型等有形成分计数，如 Addis 计数等。24h 适用于体内代谢产物尿液成分定量检查分析，如蛋白、肌酐等。

2. 适应证　泌尿生殖系统疾病、肝胆疾病、代谢性疾病及其他系统疾病的诊断、治疗监测及健康普查。

3. 操作流程图（图 3-9）

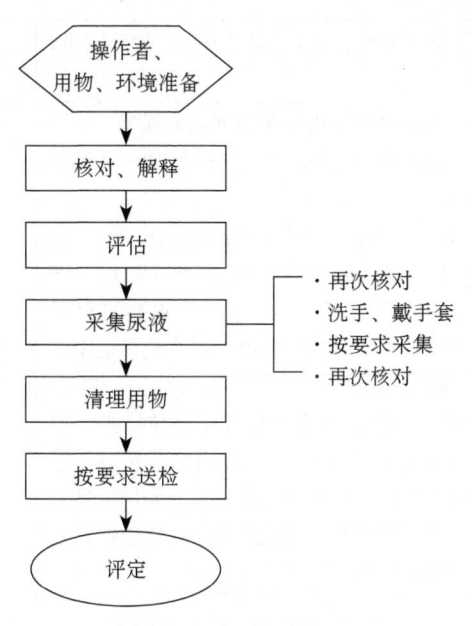

图 3-9　尿液采集操作流程图

4. 考核标准及评分（表 3-10）

表 3-10 尿液采集操作考核标准

项目	操作流程与质量标准	分值	得分	存在问题
操作准备 10 分	1. 护士准备：仪表端庄，着装整洁，七步洗手法洗手，戴口罩	4		
	2. 用物准备：检验申请单、标签或条形码、速干手消毒液、医用垃圾桶、生活垃圾桶、根据检验的项目准备不同的标本容器（尿常规标本容器、防腐剂、集尿瓶等），若是检验尿液细菌培养还应准备无菌手套、无菌棉签	6		
评估要点 10 分	1. 询问患者排尿情况，包括尿液颜色、性状、量	4		
	2. 评估患者尿道口局部皮肤有无异常	6		
操作要点 65 分	1. 携用物至患者床旁，解释采集尿液的目的及方法，取得合作	5		
	2. 核对采集尿液标签与患者腕带信息是否一致，并将标签贴于采集容器外壁	5		
	3. 协助患者如厕并清洗外阴、如果不能下床者、拉好围帘，在床上清洗	5		
	4. 洗手、戴手套、协助患者使用采集容器留取尿液 （1）根据检验项目留取中段尿液，尿常规标本 30～50ml，尿比重需留 100ml （2）检测 12h 尿标本者：嘱患者留取 19：00 至次日 7：00 的最后一次尿标本；留取 24h 尿标本者，嘱患者早上 7：00 排空膀胱后，开始留取尿液，至次日 7：00 留取最后一次尿液，将全部尿液倒入集尿瓶内，测总量，记录在检验单或检验条码上 （3）检测尿培养者：协助患者取坐位或平卧位，护士戴手套，协助患者用肥皂水或 1：5000 高锰酸钾溶液清洗尿道口或外阴，再用消毒液冲洗尿道口，无菌生理盐水冲去消毒液，然后排尿弃取前段尿液，收集中段尿液 5～10ml，盛于带盖的无菌容器内	15		
	5. 脱去手套	8		
	6. 协助患者清洁外阴，协助整理衣裤，整理床单元，清理用物，协助取舒适体位	10		
	7. 洗手	4		
	8. 再次核对患者信息与采集标签是否一致，标本密封后放转运箱里外送，做好记录	8		

续表

项目	操作流程与质量标准	分值	得分	存在问题
	9. 协助患者取安全、舒适体位，整理用物，洗手	5		
质量评定 10 分	1. 操作熟练，手法正确，动作轻柔	4		
	2. 操作中注意观察患者病情变化	3		
	3. 关爱患者，有效沟通	3		
提问 5 分		5		

5. 注意事项

（1）尿液标本必须新鲜，并按要求留取。

（2）尿液标本应避免经血、白带、精液、粪便等混入。此外，还应注意避免烟灰、便纸等异物混入。

（3）标本留取后应及时送检，以免细菌繁殖、细胞溶解或被污染。送检标本时要置于有盖的容器内，以免尿液蒸发影响检测结果。

（4）常规标本在采集后尽快送检，最好不超过 2h。如不能及时送检，必须采取保存措施，入冷藏或防腐。

（5）留取尿液培养标本应严格无菌操作，防止标本污染影响检验效果。

十、血培养采集操作技术及考核标准

1. 目的　培养检测血液中的病原菌。

2. 适应证

（1）基于成人患者临床表现和临床诊断，出现不明原因发热、特征性发热、发热伴特征性表现及下列临床表现，建议进行血培养，具体包括：①体温＞ 38℃或＜ 36℃；②寒战；③外周血白细胞计数增多（计数＞ 10×10^9/L，特别有"核左移"时）或减少（计数＜ 4×10^9/L）；④呼吸频率＞ 20 次 / 分或肺动脉血二氧化碳分压＜ 32mmHg；⑤心率＞ 90 次 / 分；⑥皮肤黏膜出血；⑦昏迷；⑧多器官功能障碍；⑨血压降低；⑩炎症反应参数 C 反应蛋白、PCT、1,3-β-D-葡聚糖（G 试验）升高等。

（2）非特异性感染标志物，如降钙素原（PCT）和 C 反应蛋白（CRP）判断是否进行血培养时，不建议单独依据感染标志物进行决策。

（3）成人血培养阴性后的重复检测。

（4）成人患者 CRBSI。

（5）成人患者真菌感染、分枝杆菌感染、厌氧菌感染的血培养。

3. 操作流程图（图3-10）

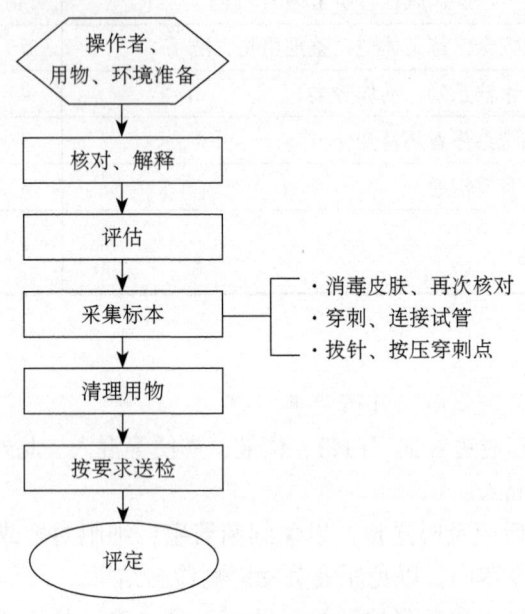

```
操作者、
用物、环境准备
     ↓
  核对、解释
     ↓
    评估
     ↓
  采集标本 ——— · 消毒皮肤、再次核对
     ↓           · 穿刺、连接试管
  清理用物       · 拔针、按压穿刺点
     ↓
 按要求送检
     ↓
    评定
```

图3-10　血培养采集操作流程图

4. 考核标准及评分（表3-11）

表3-11　血培养采集操作考核标准

项目	操作流程与质量标准	分值	得分	存在问题
操作准备 10分	1. 护士准备：仪表端庄，着装整洁，洗手，戴口罩	3		
	2. 用物准备：采血标签、采血针、乳胶手套、安尔碘、棉签、止血带、试管架、血培养瓶、锐器盒、胶布（必要时备小垫枕）	7		
评估要点 15分	1. 核对医嘱，正确粘贴试管标签，在血培养瓶上预先标记好采血量（8～10ml）	2		
	2. 携用物至患者床旁，核对采血标签与患者腕带信息是否一致，解释采血目的，取得合作，询问患者是否按要求进行采血准备，如是否空腹等	9		
	3. 协助患者摆体位，评估患者局部皮肤、血管情况，显露穿刺部位	4		
操作要点 60分	1. 在穿刺处上部约6cm系止血带，洗手，备胶布	5		
	2. 常规消毒穿刺皮肤，消毒范围＞5cm×5cm，洗手，戴手套	7		

续表

项目	操作流程与质量标准	分值	得分	存在问题
	3. 绷紧皮肤，持采血针，与皮肤成20°进针，刺入静脉，见回血后固定针柄 取棉签，连接试管，采集到最后一管血液时即可松开止血带，嘱患者松拳，按顺序准确采集血量并查对	13		
	4. 采集 （1）采血针采集：先抽需氧瓶（蓝色）再抽厌氧瓶（紫色） （2）注射器采集：先抽厌氧瓶（紫色）再抽需氧瓶（蓝色）	16		
	5. 采血完毕，拔针，按压穿刺点	4		
	6. 再次核对患者信息与采血标签是否一致，核对采血量是否符合要求	6		
	7. 协助患者取安全、舒适体位，整理用物，洗手，记录	5		
	8. 扫描血标本，按要求及时送检	4		
质量评定 10分	1. 操作熟练，手法正确，动作轻柔	4		
	2. 操作中注意观察患者病情变化	3		
	3. 关爱患者，有效沟通	3		
提问 5分		5		

5. 注意事项

（1）采血过程严格无菌技术操作，在安静状态下采血；若患者正在进行静脉输液、输血，不宜在同侧肢体采血。

（2）在采血过程中，尽量缩短止血带结扎时间。标本尽快送检，避免导致溶血的因素，如剧烈振荡等。

（3）标本应在使用抗生素前采集，如已使用应在检验申请单上注明。

（4）一般血培养每瓶采血量8～10ml，对亚急性细菌性心内膜炎患者，为提高阳性培养率，采血10～15ml。

（5）血培养宜单独采血，与其他检测项目同时采血时，应先接种血培养瓶，以避免污染。由于抽取厌氧瓶时要避免接触空气，因此使用不同采血针时，采血顺序也不同：使用注射器采血应先注入厌氧瓶，然后再注入需氧瓶中，采血针采血则相反。

（6）采血量不够时，优先采集需氧瓶。

十一、引流液采集操作技术及考核标准

1. **目的** 根据检验项目的要求采集患者的体液（如胸腔积液、腹水）标本，通过物理、化学或生物学的实验室检查技术和方法进行检验，作为疾病的判断、治疗、预防及药物监测、健康状况评估等的重要依据。

2. **适应证** 携带各类引流管，需要做引流液相关检查的患者。

3. **操作流程图**（图3-11）

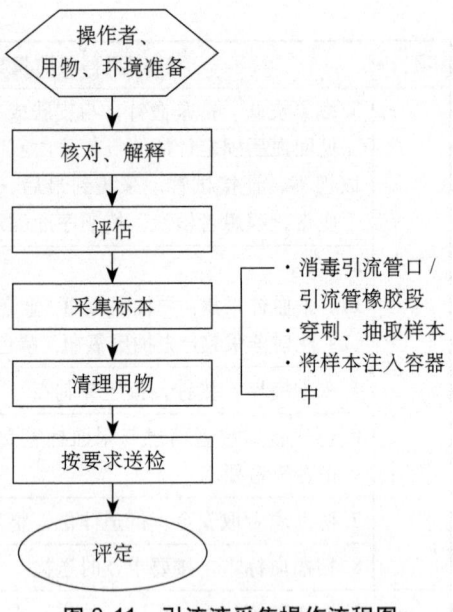

图 3-11 引流液采集操作流程图

4. **考核标准及评分**（表3-12）

表 3-12 引流液采集操作考核标准

项目	操作流程与质量标准	分值	得分	存在问题
操作准备 10分	1.护士准备：仪表端庄，着装整洁，洗手，戴口罩	3		
	2.用物准备：引流液标签、合适的容器、PDA、治疗巾、乳胶手套、安尔碘、棉签、无菌注射器、弯盘、锐器盒	7		
评估要点 15分	1.核对医嘱，正确粘贴试管标签	2		
	2.携用物至患者床旁，核对标签与患者腕带信息是否一致，解释采集目的，取得合作、PDA扫描核对	9		
	3.协助患者摆体位，评估患者局部皮肤、引流管情况、显露穿刺部位	4		
操作要点 60分	1.洗手，在引流管下方铺治疗巾、备无菌注射器、弯盘	5		
	2.用棉签蘸安尔碘消毒自穿刺点上下消毒采集区域两遍，消毒范围＞5cm×5cm，洗手，戴手套	10		
	3.用之前准备好的无菌注射器和针头，将针头插入引流管中，抽取所需液体样本	13		
	4.将抽取的液体样本缓慢而稳定地注入收集容器中，尽量避免液体的飞溅	16		

续表

项目	操作流程与质量标准	分值	得分	存在问题
	5. 再次核对患者信息与引流液标签是否一致核对、采集量是否符合要求	6		
	6. 协助患者取安全、舒适体位，整理用物，洗手，记录	5		
	7. PDA 扫描标本采集，按要求及时送检	5		
质量评定 10 分	1. 操作熟练、手法正确，动作轻柔	4		
	2. 操作中注意观察患者病情变化	3		
	3. 关爱患者，有效沟通	3		
提问 5 分		5		

5. 注意事项

（1）严格执行查对制度，严格遵照医嘱执行。

（2）掌握正确的采集方法，保证采集量准确，避免过度采集。采集时间、标本容器、标本量等应符合检验专业分析前质量控制的要求。

（3）注意无菌操作，避免污染和交叉感染，避免并发症发生。

（4）及时送检，保证标本运输过程中的安全性。

十二、三头肌皮褶厚度测定操作技术及考核标准

1. 目的　最常用的评估脂肪储备及消耗的良好指标。

2. 适应证　健康人群、疾病人群（尤其是代谢异常）。

3. 操作流程图（图 3-12）

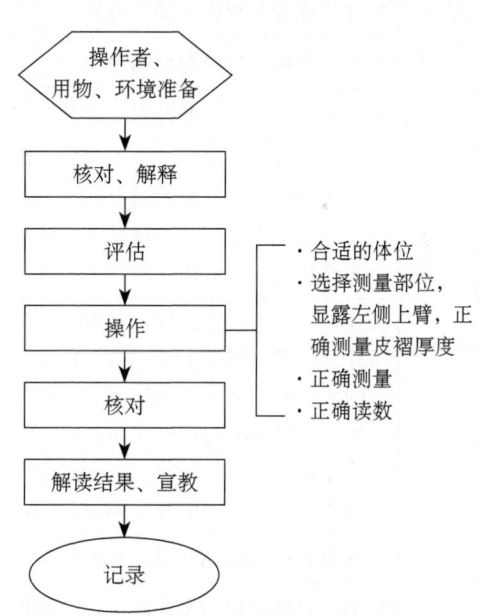

图 3-12　三头肌皮褶厚度测定操作流程图

4.考核标准及评分（表3-13）

表3-13 三头肌皮褶厚度测定操作考核标准

项目	操作流程与质量标准	分值	得分	存在问题
操作准备15分	1.护士准备：着装整齐，洗手，戴口罩	4		
	2.用物准备：塑料软尺、皮褶厚度计、快速手消毒液、消毒湿巾、纸、记号笔、签字笔、必要时准备绒毯或浴巾	6		
	3.皮褶厚度计校准 (1)"0"刻度校准：皮褶厚度计平放，上下两臂接点合拢，看指针是否在"0"刻度 (2)压力校准：皮褶厚度计下臂顶端的小孔上挂校验砝码（200g），使下臂顶端的接口与根部成一水平线，如果指针在15～25mm的范围，说明钳口压力符合要求；<15mm压力偏高，旋钮向右转；>25mm压力偏低，旋钮向左转	5		
评估要点10分	1.评估环境，患者病情及合作程度；小儿需家属陪同	4		
	2.评估患者上臂皮肤是否完好	2		
	3.核对医嘱、携用物至床旁	4		
操作要点55分	1.核对患者信息，两种及以上的身份识别方式	5		
	2.患者取站位或坐位或卧位（3岁及以下的儿童，由家属陪同协助其取站立位或坐位），脱去一侧衣袖，露出上臂，站位或坐位时手臂下垂（卧位时前臂横置于胸前），注意其他部位保暖	5		
	3.测量三头肌皮褶厚度：在肩峰与鹰嘴连线中点上方2cm处（"+"标记处），左手拇指、示指、中指沿上肢长轴方向纵向捏提皮褶，测量捏提点下方1cm处皮褶厚度，卡口连线与皮褶走向垂直，测量，读数，记录，连续测量3次，取平均值为最终数值（如果患者是卧位，则将前臂舒适地横置于胸部，以同法测量）	5		
	4.向患者或其家属解释结果并宣教	10		
	5.消毒处理软尺、皮褶厚度计，整理用物，洗手，记录	10		
	6.准确选择测量部位	5		
	7.操作熟练，动作流畅，操作过程中注意保暖	10		
	8.皮褶厚度计归"0"点，压力校准正常	5		

续表

项目	操作流程与质量标准	分值	得分	存在问题
质量评定 15分	1. 操作熟练	5		
	2. 记录结果，向家属解释	10		
提问 5分		5		

5. 三头肌皮褶厚度的正常参考值　男性8.3mm，女性15.3mm。

十三、腰围测定操作技术及考核标准

1. 目的　腰围主要用于评估患者腹部脂肪是否过多，最初用于评估肥胖、消瘦，有疾病情况，需要评估，是治疗过程中的良好参数指标。

2. 适应证　了解患者营养状况。根据数值有利于进一步提出疾病的治疗方案。

3. 操作流程图（图3-13）

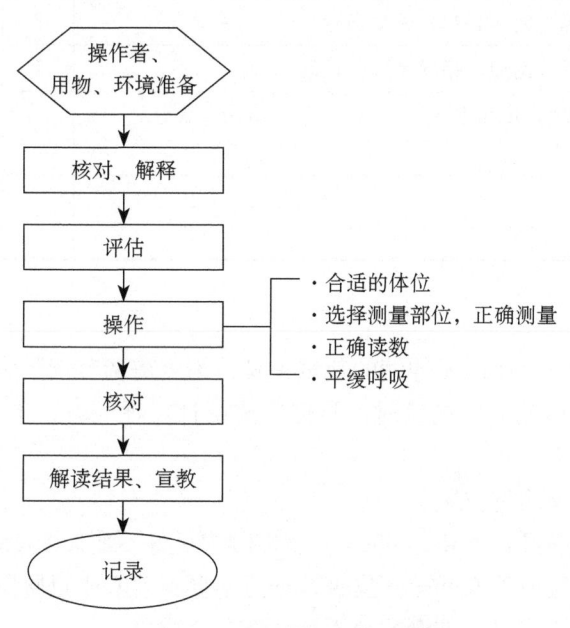

图3-13　腰围测定操作流程图

4. 考核标准及评分（表 3-14）

表 3-14 腰围测定操作考核标准

项目	操作流程与质量标准	分值	得分	存在问题
操作准备 5 分	1. 人员准备：仪表端庄，着装整洁，七步洗手法洗手，戴口罩	3		
	2. 用物准备：软尺、笔	2		
评估 10 分	1. 评估患者病情，向患者解释，取得配合	5		
	2. 语言流畅，评估患者是否符合评估条件	5		
操作要点 70 分	1. 携用物至床旁，核对患者	10		
	2. 被检者自然站立，双臂适当张开下垂，两足分开 30～40cm，露出腹部	20		
	3. 测量时嘱被检者平缓呼吸	10		
	4. 软尺下缘距肚脐上缘 1cm 处，并经两侧第 12 肋骨下缘与髂嵴上缘之间的中点，水平环绕一周测量	20		
	5. 记录数值	10		
质量评定 10 分	1. 操作熟练，动作轻柔，关爱患者	2		
	2. 与患者有效沟通，指导全面、正确	1		
	3. 测量用时：3min 以内（7 分）、3～5min（5 分）、>5min（0 分）	7		
提问 5 分		5		

5. 注意事项

（1）测量腰围时使用无伸缩的裁量工具，刻度需调节读数为 0。

（2）患者自然站立，测量时，腹部应放松且在呼气时，不要紧张。需要两名测试员配合。

（3）准确选择测量位置。

（4）男性腰围最好不要 > 85cm，女性腰围最好不要 > 80cm。

（5）测量时脱掉外衣并松开皮带，千万不要穿着衣服量腰围。

（6）避开皮肤伤口、破溃的地方。

十四、小腿围测定操作技术及考核标准

1. 目的

（1）评估营养状况，了解骨骼、肌肉、皮下脂肪的发育情况。

(2) 反映消耗程度，是快速简单的评估指标。

(3) 为临床的病情评估及进一步治疗提供依据。

2. 适应证

(1) 需要进行营养状况评估者。

(2) 肿瘤患者，营养不良的患者。

3. 操作流程图（图3-14）

4. 考核标准及评分（表3-15）

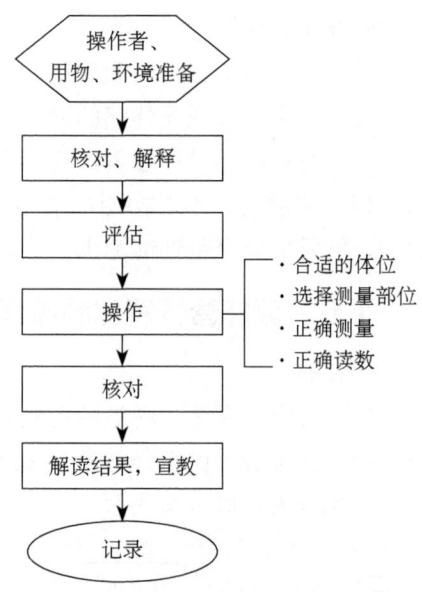

图3-14 小腿围测定操作流程图

表3-15 小腿围测定操作考核标准

项目	操作流程与质量标准	分值	得分	存在问题
操作准备 5分	1. 人员准备：仪表端庄，着装整洁，七步洗手法洗手，戴口罩	3		
	2. 用物准备：软尺、笔	2		
评估 10分	1. 评估患者病情，向患者解释，取得配合	5		
	2. 语言流畅，评估患者是否符合评估条件	5		
操作要点 70分	1. 携用物至床旁，核对患者	10		
	2. 患者体位正确，取坐位或卧位	20		
	3. 指导患者小腿与膝关节、踝关节成90°	10		
	4. 用软尺水平地绕过腓肠肌最粗处测得最大围长	20		
	5. 动作轻柔，读取数据准确，以cm为单位记录，读数至小数点后一位	10		
质量评定 10分	1. 操作熟练，动作轻柔，关爱患者	2		
	2. 与患者有效沟通，指导全面、正确	1		
	3. 测量用时：3min以内（7分）、3～5min（5分）、＞5min（0分）	7		
提问 5分		5		

5. 注意事项

（1）测量前选择合适的体位，尽量取坐位。

（2）测量时选择无伸缩的材质，刻度需要在0刻度。

（3）测量时尽量让患者保持不动，腿与凳子成90°。

（4）测量前，不要剧烈活动，以免影响测量准确性。测量时，避开有伤口的腿，测量皮肤完整性的腿围。

十五、静脉营养液配制操作技术及考核标准

1. 目的

（1）安全、有效、科学的配制静脉营养制剂。

（2）为患者提供充分的能量和全面的营养物质。

2. 操作流程图（图3-15）

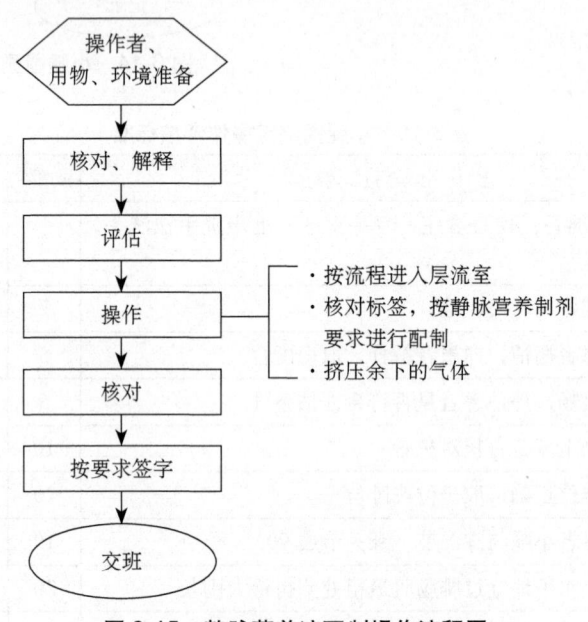

操作者、用物、环境准备 → 核对、解释 → 评估 → 操作（·按流程进入层流室 ·核对标签，按静脉营养制剂要求进行配制 ·挤压余下的气体）→ 核对 → 按要求签字 → 交班

图3-15 静脉营养液配制操作流程图

3. 考核标准及评分（表3-16）

表3-16 静脉营养液配制操作考核标准

项目	操作流程与质量标准	分值	得分	存在问题
操作准备10分	1.护士准备：仪表端庄，着装整洁，七步洗手法洗手，戴口罩，提前30min开启层流室、层流台，并开电子灭菌灯消毒层流台30min，乙醇纱布擦拭层流台面	4		

续表

项目	操作流程与质量标准	分值	得分	存在问题
	2. 核对医嘱，明确要求，物品齐全（各类液体、3L 袋），消毒弯盘 2 个（内有镊子 2 把），乙醇纱布数块，砂轮 2 个，整理箱数个，一次性注射器（50ml、20ml、1ml）数个	6		
评估要点 10 分	1. 核对医嘱，明确要求	4		
	2. 按规程进入层流室（换鞋—洗手—更换消毒服装—戴口罩帽子—更换消毒拖鞋—进入层流准备间—洗手—穿无菌防尘服、防尘帽—进入风淋—进入层流室）	2		
	3. 评估用品有效期	4		
操作要点 65 分	1. 洗手，戴无菌手套	5		
	2. 瓶口消毒方法正确（环形消毒 3 遍）	5		
	3. 乙醇纱布擦拭安瓿，按无菌要求掰开	5		
	4. 按配伍禁忌要求配制液体（将电解质、微量元素、胰岛素加入氨基酸液或葡萄糖液中，磷酸盐加入另一瓶氨基酸液中，水溶性维生素和脂溶性维生素混合后加入脂肪乳剂中）	25		
	5. 串水程序正确（含有各种添加物的液体以三通管加入大袋，最后加入脂肪乳剂，并轻轻摇匀混合）	15		
	6. 配制过程中严格核对制度，无差错	5		
	7. 3L 袋内空气排尽	5		
质量评定 10 分	1. 操作熟练	5		
	2. 洗手，记录	5		
提问 5 分		5		

4. 注意事项

（1）按正确顺序配制液体。

（2）电解质不能直接加入脂肪乳中。

（3）钙剂和磷酸盐应分别加入不同的溶液内进行稀释，以免发生磷酸钙的沉淀。在加入氨基酸和葡萄糖液后，检查有无沉淀，确定无后再加入脂肪乳。

（4）不能随意混合，必须先将葡萄糖与氨基酸溶液融合后，最后加入脂肪乳制剂。

十六、碳14试验操作技术及考核标准

1. 目的　检查人体内是否存在幽门螺杆菌感染。
2. 适应证
(1) 有胃镜检查确诊慢性胃炎、肠化生、上皮内瘤变、早期胃癌的患者。
(2) 有胃镜检查确诊消化性溃疡、消化道糜烂的患者。
(3) 幽门螺杆菌治疗后，需要进行复查的患者。
(4) 有反复上腹部不适，考虑胃疾病的患者。
(5) 有胃癌家族史的患者。
(6) 家族中有明确诊断幽门螺杆菌感染的患者。
(7) 有意向进行幽门螺杆菌检查的正常人。
3. 操作流程图（图3-16）

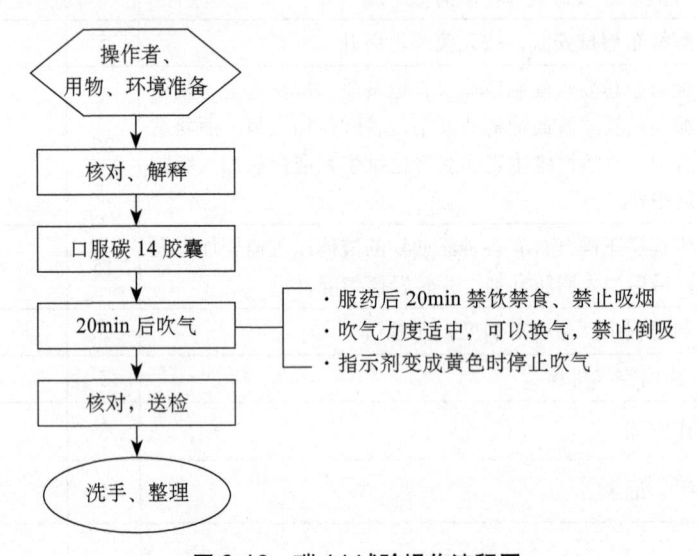

图3-16　碳14试验操作流程图

4. 考核标准及评分（表3-17）

表3-17　碳14试验操作考核标准

项目	操作流程与质量标准	分值	得分	存在问题
操作前准备 10分	1. 护士准备：仪表端庄，着装整洁，七步洗手法洗手	3		
	2. 用物准备：凉开水、碳14胶囊、碳14集气卡、检验标签	7		

续表

项目	操作流程与质量标准	分值	得分	存在问题
操作要点 75分	1. 核对患者信息，了解患者病情、服药情况、是否空腹、近期是否备孕等	6		
	2. 向患者解释采集目的、方法并取得配合	6		
	3. 核对医嘱及检验条码信息，检查集气卡是否在有效期及包装有无破损	6		
	4. 协助患者用约20ml温开水送服胶囊，静坐20min	10		
	5. 告知患者服药后注意事项（服药后20min禁饮、禁食、禁止吸烟）	6		
	6. 集气卡上注明收集气体时间、粘贴条码	6		
	7. 20min后再次核对患者信息	4		
	8. 开启集气卡外包装，并取出吹气嘴和集气卡	6		
	9. 嘱患者对准吹气口吹气，力度适中，可以换气，禁止倒吸，当集气卡指示窗口内指示剂由橙红色变成黄色时停止吹气（1~3min），若>3min变色不全，亦停止吹气。将吹气套嘴取下丢入黄色垃圾桶	15		
	10. 再次核对患者信息及检验条码	6		
	11. 扫描条码，及时送检	4		
操作后处理 6分	1. 整理用物	2		
	2. 按规范处理	2		
	3. 洗手	2		
综合评价 4分	1. 操作熟练	2		
	2. 遵守无菌原则	2		
提问 5分		5		

5. 注意事项

（1）检查前空腹6h以上。

（2）检查前2周之内应停用抗感染药、铋剂及各种抑酸药物，以避免结果假阴性。

（3）口服抗生素、质子泵抑制剂、4联药物进行清除幽门螺杆菌的患者，应停药4周以上再进行复查。

（4）如果体内有幽门螺杆菌，由于含有尿素酶的作用，可以分解代谢产生有碳 14 标记的二氧化碳。因此，在进行碳 14 呼气试验时，需要吞服一个有碳 14 标记的尿素的药丸或者含有该成分的一杯水，20min 后再次呼出第二口气体，从而进行检测。

(5) 急性上消化道出血、孕妇、哺乳期妇女、近期有备孕计划的女性及未满 18 周岁少年、儿童不建议做此项检查。

十七、肠内营养配制操作技术及考核标准

1. 目的

(1) 通过口服的方式来补充营养。

(2) 保证每日目标需求量。

(3) 使用评估工具后，有营养不良的患者，需要进一步补充的患者。

(4) 供给细胞代谢需要的能量与营养底物，维持组织器官的功能。

(5) 调节免疫功能、增强体质，从而影响疾病的发展与转归，改善预后。

2. 适应证

(1) 有营养不良的患者。

(2) 经口进食有困难的患者，需进食流质饮食。

(3) 需要维持肠道屏障功能的患者。

(4) 降低并发症。

3. 操作流程图（图 3-17）

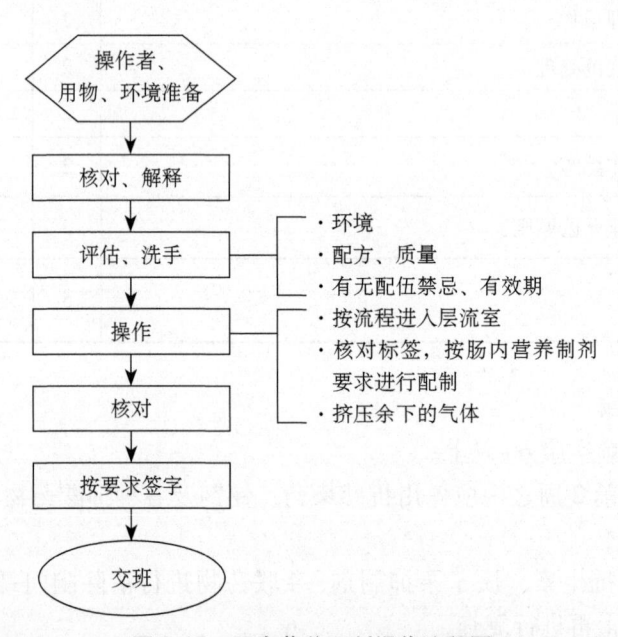

图 3-17　肠内营养配制操作流程图

4. 考核标准及评分（表3-18）

表3-18　肠内营养配制操作考核标准

项目	操作流程与质量标准	分值	得分	存在问题
操作准备 10分	1. 护士准备：仪表端庄，着装整洁，七步洗手法洗手，戴口罩，按要求更衣、换鞋、戴帽子和口罩，进入配制区	4		
	2. 处理配制室，乙醇纱布擦拭层流台面、物品准备（配制容器、各种营养粉等、营养袋）	6		
评估要点 10分	1. 核对医嘱，明确要求，填写营养标签	4		
	2. 评估周围环境	2		
	3. 评估用品有效期	4		
操作要点 65分	1. 洗手、戴无菌手套	5		
	2. 取出配制容器及各种粉剂	5		
	3. 按医嘱准确配制肠内营养制剂	30		
	4. 将肠内营养液装入营养袋	10		
	5. 再次核对营养标签	5		
	6. 清洗制剂容器，放入消毒柜消毒，物品归位	5		
	7. 出配制室，更衣、换鞋	5		
质量评定 10分	1. 操作熟练	5		
	2. 记录	5		
提问 5分		5		

5. 注意事项

（1）现配现用，保持溶剂的清洁度。

（2）操作过程中，注意无菌操作。

（3）配制前询问患者的过敏史及饮食习惯。

十八、握力测定操作技术及考核标准

1. 目的

（1）握力主要是测试上肢肌肉群的发达程度，测试受试者前臂和手部肌肉力量，是反映人体上肢力量的发展水平的一种指标。

（2）在体能测试中，它常以握力体重指数的形式体现，即把握力的大小与被测人的体重相联系，以获得最科学的体力评估。

(3) 握力常作为一般性指标评价患者的体质强弱。

2. 适应证

(1) 疾病的评估作为一些疾病的重要指标之一，通过测试患者的握力情况可以初步判断疾病的程度和发展情况。

(2) 康复治疗包括截肢、骨折、关节炎、手外伤等，可以帮助康复医生和物理治疗师评估患者手部肌肉力量的恢复情况，以便及时调整康复计划。

(3) 健康人群的体质评价指标。

3. 操作流程图（图3-18）

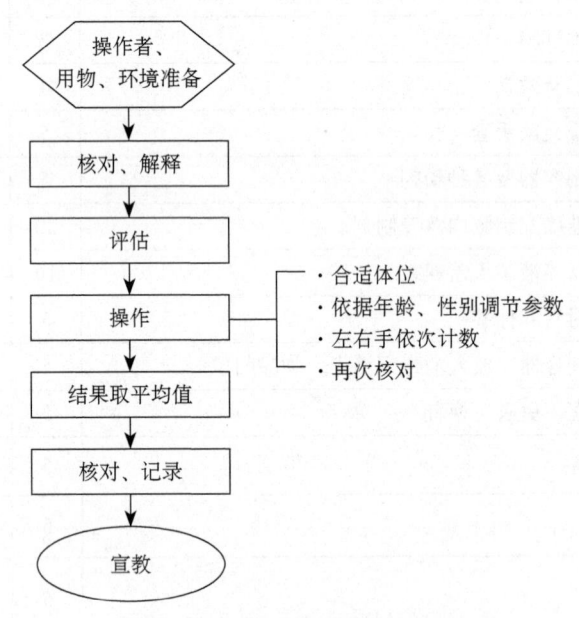

图3-18 握力测定操作流程图

4. 考核标准及评分（表3-19）

表3-19 握力测定操作考核标准

项目	操作流程与质量标准	分值	得分	存在问题
操作准备 10分	1. 护士准备：着装整齐，洗手，戴口罩	4		
	2. 用物准备：握力计、记录本、记录笔	6		
评估要点 15分	1. 评估患者意识、病情等	4		
	2. 评估患者四肢肌力	5		
	3. 评估患者理解及配合程度	6		

续表

项目	操作流程与质量标准	分值	得分	存在问题
操作要点60分	1. 核对医嘱、携用物至床旁	5		
	2. 核对患者信息，两种及以上的身份识别方式	5		
	3. 介绍操作目的、操作注意事项等相关宣教、取得合作	5		
	4. 再次核对医嘱、确认无误	5		
	5. 协助患者双足开立、双手自然下垂于两大腿外侧、双眼平视前方	10		
	6. 根据患者情况调整握力计手柄、握力计清零、设置患者性别、年龄	10		
	7. 嘱患者全力握紧、正确测量并读数	8		
	8 测量顺序：右手→左手、右手→左手，测试4次	10		
	9. 记录全部数值，取平均值	2		
质量评定10分	1. 操作熟练	5		
	2. 记录结果、向家属解释	5		
提问5分		5		

5. 注意事项

（1）测试前检查握力器，确保电量充足，调整好握把距离。

（2）握力器读数清零时不可以施加任何压力，不然会影响读数结果。

（3）测量时，两足分开站立，保持稳定，平肩宽的距离，示指关节与握力器保持垂直，握力器不可以接触身体，用全身力量紧握，握力器不等来回摆动，保持身体在不动的状态。

（4）受力手按先右后左依次测量，每侧测定2次，记录所有成绩，数值单位为kg。

（5）测量时禁止摆动手臂。观察指针示数时视力要与刻度保持垂直。

十九、人体成分分析仪使用操作技术及考核标准

1. 目的

（1）评估人体成分、营养状况的变化，为营养监测和营养治疗提供依据。

（2）监测身体成分，发现潜在的健康问题。

（3）评估儿童的营养状况和生长发育的情况。

2.适应证

（1）适用于老年人、儿童、飞行员等特殊人群的健康状况评估。

（2）肥胖、糖尿病、肿瘤、肾透析等疾病患者。

（3）健康管理，健康人群的体检。

3.操作流程图（图3-19）

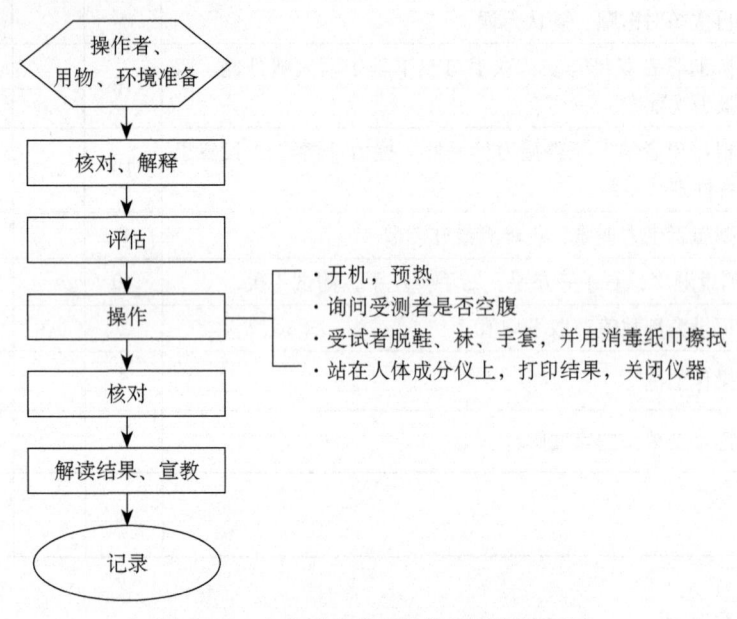

操作者、用物、环境准备

核对、解释

评估

操作
- 开机，预热
- 询问受测者是否空腹
- 受试者脱鞋、袜、手套，并用消毒纸巾擦拭
- 站在人体成分仪上，打印结果，关闭仪器

核对

解读结果、宣教

记录

图3-19 人体成分分析仪使用操作流程图

4.考核标准及评分（表3-20）

表3-20 人体成分分析仪使用操作考核标准

项目	操作流程与质量标准	分值	得分	存在问题
操作准备 10分	1.护士准备：仪表端庄，着装整洁，七步洗手法洗手，戴口罩	4		
	2.物品齐全：体成分仪，75%乙醇纱布/湿纸巾、垃圾桶	6		
评估要点 10分	1.核对患者信息，应至少使用两种身份识别方法	4		
	2.温度适宜、保护患者隐私	2		
	3.解释操作目的及注意事项，取得患者配合	4		
操作要点 65分	1.洗手、戴无菌手套	5		

续表

项目	操作流程与质量标准	分值	得分	存在问题
	2. 开机、预热	5		
	3. 进入操作界面，在仪器上输入患者信息	10		
	4. 取乙醇纱布或湿纸巾擦拭电极或测试者的手掌和足底，患者取合适体位，正电极与患者正确接触	15		
	5. 按照操作界面进行检测、打印测试结果	15		
	6. 检测完毕、关闭仪器	10		
	7. 记录检查结果	5		
质量评定 10分	1. 操作熟练	5		
	2. 记录结果，向家属解释	5		
提问 5分		5		

5. 注意事项

（1）建议受试者禁食或者在餐后2h，排空大小便后进行测试。测试前不能饮酒。

（2）测试前，避免剧烈运动，以避免血液重新分布造成的影响。

（3）穿轻便的服装，不能佩戴首饰。

（4）受试者脱掉袜子，确认手足与电极接触点的位置正确。

（5）皮肤干燥或油性很大，需要提前进行处理，必要时擦拭皮肤或电极接触点。

（6）儿童测试者，体重不低于20kg。

（7）孕妇不宜进行测试，以免电流对胎儿产生影响。

（8）带有心脏起搏器的患者不宜进行测试，以免电流影响起搏器功能。

二十、小茴香热敷操作技术及考核标准

1. 目的　促进胃肠道功能恢复，缓解术后胃肠症状，有效排出积存气体。

2. 适应证

（1）术后胃肠功能恢复缓慢的患者。

（2）辅助缓解经期宫寒、腹痛。

3. 操作流程图（图 3-20）

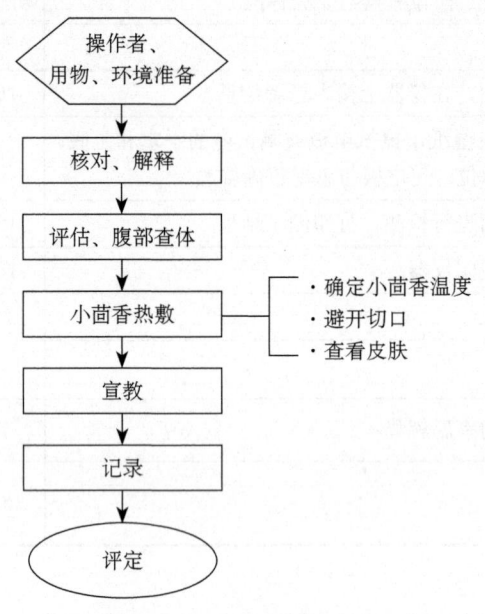

图 3-20　小茴香热敷操作流程图

4. 考核标准及评分（表 3-21）

表 3-21　小茴香热敷操作考核标准

项目	操作流程与质量标准	分值	得分	存在问题
操作准备 10 分	1. 护士准备：仪表端庄，着装整洁，洗手，戴口罩	4		
	2. 用物准备：加热后的小茴香 250g，患者毛巾	6		
评估要点 10 分	1. 解释目的，取得合作	4		
	2. 评估患者病情、意识状态	3		
	3. 询问有无小茴香过敏史	3		
操作要点 65 分	1. 携用物至床旁，核对解释	5		
	2. 协助取合适体位	5		
	3. 关闭门窗，围帘遮挡，显露腹部	5		
	4. 腹部查体，查看腹胀情况	15		
	5. 检查腹部皮肤有无伤口、破溃	8		
	6. 确认小茴香温度适宜	10		

续表

项目	操作流程与质量标准	分值	得分	存在问题
	7. 用毛巾包裹住加热后的小茴香，放于患者腹部，腹部有切口患者避开切口，热敷 30min，每日 3 次	4		
	8. 热敷结束取下小茴香，查看患者皮肤情况	8		
	9. 协助患者取安全、舒适体位，整理用物，洗手	5		
质量评定 10 分	1. 了解患者腹胀缓解情况	4		
	2. 操作中观察患者病情变化	3		
	3. 关爱患者，有效沟通	3		
提问 5 分		5		

5. 注意事项

（1）热敷温度 38～40℃为宜，避免烫伤。

（2）热敷过程中如出现不适、疼痛或其他异常情况，应立即停止使用。

（3）孕妇和哺乳期女性遵医嘱行小茴香热敷，根据个人需求适当调整使用方法和时间。

（4）小茴香热敷不能代替医生的诊断和治疗，如腹部问题较严重或持续时间较长的患者，应遵医嘱处理。

二十一、输血技术（PDA 使用）操作技术及考核标准

1. 目的

（1）补充血容量，增加有效循环血量，提高血压，增加心排血量，改善微循环。

（2）补充血红蛋白，提高血液携氧功能，纠正贫血。

（3）补充抗体、补体，增强机体抵抗力，提高机体抗感染能力。

（4）补充血小板和凝血因子，改善凝血功能，预防和控制出血。

（5）补充血浆蛋白，维持胶体渗透压，减少组织渗出和减轻水肿，改善营养，保持有效循环血量。

2. 适应证

（1）各种原因引起的大出血。

（2）贫血或低蛋白血症。

（3）严重感染。

（4）凝血功能障碍。

3. 操作流程图（图 3-21）

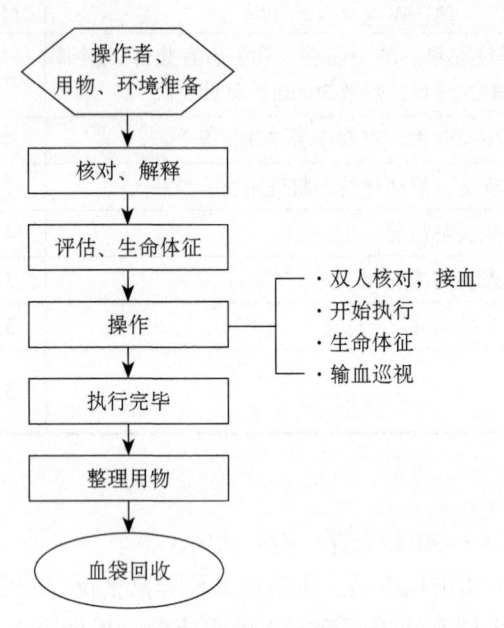

图 3-21 输血技术（PDA 使用）操作流程图

操作者、用物、环境准备 → 核对、解释 → 评估、生命体征 → 操作（双人核对，接血；开始执行；生命体征；输血巡视）→ 执行完毕 → 整理用物 → 血袋回收

4. 考核标准及评分（表 3-22）

表 3-22 输血技术（PDA 使用）操作考核标准

项目	操作流程与质量标准	分值	得分	存在问题
操作准备 10 分	1. 护士准备：仪表端庄，着装整洁，七步洗手法洗手	3		
	2. 用物准备：棉签、0.2% 安尔碘、弯盘、预冲式冲洗器、血液制品、血型标识牌、PDA	7		
评估要点 10 分	1. 取血前评估患者生命体征、病情，PDA 体征录入，解释并取得合作	4		
	2. 了解患者血型，有无输血史、过敏史及治疗情况	4		
	3. 评估静脉通路	2		
操作要点 65 分	1. 与输血科人员行"三查八对"，无误后使用 PDA 扫描取血	5		
	2. 核对医嘱，两名医务人员行"三查八对"，填写输血登记本，正确张贴条码，PDA 扫描接血	11		
	3. 两名医务人员携用物至床旁，行输血"三查八对"，贴"病历备查"条码于交叉配血报告单	8		

续表

项目	操作流程与质量标准	分值	得分	存在问题
	4. 检查静脉通道，抽回血，洗手	4		
	5. 再次测量生命体征，挂血型标识牌	3		
	6. 将血液轻轻摇匀，正确连接输血装置，调节输血滴数，输血前 15min 速度宜慢，以 2ml/min 为宜，PDA 扫描腕带及血袋编号	12		
	7. 再次核对，PDA 扫描开始执行，行健康宣教	5		
	8. 输血 15min 后，若无不良反应，根据患者年龄、病情及血液种类调节输血滴速，测量生命体征，PDA 扫描输血巡视	7		
	9. 输血完毕用 0.9% 氯化钠注射液冲管，再次评估患者病情及有无输血不良反应，测量生命体征	6		
	10. 协助取舒适体位，整理用物，洗手，PDA 扫描输血结束	4		
质量评定 10分	1. 操作熟练、正确	3		
	2. 严格执行查对制度，严格无菌技术操作原则	4		
	3. 与患者有效沟通，关爱患者	3		
提问 5分		5		

5. 注意事项

（1）输血"三查八对"。三查：血液制品有效期、血液制品质量及输血装置；八对：姓名、床号、住院号、血袋（瓶）号、血型、交叉配血试验结果、血液制品种类和剂量。

（2）血液制品从输血科取出后 30min 内输注，科室无自行储血。

（3）血液制品取回后勿剧烈振荡、加温，避免血液成分破坏引起输血反应。

（4）连接输血装置时，注意穿刺手法和技巧，避免刺破血袋。

（5）输血过程中不能加入任何药品，严密观察患者有无不良反应。

（6）输入两个及以上供血者的血液制品时，在两份血液之间输入 0.9% 氯化钠注射液，防止发生反应。

（7）使用专用输血器，用于输注全血、成分血或生物制剂的输血器宜 4h 更换一次。

（8）输血遇转科、转院时，需守候至血液输注完毕，无不良反应后，交接双方签字方可离开。

(9)输血完毕,血袋及时送回输血科并有记录。

二十二、预防血栓五部曲操作技术及考核标准

1. 目的　促进下肢血液和淋巴回流,减少静脉血流淤滞,消除肿胀,预防下肢深静脉血栓。

2. 适应证

(1) 存在 DVT 高危险因素的人群,如既往有深静脉血栓病史、创伤史、高龄患者、恶性肿瘤、大手术后患者、肥胖人群。

(2) 活动能力差,长期卧床患者。

3. 操作流程图(图 3-22)

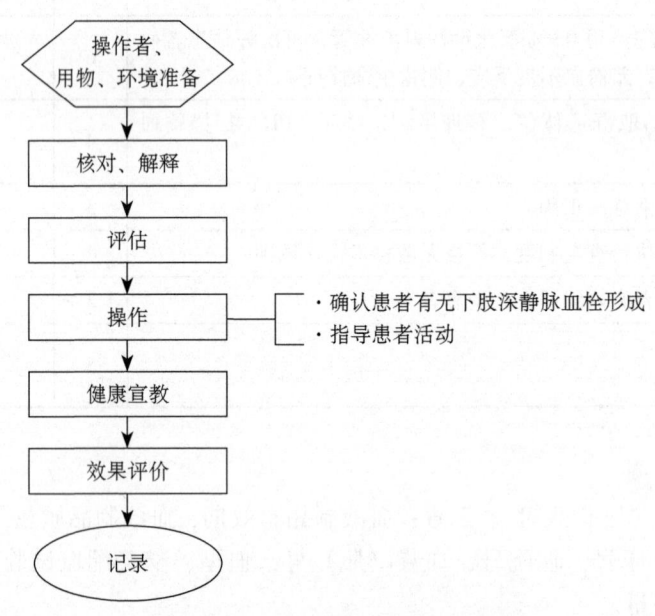

操作者、用物、环境准备
↓
核对、解释
↓
评估
↓
操作 —— ·确认患者有无下肢深静脉血栓形成
　　　　·指导患者活动
↓
健康宣教
↓
效果评价
↓
记录

图 3-22　预防血栓五部曲操作流程图

4. 考核标准及评分(表 3-23)

表 3-23　预防血栓五部曲操作考核标准

项目	操作流程与质量标准	分值	得分	存在问题
操作准备 10 分	1. 护士准备:仪表端庄,着装整洁,七步洗手法洗手	3		
	2. 患者准备:患者神志清醒,病情稳定,能配合操作	7		

续表

项目	操作流程与质量标准	分值	得分	存在问题
评估要点 10分	1. 评估患者病情是否平稳，解释并取得合作	4		
	2. 确认患者无下肢深静脉血栓形成	4		
	3. 协助患者取合适体位	2		
操作要点 65分	操作者取平卧位： 1. 第一步：双腿伸直，双足同时向前下方用力绷紧足背，保持5s以上 2. 第二步：双腿伸直，双足同时向后（头部方向）勾起，保持5s以上 3. 第三步：双足同时向顺时针或逆时针方向旋转足尖，持续5s以上 4. 第四步：双腿屈膝，用力使小腿尽量贴近大腿，持续5s以上 5. 第五步：取屈膝仰卧位，双手放于身体两侧，掌心向下支撑住身体，双手双腿同时用力使臀部抬离床面，离床面至少10cm（约一拳的距离），保持5s以上。然后缓慢落下，连续10个为一组训练，每天完成5～10组。最后双腿用力蹬出，恢复平卧位，结束动作	65		
质量评定 10分	1. 操作熟练、正确	3		
	2. 语言通俗易懂，患者掌握预防血栓五部曲	4		
	3. 与患者有效沟通，关爱患者	3		
提问 5分		5		

5. 注意事项

（1）预防血栓五部曲应在排除下肢深静脉血栓形成的前提下进行，仅适用于预防血栓发生。如出现一侧或双侧皮肤红、肿、热、痛，一侧腿围比另一侧腿围增大等情况切勿盲目运动。

（2）术后卧床患者应早锻炼。

（3）各种原因所致的踝关节不稳、下肢神经血管肌腱损伤修复术后、骨关节肿瘤、踝部骨折、全身情况差且病情不稳定者应避免操作。

二十三、氧气筒吸氧操作技术及考核标准

1. 目的 提高患者血氧含量及动脉血氧饱和度，纠正缺氧，促进组织的新陈代谢，维持机体生命活动。

2. 适应证 各种原因导致患者低氧血症、呼吸衰竭、心力衰竭、一氧化碳中

毒、术后的患者。

3. 操作流程图（图 3-23）

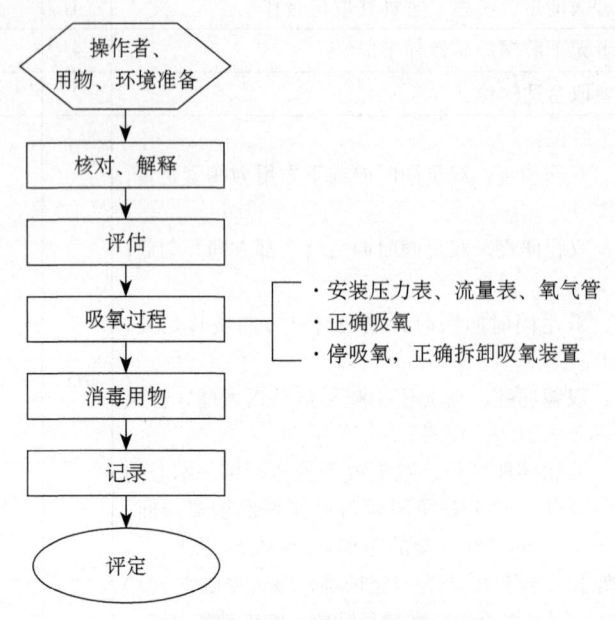

图 3-23　氧气筒吸氧操作流程图

操作者、用物、环境准备 → 核对、解释 → 评估 → 吸氧过程 → 消毒用物 → 记录 → 评定

吸氧过程：
- 安装压力表、流量表、氧气管
- 正确吸氧
- 停吸氧，正确拆卸吸氧装置

4. 考核标准及评分（表3-24）

表 3-24　氧气筒吸氧操作考核标准

项目	流程及考核评价要点	分值	得分	存在问题
操作准备 5 分	1. 人员准备：仪表端庄，着装整洁，七步洗手法洗手，戴口罩	3		
	2. 用物准备：治疗盘内备：治疗碗（或水杯，内盛冷开水）、棉签、氧气湿化瓶、鼻氧管；治疗盘外备：氧气流量表、压力表装置、一次性治疗巾、弯盘、灭菌用水、手电筒、扳手、洗手液、护理执行单、纱布、氧气筒	2		
评估 10 分	1. 评估患者病情，向患者解释，取得配合	3		
	2. 评估鼻腔情况：询问鼻腔疾病史；查看双侧鼻腔是否通畅，有无堵塞，鼻腔黏膜有无破损，鼻中隔有无偏曲等	5		
	3. 评估环境：用氧安全	2		
操作要点 70 分	1. 携用物至床旁，核对患者	5		
	2. 洗手、戴口罩	3		

续表

项目	流程及考核评价要点	分值	得分	存在问题
	3. 装表：打开氧气筒上总开关，清洁气门，关闭总开关，安装压力表装置并用扳手旋紧、安装氧气流量表，并检查氧气流量表开关是否关闭，总开关检查装表后有无漏气	6		
	4. 向湿化瓶内倒入 1/2～2/3 的灭菌用水，安装湿化瓶，检查装置是否漏气	8		
	5. 协助患者取舒适体位，用湿棉签清洁双侧鼻腔	3		
	6. 连接鼻氧管，打开总开关，打开流量开关，根据医嘱调节氧流量	7		
	7. 将鼻氧管开口端放入治疗碗（或水杯）冷开水中湿润，并检查鼻氧管是否通畅，根据病情调节流量	5		
	8. 轻轻将鼻氧管置入患者鼻腔内，妥善固定	5		
	9. 向患者及其家属告知吸氧的注意事项等	5		
	10. 根据病情取合适体位，整理床单元，洗手，做记录；吸氧过程中密切观察缺氧改善情况	9		
	11. 停氧时先取下鼻导管，再依次关闭流量表开关→关闭氧气筒总开关→打开流量表开关，排尽余气后关闭。取下鼻氧管放入污物袋，用纱布清洁面部，协助患者取舒适体位	9		
	12. 取下氧气流量表，用扳手取下压力表装置，总开关气门用自封袋罩住，分类整理用物，洗手，记录停止用氧时间及效果	5		
质量评定 10 分	1. 操作熟练，动作轻柔，关爱患者	3		
	2. 氧流量调节准确，鼻导管固定妥当，松紧适宜	4		
	3. 与患者有效沟通，指导全面、正确	3		
提问 5 分		5		

5. 注意事项

（1）注意用氧安全，切实做好四防：防火、防油、防热、防震。氧气搬运时要避免倾倒撞击。氧气筒应放阴凉处，周围严禁烟火及易燃品，距明火至少 5m，距暖气至少 1m，以防引起燃烧。

（2）氧气表螺旋接口勿上油，也不用带油的手装卸。

（3）使用及停用氧气时严格执行操作程序。使用氧气时，先调节氧流量后应用；停用氧气时，先拔出鼻导管再关氧气开关。中途需要再调节流量，先取下鼻导管，再调节，最后将鼻导管置入鼻腔，以免开错，大量氧气进入呼吸道而损伤肺组织。

(4) 如果是急性肺水肿的患者，湿化瓶内加入20%～30%乙醇，以降低肺泡内表面张力。

(5) 使用过程中，观察患者缺氧情况，排除影响用氧效果的因素，按需调节流量。

(6) 氧气桶内氧气不可用尽，压力表降至0.5MPa（5kg/cm^2）即不可再用，以免灰尘进入筒内，在充气时引起爆炸。

(7) 对未用完或已用尽的氧气筒，应分别挂"满"或"空"的标志，以便及时调换，也便于急用时搬运，提高抢救速度。

(8) 用氧过程中应加强监测。

二十四、氧气吸入（中心供氧）操作技术及考核标准

1. 目的

(1) 纠正各种原因造成的缺氧状态，提高动脉血氧分压（PaO_2）和动脉血氧饱和度（SaO_2），增加动脉血氧含量（CaO_2）。

(2) 促进组织的新陈代谢，维持机体生命活动。

2. 适应证

(1) 肺活量减少，因呼吸系统疾病而影响肺活量者，如支气管哮喘、支气管肺炎、肺气肿或气胸等。

(2) 心肺功能不全，如心力衰竭时肺部充血而致呼吸困难者。

(3) 各种中毒引起的呼吸困难，如巴比妥类药物中毒、一氧化碳中毒等。

(4) 昏迷患者。

(5) 外科手术前、手术后、大出血休克的患者及产程过长或胎心音不良的孕妇。

3. 操作流程图（图3-24）

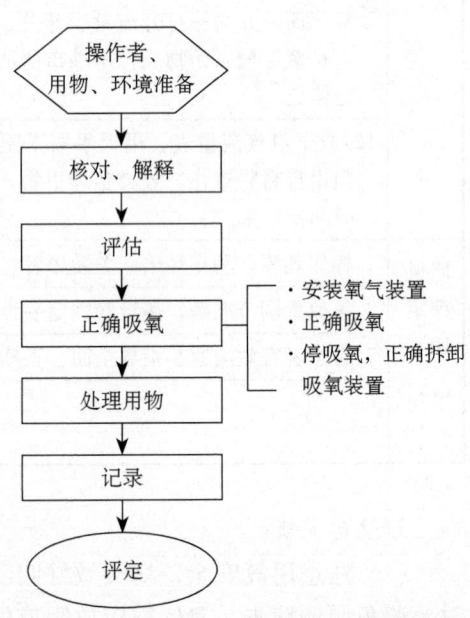

图3-24 氧气吸入（中心供氧）操作流程图

4. 考核标准及评分（表3-25）

表3-25 氧气吸入（中心供氧）操作考核标准

项目	操作流程与质量标准	分值	得分	存在问题
操作准备 10分	1. 护士准备：仪表端庄，着装整洁，七步洗手法洗手	3		
	2. 检查并备齐用物：治疗盘、治疗碗（内盛灭菌蒸馏水）、棉签、氧气湿化瓶、鼻氧管、弯盘、氧气流量表、灭菌蒸馏水、氧气记录卡、速干（免洗）手消毒剂、医疗垃圾桶、可回收污物桶	7		
评估要点 10分	1. 评估患者：了解患者诊断、病情，对疾病的认识；对吸氧的心理反应与合作程度等；呼吸道是否通畅；呼吸形态，缺氧的程度；检查鼻腔黏膜有无破损，是否通畅，询问鼻腔疾病史	5		
	2. 评估环境：环境整洁、安静，光线充足，用氧环境安全，远离火源	5		
操作要点 65分	1. 核对确认医嘱，患者床号、姓名、医嘱时间	3		
	2. 携用物到床旁，用两种以上方法核对患者信息	5		
	3. 自我介绍（职务、姓名）；解释操作目的、程序；如何配合；询问二便	2		
	4. 协助患者取舒适体位	2		
	5. 取下设备带上氧气活塞，用湿棉签擦拭气源接头内灰尘，将氧压表接在中心供氧接口，检查连接完好性，保证有效给氧	5		
	6. 湿化瓶内倒入1/3～1/2的灭菌蒸馏水，安装湿化瓶	5		
	7. 再次检查，清洁湿润鼻腔	3		
	8. 再次核对	2		
	9. 连接鼻氧管，打开流量开关，根据医嘱调节氧流量	5		
	10. 将鼻氧管前端放入灭菌蒸馏水碗中湿润并检查是否通畅	5		
	11. 安置鼻氧管，调节松紧度妥善固定	3		
	12. 再次核对	2		
	13. 告知患者及其家属安全用氧知识及其他注意事项	3		
	14. 协助取舒适体位，整理床单元	2		

续表

项目	操作流程与质量标准	分值	得分	存在问题
	15. 观察患者缺氧症状及有无不良反应，氧气装置有无漏气，是否通畅，适时安抚情绪	5		
	16. 停止用氧：核对确认停止医嘱、患者床号、姓名	5		
	17. 取下鼻氧管，放入医疗垃圾桶	3		
	18. 关流量开关，取下流量表	2		
	19. 清洁面部，协助患者取舒适体位，整理床单元	3		
质量评定 10 分	1. 操作熟练	3		
	2. 分类处理用物，记录开始用氧时间、氧流量、停止用氧时间、缺氧改善情况	4		
	3. 关爱患者，护患沟通有效	3		
提问 5 分		5		

5. 注意事项

（1）用氧前，检查氧气装置有无漏气，环境是否安全。

（2）做好防震、防油、防火、防热源。

（3）严格遵守操作规程，使用氧气时，应先调节好氧流量再安鼻氧管，停用氧气及调节氧流量时，必须分离鼻氧管或拔出后再调节，避免因操作不当使大量氧气进入呼吸道而损伤肺部组织。

（4）湿化瓶内使用灭菌蒸馏水，不使用含电解质溶液。急性肺水肿者使用20%～30%乙醇可降低肺泡内泡沫的表面张力，使肺泡内泡沫破裂、消散，改善肺部气体交换，减轻缺氧症状。

（5）持续吸氧的患者，应每日更换湿化瓶，鼻氧管根据情况每周更换1～2次。

（6）用氧过程中，应加强监测，严密观察患者缺氧改善情况。

二十五、氧气枕操作技术及考核标准

1. 目的　在转运过程中提高患者血氧含量及动脉血氧饱和度，纠正缺氧。

2. 适应证　各种原因导致患者低氧血症、呼吸衰竭、心力衰竭、一氧化碳中毒、术后需要外出检查的患者。

3. 操作流程图（图3-25）

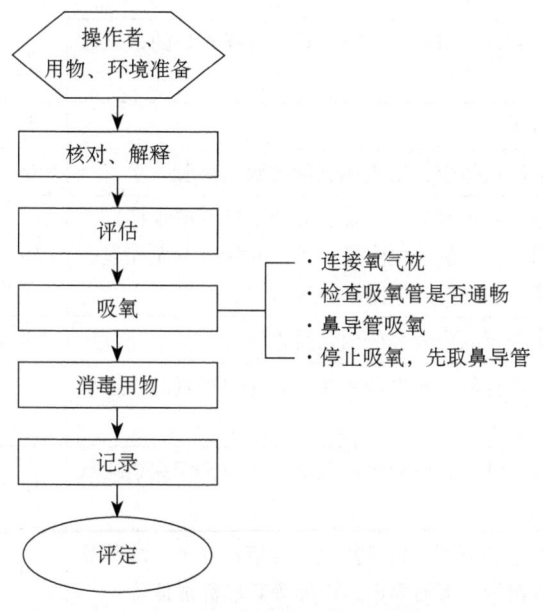

图3-25　氧气枕操作流程图

4. 考核标准及评分（表3-26）

表3-26　氧气枕操作考核标准

项目	操作流程及质量标准	分值	得分	存在问题
操作准备 5分	1.人员准备：仪表端庄，着装整洁，七步洗手法洗手，戴口罩	2		
	2.用物准备：治疗盘内备治疗碗（或水杯）（内盛冷开水）、棉签、鼻氧管、充满氧气的氧气枕；治疗盘外备一次性治疗巾、弯盘、无菌蒸馏水、手电筒、速干手消毒剂、护理执行单，纱布	3		
评估 10分	1.评估患者病情、意识状况及合作程度、呼吸状况及缺氧情况	3		
	2.评估鼻腔情况：询问鼻腔疾病史；用手电筒查看双侧鼻腔是否通畅，有无堵塞，鼻腔黏膜有无破损出血，鼻中隔有无偏曲等	5		
	3.评估环境：用氧安全	2		

续表

项目	操作流程及质量标准	分值	得分	存在问题
操作要点70分	1. 携用物至床旁，核对患者，向患者解释操作目的，以取得合作	7		
	2. 洗手、戴口罩	5		
	3. 协助患者取舒适体位，用湿棉签清洁双侧鼻腔	6		
	4. 连接鼻氧管，将鼻氧管开口端放入治疗碗（或水杯）冷开水中湿润，打开氧气枕流量开关，并检查有无气泡逸出，鼻氧管是否通畅，根据患者病情调节流量	10		
	5. 轻轻将鼻氧管置入患者鼻腔内，妥善固定	9		
	6. 再次核对患者身份，向患者及其家属告知吸氧的注意事项等	5		
	7. 整理床单元，洗手，做记录；吸氧过程中密切观察缺氧改善情况	10		
	8. 停氧时先取下鼻氧管，再关闭氧气枕流量开关，取下鼻氧管放入污物袋，清洁面部，协助患者取舒适体位	10		
	9. 分类整理用物，取下的氧气枕打开流量开关，轻轻挤压氧气枕，去除枕内余气，消毒液擦拭，洗手，记录	8		
质量评定10分	1. 操作熟练，动作轻柔，关爱患者	3		
	2. 鼻导管固定妥当，松紧适宜	4		
	3. 与患者有效沟通，指导全面、正确	3		
提问5分		5		

5. 注意事项

（1）指导患者有效呼吸。

（2）告知患者勿自行摘除鼻导管。

（3）告知用氧安全知识，持续吸氧者应保持管道通畅、无打折、无分泌物堵塞或扭曲。

（4）观察评估吸氧效果。

二十六、引流管冲洗操作技术及考核标准

1. 目的　医护人员通常会使用输液器向患者体内注入稀释液（通常为生理盐水），从而达到稀释积液的效果，进而避免积液对人体造成伤害。

2. 适应证　吻合口瘘的患者，防止进一步发展造成吻合口稀释液腐蚀血管。

第3章 胃癌患者常用护理操作技术护理常规及操作考核标准

3. 操作流程图（图3-26）

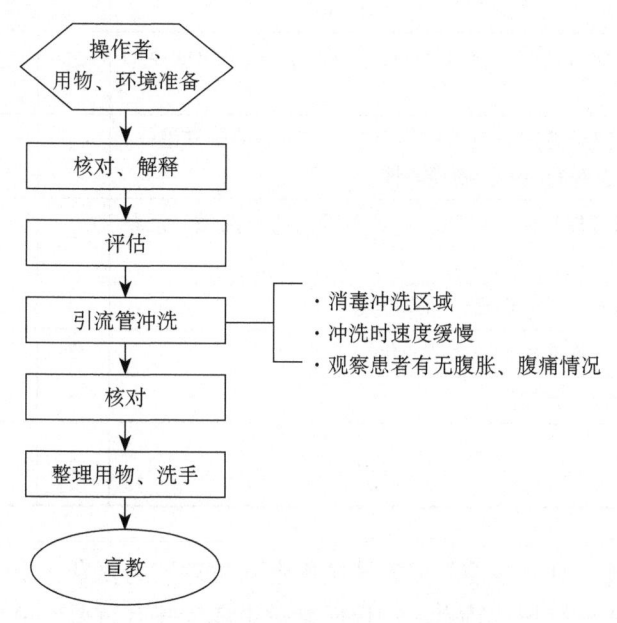

```
操作者、用物、环境准备
        ↓
    核对、解释
        ↓
      评估
        ↓
   引流管冲洗 —— · 消毒冲洗区域
        ↓        · 冲洗时速度缓慢
      核对        · 观察患者有无腹胀、腹痛情况
        ↓
  整理用物、洗手
        ↓
      宣教
```

图3-26 引流管冲洗操作流程图

4. 考核标准及评分（表3-27）

表3-27 引流管冲洗操作考核标准

项目	操作流程与质量标准	分值	得分	存在问题
操作准备 10分	1. 护士准备：仪表端庄，着装整洁，洗手，戴口罩	3		
	2. 用物准备：输液器、生理盐水、PDA、治疗巾、乳胶手套、安尔碘、棉签、纱布、弯盘、锐器盒	7		
评估要点 15分	1. 核对医嘱，观察患者情况	2		
	2. 携用物至患者床旁，核对与患者腕带信息是否一致，解释冲洗目的，取得合作，PDA扫描核对	9		
	3. 协助患者摆体位，评估患者局部皮肤、引流管情况，显露穿刺部位	4		
操作要点 60分	1. 洗手，在引流管下方铺治疗巾、纱布、弯盘	5		
	2. 用棉签蘸安尔碘自穿刺点上下消毒采集区域两遍，消毒范围＞5cm×5cm，洗手，戴手套	7		
	3. 用之前准备好的输液器，将针头插入引流管中，妥善固定	13		

续表

项目	操作流程与质量标准	分值	得分	存在问题
	4.将液体缓慢而稳定地注入引流管口,尽量避免液体的飞溅	25		
	5.再次核对患者信息与医嘱是否一致,缓慢的输注液体,并观察患者的腹胀、腹痛等情况	5		
	6.协助患者取安全、舒适体位,整理用物,洗手,记录出入量	5		
质量评定 10分	1.操作熟练,手法正确,动作轻柔	4		
	2.操作中注意观察患者病情变化	3		
	3.关爱患者,有效沟通	3		
提问 5分		5		

5.注意事项　对于腹腔引流管冲洗患者的护理较为复杂、繁琐,护理工作量大且有较强的专科护理特点,护理质量对患者康复有重要作用。在引流管冲洗护理过程中,要求有高度的责任心,妥善连接与固定引流管,并做好清晰的标识,调节适当的压力和速度,做好病情观察,准确记录出入量,定期床旁巡视,善于发现问题并及时处理,以保持引流管有效冲洗,促进患者康复。

二十七、有效咳嗽、咳痰操作技术及考核标准

1.目的　保持呼吸道通畅,预防肺部感染,改善清除呼吸道内的病原体、炎症细胞和其他废物。

2.适应证

(1) 神志清醒、一般情况良好、能够配合的患者。

(2) 存在肺部感染、痰多黏稠者。

(3) 胸、腹部术后预防肺部感染、肺不张患者。

(4) 遵医嘱留取痰培养患者。

3.操作流程图 (图3-27)

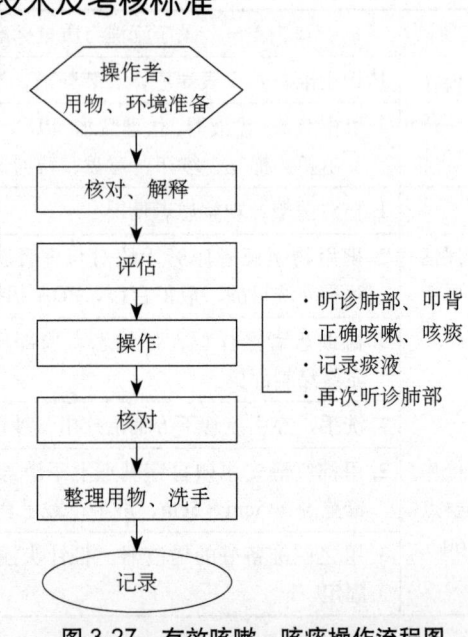

图3-27　有效咳嗽、咳痰操作流程图

4. 考核标准及评分（表 3-28）

表 3-28 有效咳嗽、咳痰操作考核标准

项目	操作流程与质量标准	分值	得分	存在问题
操作准备 10 分	1. 护士准备：仪表端庄，着装整洁，洗手，戴口罩	3		
	2. 用物准备：听诊器、纸巾、生活垃圾桶、患者漱口杯，必要时备吸管，遵医嘱备无菌杯	7		
	3. 患者准备：患者神志清醒，病情稳定，能配合操作			
评估要点 10 分	1. 解释目的，取得合作	2		
	2. 评估患者病情、意识状态，有无禁忌证	4		
	3. 取合适体位	4		
操作要点 60 分	1. 听诊者肺部情况，根据痰鸣音情况进行叩背	10		
	2. 叩背：患者取坐位或侧卧位，操作者手指并拢成杯状，手腕部放松，迅速而规律地叩击背部，同时指导患者深呼吸，叩击方向为背部两侧，肺底部从下向上叩击，避开肾区及脊柱。合并有气胸、肋骨骨折、肺栓塞时禁忌叩击，如感不适应立即停止叩击	20		
	3. 指导咳嗽咳痰：患者尽可能取坐位，深吸一口气后屏气 3～5s，然后缩唇呼气，再深吸气后屏气 3～5s，身体前倾，收缩腹肌，（腹部有切口的患者指导双手轻抱住腹部）进行 2～3 次短促有力的咳嗽，咳出痰液，遵医嘱留取痰液送检	20		
	4. 再次听诊肺部，洗手，记录痰液颜色、性状、量，协助患者漱口	10		
质量评定 15 分	1. 掌握正确咳嗽方法	8		
	2. 操作中注意观察患者病情变化	5		
	3. 关爱患者，有效沟通	2		
提问 5 分		5		

5. 注意事项

（1）咳痰过程中注意观察患者生命体征变化。

（2）根据患者病情控制咳痰时间及次数。

（3）咯血、有活动性出血、肺水肿、肺栓塞等禁止咳嗽、咳痰。

（4）保持室内空气湿润，保持足够的水分摄入有助于稀释黏稠的痰液，使其更容易咳出。

(5) 有效咳嗽、咳痰训练一般安排在患者进餐前 1～2h 或餐后 2h。

(6) 痰液黏稠且不易咳出的患者，遵医嘱给予抗生素、镇咳及祛痰药物，必要时旁备吸引器。

(7) 记录痰液的颜色、性状、量，正确留取痰标本并送检。如患者突然出现烦躁不安、神志不清、面色苍白或发绀、出冷汗、呼吸急促、咽喉部有明显的痰鸣音，提示有窒息的发生。及时采取机械吸痰，做好抢救准备工作，配合医生进行抢救。

二十八、患者约束法操作技术及考核标准

1. 目的　限制患者身体或肢体活动，确保患者的安全，保证各种治疗、护理顺利进行。

2. 适应证

(1) 因病情需要限制身体某一部位活动。

(2) 谵妄、昏迷、躁动等意识不清的危重症患者。

(3) 特殊治疗期间的临时限制。

(4) 精神障碍患者。

(5) 病情危重、使用有创通气、伴有各类插管、引流管，防止发生坠床、管路滑脱、抓伤、撞伤等，保证患者安全。

3. 操作流程图（图 3-28）

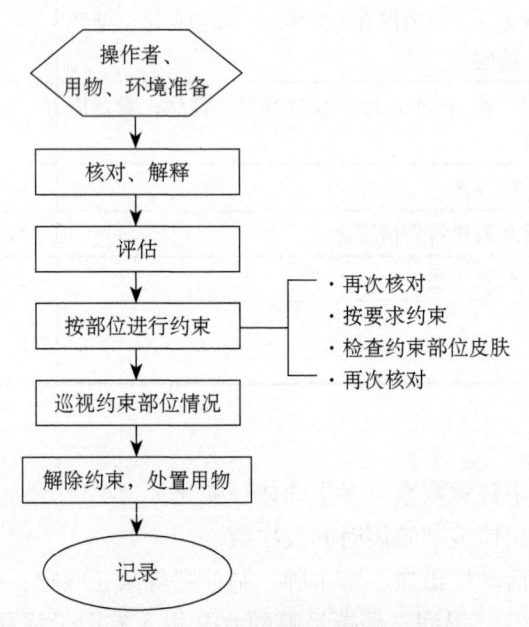

图 3-28　患者约束法操作流程图

4. 考核标准及评分（表 3-29）

表 3-29　患者约束法操作考核标准

项目	考核标准与评价要点		分值	得分	存在问题
操作准备 15 分	1. 护士准备：仪表端庄，服装整洁		5		
	2. 个人准备：清洗双手，戴口罩 物品准备 （1）肢体约束法：腕部、踝部约束带各 2 条 （2）肩部约束法：肩部约束带 1 条、棉垫 2 块 （3）全身约束法：大单 1 条、宽绷带 1 卷		10		
评估要点 15 分	1. 评估患者病情、意识状态、患者年龄、神志（昏迷、嗜睡、清醒）、沟通能力、自理能力等		5		
	2. 向患者或其家属解释约束的重要性、保护具作用及使用方法，征得同意，取得配合，并简单介绍配合要点		5		
	3. 评估患者肢体活动度、约束部位皮肤色泽、温度及完整性，需要使用保护具的种类和时间		5		
操作要点 65 分		1. 携用物至患者床旁，核对床号、姓名、诊断，必要时关闭门窗，屏风遮挡	5		
		2. 协助患者取舒适卧位	5		
		3. 不同部位的约束方法			
	肢体约束法	（1）显露患者腕部，将腕部约束带固定于手腕部，稍拉紧，使之不松脱，以能伸进 1～2 指为宜，使上肢处于功能位，将保护带系于两侧床缘，保持适当的活动度，同法约束对侧腕部	5		
		（2）松开床尾盖被，显露患者踝部，将踝部约束带固定于踝部，稍拉紧，使之不松脱，以能伸进 1～2 指为宜，使下肢处于功能位，保护带系于两侧床缘，保持适当的活动度，同法约束对侧踝部	5		
		（3）检查患者体位是否处于功能位，为患者盖好盖被，整理床单元及用物	3		
	肩部约束法	（1）显露患者双肩，双侧腋下垫棉垫	3		
		（2）将约束带置于患者双肩下，双侧分别穿过患者腋下，在背部交叉后分别固定于床头	5		
		（3）为患者盖好盖被，整理床单元及用物	3		

续表

项目	考核标准与评价要点	分值	得分	存在问题
全身约束法	※ 全身约束法多用于患儿的约束 (1) 将大单折成自患儿肩部至踝部的长度，将患儿放于大单的中间	5		
	(2) 用靠近护士一侧的大单紧紧包裹同侧患儿的手足至对侧，自患儿腋窝下掖于身下，再将大单的另一侧包裹手臂体后，紧掖于靠护士一侧身下。如患儿过分活动，可用绷带系好	5		
	(3) 为患儿盖好盖被，整理床单元及用物	5		
	4. 指导患者和其家属在约束期间保证肢体处于功能位，保持适当的活动度，并且告知患者和其家属约束部位皮肤如果出现红、肿、疼痛等症状时告诉医护人员	5		
	5. 随时观察约束局部皮肤有无损伤、皮肤颜色、温度、约束肢体末梢循环状况，定时松解。需较长时间约束者，每 2 小时松解约束带 1 次，并活动肢体，协助患者翻身	5		
质量评定6分	1. 对物品进行分类处理：将用过的棉垫放入医疗垃圾桶内；约束带、大单放入污物袋内，清洗、消毒后备用	3		
	2. 清洗双手；记录约束的原因、时间、约束带的数目、约束部位、约束部位皮肤状况、患者反应等，并签全名	3		
提问5分		5		

5. 注意事项

(1) 实施约束时，将患者肢体处于功能位，约束带松紧适宜，以能伸进 1～2 指为宜。

(2) 密切观察约束部位的皮肤状况，如约束部位皮肤苍白、发绀、麻木、刺痛、冰冷时，应立刻放松约束带，必要时行局部按摩，通知医生。

(3) 保护性约束属制动措施，使用时间不宜过长，病情稳定或者治疗结束后，应及时解除。约束需较长时间约束者，每 2 小时松解约束带 1 次，活动肢体并协助患者翻身。准确记录并交接班，包括约束的原因、时间、约束带的数目、约束部位、约束部位皮肤状况、解除约束时间等。

二十九、腹腔热循环灌注治疗操作技术及考核标准

1. 目的

（1）清除腹腔内肉眼不可见的游离癌细胞（free cancer cell，FCC），预防意义最大。

（2）治疗种植转移。

（3）治疗恶性腹水（减瘤）。

2. 适应证

（1）恶性肿瘤腹腔种植转移。

（2）恶性腹水。

3. 操作流程图（图3-29）

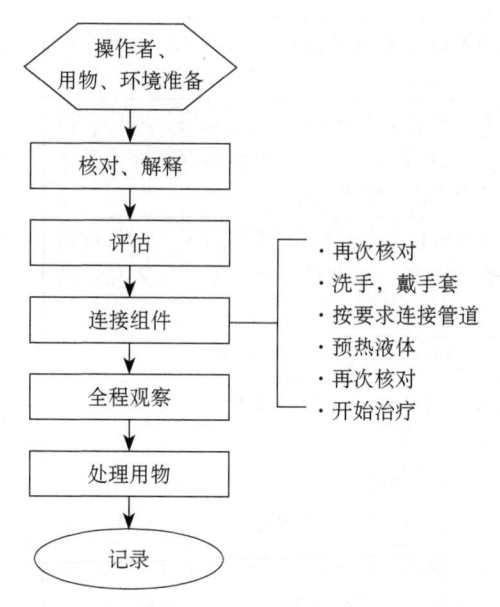

图 3-29　腹腔热循环灌注治疗操作流程图

4. 考核标准及评分（表3-30）

表 3-30　腹腔热循环灌注治疗操作考核标准

项目	考核标准与评价要点	分值	得分	存在问题
操作准备 10分	1. 护士准备：仪表端庄，服装整洁	2		
	2. 用物准备：BR-TRS-Ⅰ/Ⅱ型热灌注治疗仪、体腔热灌注治疗管道组件、心电监护仪、吸氧装置、灌注药物、消毒用物、隔离衣、手套、化疗药、预处理药品根据医嘱准备，必要时准备护理垫、卫生纸	8		

续表

项目	考核标准与评价要点	分值	得分	存在问题
评估要点 15分	1. 了解患者前3d内血常规及肝功能、肾功能结果是否正常，评估患者病情、意识、生命体征及配合程度	5		
	2. 向患者解释腹腔热循环灌注的目的、简单操作步骤及可能出现的不良反应，使患者有充分的心理准备	5		
	3. 操作间是否进行空气消毒，保持室内适宜的温湿度	5		
操作要点 65分	1. 核对患者姓名、住院号、诊断、热循环灌注医嘱及药物名称、剂量、途径	5		
	2. 根据医嘱使用预处理药物（灌注开始前15～30min）即镇痛、止吐、镇静药，建立静脉通道，及时为患者补液水化治疗	5		
	3. 协助患者取仰卧位，头部抬高10°～20°，安置心电监护及吸氧	5		
	4. 开机后输入患者信息，协助医生设置温度、时间、流速等治疗参数，连接各管道。使用前检查、确认灌注管道产品完好性，无损伤或异常	5		
	5. 加入灌注液4000ml，点击预热，预热到37℃，反冲进液，进液至腹腔充盈，调节进出水平衡，加入化疗药物/灌注液，点击开始治疗	5		
	6. 持续心电监护、吸氧，观察生命体征变化	5		
	7. 动态观察储液袋液体量，保持液面稳定，治疗曲线稳定在43℃±0.1℃	5		
	8. 保持管道通畅、调节堵管（调管方式包括：挤压引流管、进出水口对调、旋转引流管、注射器抽吸、改变体位等）	5		
	9. 观察出水管液体颜色（正常淡红或淡黄），如鲜红或有粪水样液应停止治疗，报告医生	5		
	10. 灌注结束，嘱患者更换湿衣，如有必要更换敷料，接引流袋	5		
	11. 患者持续心电监护1～2h，根据需要补液、电解质、白蛋白等	5		
	12. 关机、移除管道组件时，操作者穿隔离衣，戴双层手套、口罩，避免药物溅出，收拾耗材到黄色垃圾袋	5		
	13. 计算灌入液和灌出液量的差值并记录	5		
质量评定 5分	严密观察患者的病情变化，出现任何异常状况，及时上报医生	5		

续表

项目	考核标准与评价要点	分值	得分	存在问题
提问 5分		5		

5.注意事项

（1）检查热循环灌注仪水箱水位（4～5.5L）。

（2）检查是否签署相关知情同意书。

（3）一般准备灌注液加药物总量4000ml。

（4）胸腔积液、腹水可直接参与循环，不必放出。

（5）采用葡萄糖溶液灌注的糖尿病患者需密切监测血糖变化。

（6）体温38℃以上不做热灌注，需等患者体温降下来再做。

（7）当出现紧急情况时，按下急停开关，设备断电。需要重新打开急停开关时，顺时针旋转急停开关（约30°）即可。

（8）灌注温度：43.0℃，灌注时间：60～90min，一般为60min，灌注速度：400～600ml/min。

三十、腹腔灌注操作技术及考核标准

1.目的

（1）减少腹腔种植转移概率。

（2）改善肿瘤患者肝功能。

2.适应证

（1）癌性腹水患者。

（2）恶性肿瘤有腹腔转移或可能腹腔转移的患者。

3.操作流程图（图3-30）

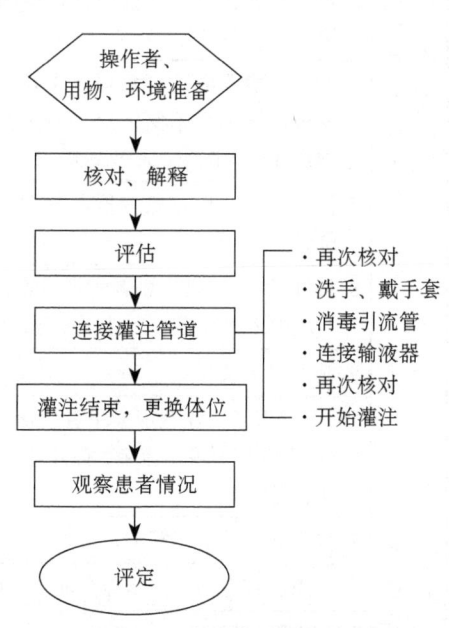

图3-30 腹腔灌注操作流程图

4. 考核标准及评分（表3-31）

表3-31 腹腔灌注操作技术及考核标准

项目	考核标准与评价要点	分值	得分	存在问题
操作准备 10分	1. 护士准备：仪表端庄，服装整洁	5		
	2. 用物：治疗车、输液架、灌注液、输液器、消毒液、棉签、胶布、引流袋、止血钳、污物桶	5		
评估要点 10分	1. 患者病情、生命体征、引流管局部情况、引流管是否通畅	5		
	2. 病房环境是否安全、宽敞明亮	5		
操作要点 65分	1. 核对患者及药物，向患者解释操作目的及需要配合的注意事项，协助或嘱患者排便	10		
	2. 携用物至床旁，再次核对患者及药物，协助患者取平卧位或半卧位（头部抬高10°～20°）	5		
	3. 输液器连接灌注液并排气	5		
	4. 关闭引流袋，避免药液直接流入引流袋中，消毒引流管接口、连接输液器	5		
	5. 固定好输液器，打开开关，以患者耐受的速度灌入药液	5		
	6. 密切注意观察患者意识神志及生命体征的变化，如果发现血压和心率变化较大或体温明显升高应立即暂停灌注并汇报医生，根据医嘱及时处理	5		
	7. 灌注结束，取下输液器，分类处置用物，协助患者取舒适体位	5		
	8. 灌注后2h内指导患者学会更换体位，这样可以使药物与腹膜表面及腹腔内脏器充分接触，以增加疗效	10		
	9. 洗手，记录	5		
	10. 巡视患者，注意观察患者生命体征，引流管口是否渗液，24h后更换引流袋，打开开关，观察引流液颜色、性状、量	10		
质量评定 10分	1. 操作熟练，动作轻柔，关爱患者	5		
	2. 与患者有效沟通，指导全面、正确	3		
	3. 注重隐私保护	2		
提问 5分		5		

5.注意事项

(1) 患者如有高热、恶病质、有出血倾向禁止灌注。

(2) 根据药物的作用及不良反应进行健康宣教。

(3) 常规灌注药液不超过 500ml。

三十一、保留灌肠操作技术及考核标准

1.目的

(1) 将药液自肛门灌入，保留在肠道内，通过肠黏膜吸收，达到治疗目的。

(2) 用于镇静，催眠及治疗肠道感染。

2.适应证

(1) 阿米巴痢疾、慢性细菌性痢疾，结肠炎患者。

(2) 对低血钾患者不宜口服补钾，可采用肛内补钾。

(3) 破伤风镇静。

3.操作流程图（图 3-31）

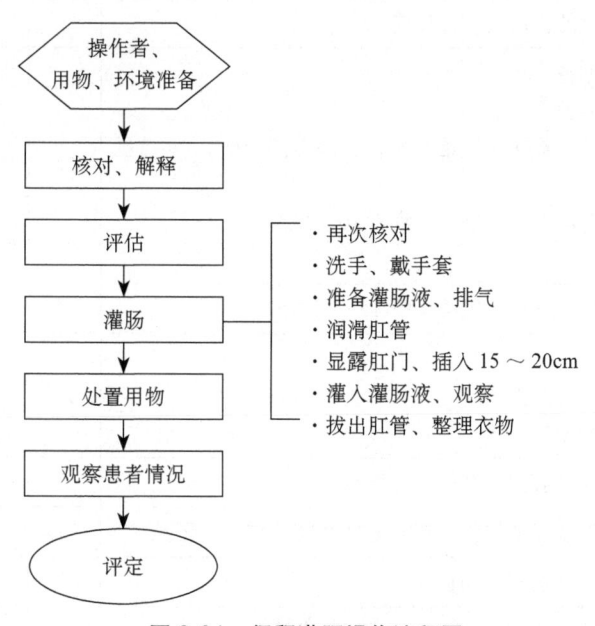

图 3-31　保留灌肠操作流程图

4.考核标准及评分（表3-32）

表3-32 保留灌肠操作考核标准

项目	考核标准与评价要点	分值	得分	存在问题
操作准备 15分	1.护士：衣着整洁、戴口罩、手套	3		
	2.患者：排便，根据病情选择不同卧位	2		
	3.环境：关闭门窗，调节室温，遮挡患者	5		
	4.用物准备：治疗盘内放治疗碗、肛管、血管钳、注洗器、量杯盛灌肠药液（38℃，<200ml）、温开水、弯盘、橡胶单、治疗巾、小枕、卫生纸/纱布、液状石蜡、棉签	5		
评估要点 10分	1.患者的病情、生命体征、肠道病变部位、临床诊断、肛周皮肤及黏膜情况	4		
	2.患者的意识状态、心理状况及理解程度，解释操作目的	3		
	3.灌肠药物的作用及不良反应	3		
操作要点 60分	1.插管前准备 （1）脱裤露臀 （2）垫小枕、橡胶单、治疗巾，抬高臀部10cm，弯盘置臀旁 （3）抽吸药液，连接肛管，润滑肛管前端 （4）排气、夹管	20		
	2.插管：显露肛门，轻柔插管15～20cm	15		
	3.灌肠 （1）缓慢注入药液 （2）注入少量温开水	15		
	4.嘱患者夹紧肛门，轻轻拔出肛管	5		
	5.协助患者取舒适体位，终末处理用物，洗手，记录	5		
质量评定 10分	1.剂量准确，达到预期目的	5		
	2.关心患者，注意患者保暖，维护患者隐私	3		
	3.患者理解操作的目的并积极配合操作	2		
提问 5分		5		

5.注意事项

(1) 为保留药液，减少刺激，要做到肛管细，插入深，注入药液速度慢，量少。

(2) 肠道抗感染药物以睡前灌入为宜。

(3) 直肠、乙状结肠病变取左侧或仰卧位；回盲部病变取右侧卧位。

(4) 灌肠液面距肛门不超过30cm。

(5) 常用药物及剂量遵医嘱准备，灌肠溶液量不超过200ml。

(6) 灌肠液温度38℃，保留1h以上。

三十二、大量不保留灌肠操作技术及考核标准

1.目的

(1) 解除便秘、肠胀气。

(2) 清洁肠道，为肠道手术、检查或分娩做准备。

(3) 稀释并清除肠道内的有害物质，减轻中毒。

(4) 灌入低温液体，为高热患者降温。

2.适应证

(1) 各种原因引起的便秘及肠积气。

(2) 结肠、直肠疾病检查及大手术前准备；高热降温；分娩前准备。

3.操作流程图（图3-32）

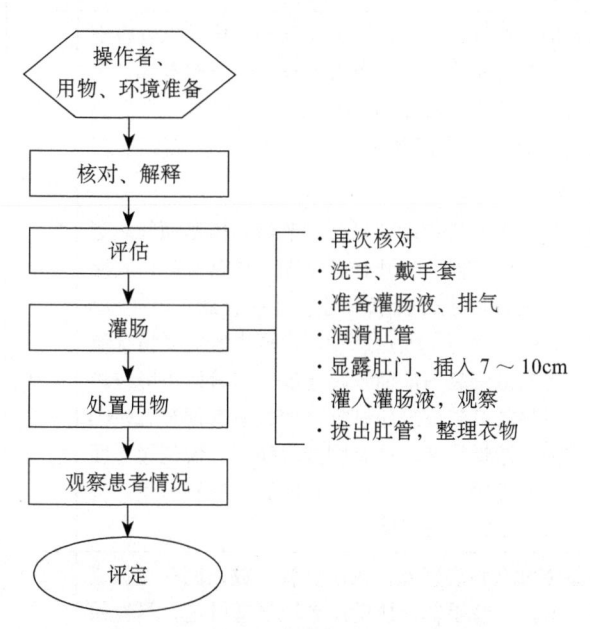

图 3-32 大量不保留灌肠操作流程图

4. 考核标准及评分（表 3-33）

表 3-33 大量不保留灌肠操作考核标准

项目	考核标准与评价要点	分值	得分	存在问题
操作准备 10 分	1. 护士准备：衣帽整洁，修剪指甲，戴口罩、手套	3		
	2. 用物准备：护理车、治疗盘、灌肠袋、手套、液状石蜡、一次性治疗巾、手纸、水温计、量杯、灌肠液或 20% 肥皂水、温开水、治疗卡、免洗手消毒液、屏风/隔帘、便盆、医用/生活垃圾桶、输液架、弯盘、纱布	7		
评估要点 10 分	1. 患者的病情、临床诊断、灌肠的目的	3		
	2. 患者的意识状态、生命体征、心理状况、排便情况和自理能力	3		
	3. 患者对灌肠的理解配合程度及肛周皮肤黏膜情况	2		
	4. 病室温度适宜，环境能保护患者隐私	2		
操作要点 65 分	1. 核对医嘱，带治疗单去评估患者，告知目的，指导患者，嘱或协助患者排尿，再评估环境。洗手，戴口罩，准备用物，检查物品的有效期，按医嘱准备灌肠液（常用 0.1%～0.2% 肥皂液）	10		
	2. 推车携用物至患者床旁，核对患者，关闭门窗，遮挡患者，备输液架，打开污物桶盖，洗手	10		
	3. 协助患者取左侧卧位，将裤子退至膝部，协助患者臀部移至床边，双腿屈曲，铺治疗巾于臀下，显露臀部，弯盘置于臀旁，测量灌肠液温度，关闭调节器，将灌肠液倒入灌肠袋中，挂灌肠袋在输液架上（液面距肛门 40～60cm）	10		
	4. 戴手套，润滑灌肠袋前端，打开调节器，排尽灌肠袋管内空气，关闭调节器，分开患者臀部，显露肛门，安慰患者，嘱患者深呼吸，将肛管轻轻插入直肠 7～10cm（小儿插入 4～7cm），固定肛管，根据患者耐受情况调节流速，观察灌肠袋内液面下降速度。如液面下降过慢或停止，可移动肛管或挤压肛管；如患者有便意感，嘱患者深呼吸，减慢流速；如有剧烈腹痛、心慌气短、面色苍白、出冷汗等不适，立即停止灌肠，通知医生。待灌肠液即将流尽时，关闭调节器	20		
	5. 用卫生纸或纱布包裹肛管，拔出肛管，放入医疗垃圾袋内，擦净肛门，脱手套，协助患者取舒适卧位，尽量保留 5～10min 后再排便	10		

续表

项目	考核标准与评价要点	分值	得分	存在问题
	6. 整理患者及床单元、用物，盖污物桶，洗手，脱口罩，交代注意事项，观察粪便性状，记录	5		
质量评定10分	1. 沟通流畅、解释目的，取得患者配合，患者舒适	3		
	2. 环境安全，保护患者隐私	2		
	3. 插管及拔管动作轻柔、无黏膜损伤	2		
	4. 用物齐全，灌肠液选择正确	3		
提问5分		5		

5. 注意事项

（1）注意患者保暖，防止受凉。

（2）掌握灌肠液的量、温度、浓度、流速及压力：常用 0.1%～0.2% 的肥皂液，生理盐水。用量一般为 500～1000ml，温度一般为 39～41℃，降温时用 28～32℃，中暑时用 4℃。

（3）灌肠禁忌包括以下几点。

- 对妊娠早期、急腹症、严重心血管疾病的患者禁止灌肠。
- 伤寒患者灌肠时溶液不得超过 500ml，液面不得超过肛门 30cm。
- 肝性脑病的患者灌肠时禁止使用肥皂水。
- 充血性心力衰竭和水、钠潴留的患者禁止 0.9% 氯化钠溶液灌肠。
- 灌肠过程中随时注意观察患者的病情变化，如发生脉速、面色苍白、出冷汗、剧烈腹痛、心慌气促，应立即停止灌肠，与医生联系，采取急救措施。
- 降温灌肠应在患者保留 30min 后再排便，排便 30min 后测量体温，观察灌肠效果。

三十三、小量不保留灌肠操作技术及考核标准

1. 目的

（1）适用于腹部或盆腔手术的患者、危重患者、年老体弱患者、小儿及孕妇等。

（2）软化粪便，解除便秘；排出肠内积气，减轻腹胀。

2. 适应证

（1）各种原因引起的便秘及肠积气。

（2）结肠、直肠疾病检查及大手术前准备；高热降温；分娩前准备。

3. 操作流程图（图 3-33）

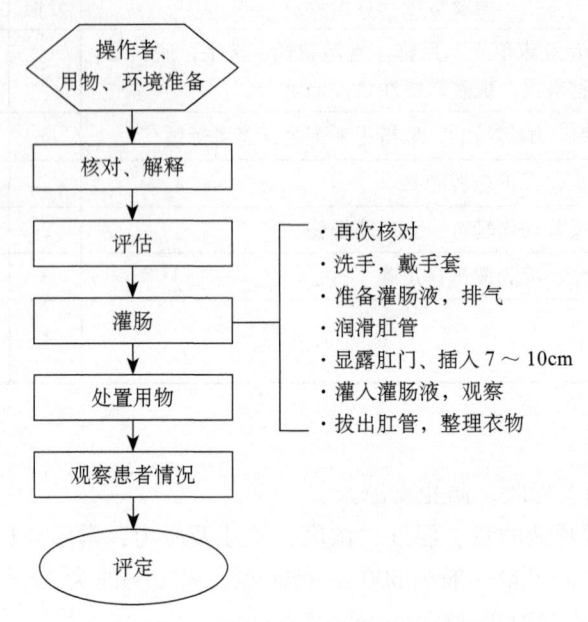

```
操作者、
用物、环境准备
    ↓
核对、解释
    ↓
评估 ────┬── ·再次核对
    ↓    │
灌肠 ────┤   ·洗手，戴手套
    ↓    │   ·准备灌肠液，排气
处置用物  │   ·润滑肛管
    ↓    │   ·显露肛门，插入 7～10cm
观察患者情况 │  ·灌入灌肠液，观察
    ↓    └── ·拔出肛管，整理衣物
评定
```

图 3-33　小量不保留灌肠操作流程图

4. 考核标准及评分（表 3-34）

表 3-34　小量不保留灌肠操作考核标准

项目	考核标准与评价要点	分值	得分	存在问题
操作准备 10 分	1. 护士准备：衣帽整洁、修剪指甲、戴口罩、手套	2		
	2. 用物准备：护理车、治疗盘、灌肠袋、手套、液状石蜡、一次性中单、手纸、水温计、量杯、灌肠液、温开水、治疗卡、免洗手消毒液、屏风/隔帘、便盆、医用/生活垃圾桶、输液架、弯盘、纱布	8		
评估要点 10 分	1. 护士洗手、查对、解释并取得配合	3		
	2. 了解患者病情、意识状态、临床诊断、心理状况、理解或配合能力，有无禁忌证	3		
	3. 患者排便情况、肛周皮肤及黏膜情况	2		
	4. 病室温度适宜、环境能保护患者隐私	2		
操作要点 70 分	1. 核对医嘱，带治疗单去评估患者，告知目的，指导患者，嘱或协助患者排尿，再评估环境	3		
	2. 洗手，戴口罩，准备用物	2		

续表

项目	考核标准与评价要点	分值	得分	存在问题
	3. 检查物品的有效期，按医嘱准备灌肠液	3		
	4. 推车携用物至患者床旁	3		
	5. 核对患者	2		
	6. 关闭门窗，遮挡患者，备输液架	2		
	7. 打开污物桶盖，洗手	3		
	8. 协助患者取左侧卧位，将裤子退至膝部	2		
	9. 协助患者臀部移至床边，双腿屈曲	3		
	10. 铺中单于臀下，显露臀部	2		
	11. 弯盘置于臀旁，测量灌肠液温度，关闭调节器，将灌肠液倒入灌肠袋中，挂灌肠袋在输液架上（液面距肛门＜30cm）	5		
	12. 戴手套，润滑灌肠袋前端，打开调节器，排尽灌肠袋管内空气，关闭调节器，分开患者臀部，显露肛门，安慰患者，嘱患者深呼吸	10		
	13. 将管子轻轻插入直肠7～10cm（小儿插入4～7cm），固定肛管，根据患者耐受情况调节流速，观察灌肠袋内液面下降速度。如液面下降过慢或停止，可移动肛管或挤压肛管；如患者有便意感，嘱患者深呼吸，减慢流速；如有剧烈腹痛、心慌气短、面色苍白、出冷汗等不适，立即停止灌肠，通知医生	10		
	14. 待灌肠液即将流尽时，关闭调节器，用卫生纸或纱布包裹肛管，拔出肛管，放入医疗垃圾袋内，擦净肛门，脱手套，协助患者取舒适卧位，尽量保留10～20min后再排便，整理患者衣物及床单元、用物	10		
	15. 盖污物桶，洗手，脱口罩	5		
	16. 交代注意事项，观察粪便性状，记录	5		
质量评定 5分	1. 沟通流畅，解释目的，取得患者配合，患者舒适	2		
	2. 环境安全，保护患者隐私	1		
	3. 插管及拔管动作轻柔、无黏膜损伤	1		
	4. 用物齐全，灌肠液选择正确	1		
提问 5分		5		

5. 注意事项

(1) 灌肠时插管深度为 7～10cm，压力宜低，灌肠液注入速度不得的过快。

(2) 灌肠过程中随时观察患者的病情变化，如发现速脉、面色苍白、出冷汗、心慌气促等不适等症状，应立即停止灌肠，及时与医生联系，采取急救措施。

(3) 正确配制灌肠液，掌握好灌肠液的温度、量、浓度、流速和压力。

(4) 小量不保留灌肠常用灌肠液有以下几种。

- "1、2、3"灌肠液（50% 硫酸镁 30ml，甘油 60ml，温开水 90ml）。
- 甘油或液状石蜡 50ml 加等量温开水。
- 各种植物油 120～180ml。

三十四、造口袋更换（一件式、两件式）操作技术及考核标准

1. 目的

(1) 收集排泄物，观察其性状、量及颜色。

(2) 清洗造口周围皮肤，减轻异味，以增进造口患者的舒适感。

(3) 保持造口周围皮肤的完整性。

2. 适应证

(1) 肠造口患者。

(2) 造口袋满溢、渗漏、破损或造口底盘被浸渍范围超过 1/3 的患者。

(3) 病情需要观察造口周围皮肤的患者。

3. 操作流程图（图 3-34）

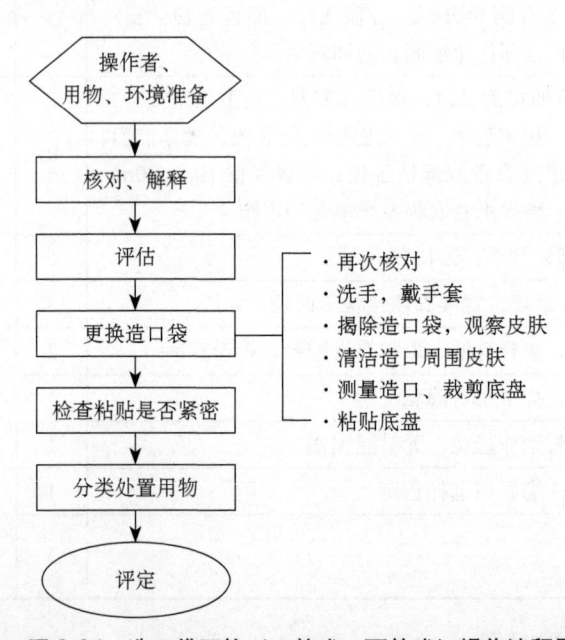

图 3-34 造口袋更换（一件式、两件式）操作流程图

4. 考核标准及评分（表3-35）

表3-35 造口袋更换（一件式、两件式）操作考核标准

项目	考核标准与评价要点	分值	得分	存在问题
操作准备 10分	1. 环境整洁、安静，光线适宜，注意隐私保护	3		
	2. 流动水下七步洗手法洗手	1		
	3. 戴口罩，着装整洁	1		
	4. 准备用物：检查手套、造口袋、造口测量表或造口尺、造口护理用品（按需）、医用纱布、柔软的卫生纸、温水、剪刀、垫巾、棉签、垃圾桶	5		
评估要点 10分	1. 了解患者病情，体力恢复情况	2		
	2. 造口患者的灵活性及学习能力	1		
	3. 造口的位置、类型，使用造口袋的类型，造口内容物的颜色、性状及气味	5		
	4. 患者理解合作程度	2		
操作要点 70分	1. 向造口患者及其家属讲解造口护理的目的、造口护理物品准备及造口袋正确使用的操作步骤	3		
	2. 协助造口患者取舒适姿势，充分显露造口部位	2		
	3. 在患者造口侧身下铺垫巾	2		
	4. 戴手套，一手轻压皮肤，另一只手由上至下慢慢揭除造口底盘（A.二件式造口袋取袋：用手指向身体方向轻压小凸耳，打开锁环；左手拇指轻压住造口连接环底部，其余手指轻压造口底盘；右手向上向外提拉造口袋手柄，取下造口袋；一只手按住皮肤，另一只手自上而下将底盘揭除；B.一件式造口袋取袋方法：一只手按住皮肤，另一只手自上而下将底盘揭除；取袋时动作轻柔，以免用力过大造成撕拉性皮肤损伤）	10		
	5. 观察造口底盘浸渍变白的情况及造口周围皮肤状况，评估，确定下一步造口护理方案，询问患者有何不适	5		
	6. 用纱布/柔软的卫生纸沾温水清洁造口及周围皮肤，由外到内，环形清洁；再用干纱布/纸巾蘸干；清洁时动作轻柔，防止出血	7		
	7. 观察造口及周围皮肤	2		
	8. 使用造口卡尺/造口测量表测量造口大小或采用描摹方法	5		
	9. 在造口底盘上根据测量结果画线，用剪刀沿画线剪裁，剪裁孔径比造口大1～2mm	5		

续表

项目	考核标准与评价要点	分值	得分	存在问题
	10. 用手指将底盘孔边沿捋平	2		
	11. 脱手套	2		
	12. 由下而上揭开造口底盘保护纸，手勿触及底盘粘胶	4		
	13. 将造口底盘完全、平整粘贴于造口周围皮肤上（A. 二件式造口袋操作：撕开造口底盘保护纸，将造口底盘从下到上平整粘贴在皮肤上并用手轻压；用四点法佩戴造口袋；检查造口袋连接环是否扣合严密，调整锁扣位置，锁住锁扣。B. 一件式造口袋操作：撕开造口底盘保护纸，将造口底盘从下到上平整粘贴在皮肤上并用手轻压）	5		
	14. 轻压造口底盘内侧周围，再由内向外侧加压，保证粘贴效果	5		
	15. 关闭造口袋下方开口	2		
	16. 协助患者取舒适体位，整理衣服及床单元	2		
	17. 清理用物，按规范处理	2		
	18. 洗手	2		
	19. 记录造口类型、大小、形状、造口突出腹壁高度、护理指导方案，并发症及处理方法	3		
质量评定 5分	1. 关爱患者，护患沟通有效	3		
	2. 操作者综合评价（逻辑性、熟练程度）	2		
提问 5分		5		

5. 注意事项

（1）观察造口及周围皮肤情况，若出现并发症，报告医生，遵医嘱给予处理。

（2）每次更换造口袋时均需测量造口大小，裁剪造口底盘的直径要比造口直径大1～2mm，以防太大会造成皮炎发生，太小会摩擦刺激造口黏膜引起出血及肉芽肿等的发生。

（3）粘贴造口底盘后，轻压造口底盘内侧约30s，以确保造口底盘与皮肤完全粘贴。

(4) 造口袋的尾端摆向应根据患者的体位情况而定：平卧位选择横向，半卧位选择斜向，自由活动选择垂直摆向。

(5) 四点法佩戴造口袋方法：①双手拿住造口袋；②将造口袋连接环与底盘连接，采用四点操作法：左手拇指压住造口袋连接环底部并保持不动，为第一点；右手向上提拉造口袋手柄并压向底盘，为第二点；左手示指分别按压造口袋连接环的左右两点，此为第三点和第四点。

三十五、口腔护理操作技术及考核标准

1. 目的

(1) 保持口腔清洁、湿润，预防口腔感染等并发症。

(2) 去除口腔异味，促进食欲，确保患者舒适。

(3) 评估口腔变化（如黏膜、舌苔及牙龈等），提供患者病情动态变化信息。

2. 适应证

(1) 高热、昏迷患者。

(2) 危重、禁食患者。

(3) 术后生活不能自理的患者。

3. 操作流程图（图 3-35）

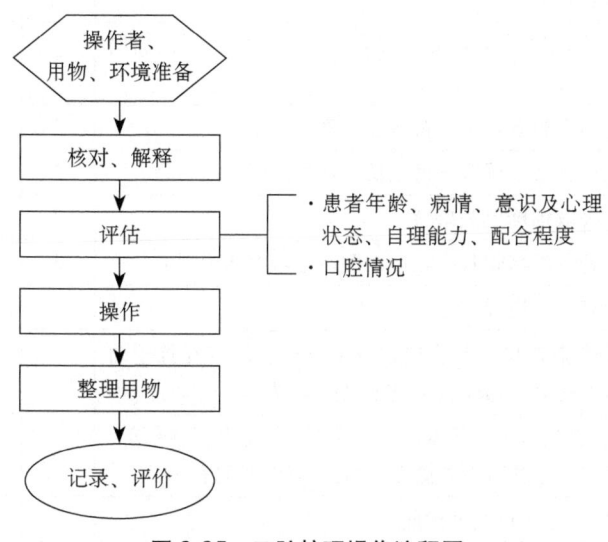

图 3-35　口腔护理操作流程图

4. 考核标准及评分（表3-36）

表3-36 口腔护理操作考核标准

项目	考核标准与评价要点	分值	得分	存在问题
操作准备 10分	1. 护士准备：衣帽整齐，洗手，戴口罩	2		
	2. 用物准备 （1）治疗车上层中，治疗盘内备口腔护理包（内有治疗碗盛棉球、弯止血钳2把、弯盘、压舌板）、水杯（内盛漱口溶液）、吸水管、棉签、液状石蜡、手电筒、纱布数块、治疗巾及口腔护理液；治疗盘外备速干（免洗）手消毒剂，必要时备开口器和口腔外用药（常用的有口腔溃疡膏、西瓜霜、维生素 B_2 粉末等） （2）治疗车下层中，医疗垃圾桶，可回收污物桶	8		
评估要点 10分	1. 了解患者的年龄、病情、意识	3		
	2. 心理状态、自理能力、配合程度	3		
	3. 口腔卫生状况，有无活动性义齿	4		
操作要点 70分	1. 携用物到床旁，两种以上方法核对患者姓名、床号、住院号	3		
	2. 自我介绍（职务、姓名），解释操作目的、程序、如何配合，询问大小便	3		
	3. 拉上围帘，协助患者侧卧或仰卧，头偏向一侧，面向护士	3		
	4. 铺治疗巾于患者颈下，置弯盘于患者口角旁	3		
	5. 倒口腔护理液，湿润并清点棉球数量，润湿压舌板	3		
	6. 止血钳夹取棉球湿润口唇	3		
	7. 协助患者用吸水管吸水漱口（昏迷患者禁止漱口）	3		
	8. 再次检查口腔情况	3		
	9. 用镊子夹取棉球，与止血钳联合拧干棉球，在拧干时保持镊子在上，棉球应包裹止血钳尖端	3		
	10. 叮嘱患者咬合上、下齿，用压舌板轻轻撑开对侧颊部，纵向擦洗牙齿的对侧外侧面，由臼齿洗向门齿	6		
	11. 同法擦洗牙齿近侧外侧面	3		
	12. 叮嘱患者张开上、下齿，擦洗牙齿对侧上内侧面、上咬合面、下内侧面、下咬合面，弧形擦洗对侧颊部	3		
	13. 同法擦洗近侧	3		
	14. "Z"形擦洗硬腭部、舌面，再擦洗舌下	4		

续表

项目	考核标准与评价要点	分值	得分	存在问题
	15. 擦洗完毕，再次清点棉球数量	3		
	16. 协助患者再次漱口，纱布擦净口唇	3		
	17. 再次评估口腔状况	3		
	18. 操作过程中注意观察患者反应，适时安抚情绪	3		
	19. 口唇涂液状石蜡或润唇膏，酌情涂药	3		
	20. 撤去弯盘及治疗巾，协助患者取舒适卧位，整理床单元	3		
	21. 清理用物，按规范处理，洗手	3		
	22. 记录口腔情况及护理效果，签全名	3		
质量评定 5分	1. 关爱患者，护患沟通有效	3		
	2. 操作者综合评价（逻辑性、熟练程度）	2		
提问 5分		5		

5. 注意事项

（1）昏迷患者禁止漱口，以免引起误吸。

（2）对长期使用抗生素和激素的患者应注意观察口腔内有无真菌感染。

（3）使用的棉球不可过湿，以不能挤出液体为宜，防止因水分过多造成误吸。注意夹紧棉球，操作前后清点棉球数量，勿将其遗留在口腔内。

（4）传染病患者的用物按消毒隔离原则进行处理。

三十六、机械排痰操作技术及考核标准

1. 目的

（1）促进排痰。

（2）改善肺通气、换气功能，提高氧分压。

（3）减轻缺氧症状。

（4）防止发生坠积性肺炎。

2. 适应证　支气管扩张症、支气管哮喘、慢性支气管炎、慢性阻塞性肺气肿、急性肺炎、肺囊性纤维病变、气管切开术后、昏迷、呼吸衰竭、肺不张。

3. 禁忌证

（1）接触部位皮肤及皮下感染。

（2）肺部肿瘤（包括肋骨及脊柱肿瘤）及血管畸形。

(3) 肺结核、气胸、胸腔积液、胸壁疾病。

(4) 未局限的肺脓肿。

(5) 肺部血栓。

(6) 出血性疾病或凝血机制异常有发生出血倾向的。

(7) 肺出血及咯血。

(8) 不能耐受震动的患者。

(9) 急性心肌梗死。

(10) 心房颤动、心室颤动；心脏内附壁血栓。

4. 操作流程图（图 3-36）

5. 考核标准及评分（表 3-37）

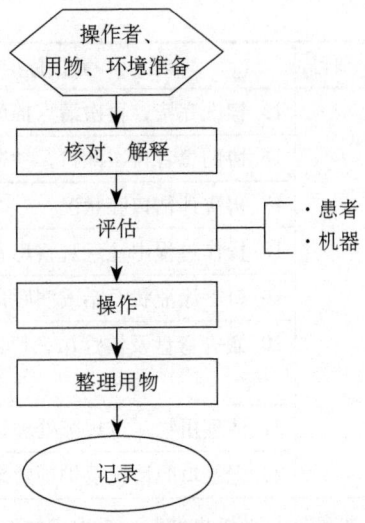

图 3-36 机械排痰操作流程图

表 3-37 机械排痰操作考核标准

项目	考核标准与评价要点	分值	得分	存在问题
操作准备 10 分	1. 护士准备：衣帽整齐，洗手，戴口罩	5		
	2. 用物准备：机械振动排痰仪、雾化吸入装置及药液、手消毒液、PDA 或治疗单	5		
评估要点 10 分	1. 评估患者病情、意识、合作程度	3		
	2. 肺功能状态、氧饱和度等	4		
	3. 环境室温适宜，光线充足	3		
操作要点 65 分	1. 检查机器性能	5		
	2. 核对医嘱，推机器于患者床旁，核对患者信息，解释并取得配合	10		
	3. 再次查对，协助患者取坐位，洗手	5		
	4. 配好药液协助患者雾化吸入	5		
	5. 雾化完毕，连接机械排痰仪，按开机键，根据患者病情选择合适的振频、时间	10		
	6. 启动机器，观察仪器运行情况，并告知患者相关注意事项，再次核对	10		
	7. 询问患者有无其他不适，严密观察患者情况	10		
	8. 治疗完毕，关闭仪器，整理床单元，洗手，执行 PDA 上相关医嘱	10		

续表

项目	考核标准与评价要点	分值	得分	存在问题
质量评定 10 分	1. 操作流畅	3		
	2. 熟练使用机械排痰仪	4		
	3. 沟通流畅，关爱患者	3		
提问 5 分		5		

6.注意事项

（1）排痰机的基本使用频率为 20～30Hz，对体弱及术后的患者建议从低频开始。

（2）每日治疗 2～4 次，在餐前 1～2h 或餐后 2h 进行治疗，治疗前进行 20min 雾化治疗，治疗后及时咳痰。

（3）使用机械排痰仪时，要让叩击器紧紧贴合患者背部。

（4）操作时保持传送缆线自然平滑，避免打结或剧烈弯曲。

（5）定时清洁附件。

三十七、人工排痰操作技术及考核标准

1.目的

（1）清除呼吸道分泌物，保持呼吸道通畅。

（2）促进呼吸功能，改善肺通气。

（3）预防肺不张、坠积性肺炎等肺部感染。

2.适应证

（1）体弱、长期卧床、咳痰无力的患者。

（2）术后疼痛、痰液黏稠的患者。

3.操作流程图（图 3-37）

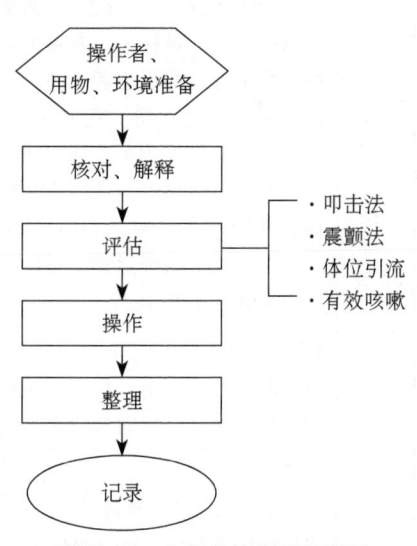

图 3-37　人工排痰操作流程图

4. 考核标准及评分（表3-38）

表3-38　人工排痰操作考核标准

项目	考核标准与评价要点	分值	得分	存在问题
操作准备 10分	1. 护士准备：仪表端庄，着装整洁，七步洗手法洗手，戴口罩	5		
	2. 用物准备：手消毒液、枕头1个、痰盂、听诊器、水杯2个（一个盛冷开水漱口用，1个接漱口水）、痰杯、医嘱单、护理记录单、必要时备振荡排痰仪	5		
评估要点 10分	1. 评估患者的病情、意识、咳嗽能力、影响咳痰的因素、合作能力	5		
	2. 观察痰液的颜色、性状、量、气味，与体位的关系；评估肺部呼吸音情况	5		
操作要点 65分	1. 核对医嘱，核对患者身份	3		
	2. 正确做好解释工作，做好评估	2		
	3. 规范洗手、戴口罩	2		
	4. 叩击法 （1）在餐前30mim或餐后2h进行。根据患者病变部位采取相应体位（说：我来协助您取右侧卧位）：松开被套，胸前及双膝置枕头，上身稍向前倾 （2）将治疗巾垫于患者下颌处 （3）叩击方法：将五指并拢呈空杯状，利用腕力，从肺底由下向上、由外向内（背部从第10肋间隙，胸部从第6肋间隙至肩部）快速有节奏的叩击胸背部 （4）注意避开乳房、心前区和骨突（脊椎、胸骨、肩胛骨）部位。力度适宜，每次叩击时间5～15min，每分钟120～180次	15		
	5. 震颤法 （1）双手交叉重叠，按在胸壁部 （2）配合患者呼气时自下而上震颤，振动加压	10		
	6. 体位引流 （1）餐前1～2h或餐后2h进行 （2）根据患者病灶部位和患者的耐受程度选择合适的体位 （3）引流顺序：先上叶、后下叶；若有两个以上炎症部位，应引流痰液较多的部位 （4）引流过程中，密切观察病情变化，出现心律失常、血压异常等并发症立即停止引流，通知医生及时处理	10		

续表

项目	考核标准与评价要点	分值	得分	存在问题
	7. 有效咳嗽 （1）嘱患者咳嗽（缓慢深呼吸数次后，深吸气后至膈肌完全下降，屏气数秒，然后进行2～3声短促有力的咳嗽，缩唇将余气尽量呼出，循环做2～3次，休息或正确呼吸几分钟后再重新开始）。递纸巾，并用纸巾包裹痰液，注意观察呼吸情况、痰液量、性状，必要时送检 （2）协助患者漱口（递漱口水，用另一杯子接漱口水），清洁患者面部	10		
	8. 再次评估肺部情况。听诊器自上而下听诊肺部：肺尖（胸骨两侧1、2肋间隙）、双肺底（锁骨中线与第6肋相交处），再听诊背部肺底部（肩胛下缘）	10		
	9. 协助取舒适体位，整理床单元	2		
	10. 洗手，记录排痰时间，整理用物，终末处置	1		
质量评定 10 分	1. 操作过程注意沟通，随时询问患者感受，严密观察患者病情变化	5		
	2. 注意保暖，不过多暴露患者	3		
	3. 操作手法正确、熟练	2		
提问 5 分		5		

5. 注意事项

（1）注意保护胸、腹部伤口，合并气胸、肋骨骨折时禁做叩击。
（2）根据患者体型、营养状况、耐受能力，合理选择叩击方式、时间和频率。
（3）操作过程中密切观察患者意识及生命体征变化。

三十八、温水擦浴操作技术及考核标准

1. 目的

（1）去除皮肤污垢，保持皮肤清洁、舒适。
（2）促进皮肤血液循环，预防皮肤感染和压疮的发生。
（3）改变患者的一般情况，满足其身心的需要。
（4）促进患者身体放松，增加患者活动机会。
（5）促进护患交流，增进护患关系。

2. 适应证

（1）长期卧床的患者。

（2）术后、生活不能自理的患者。

3. 操作流程图（图 3-38）

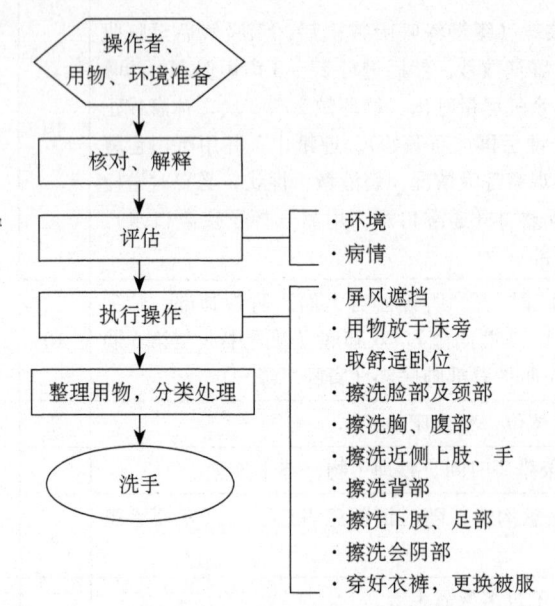

图 3-38 温水擦浴操作流程图

操作流程：操作者、用物、环境准备 → 核对、解释 → 评估（环境、病情）→ 执行操作（屏风遮挡、用物放于床旁、取舒适卧位、擦洗脸部及颈部、擦洗胸、腹部、擦洗近侧上肢、手、擦洗背部、擦洗下肢、足部、擦洗会阴部、穿好衣裤，更换被服）→ 整理用物，分类处理 → 洗手

4. 考核标准及评分（表 3-39）

表 3-39 温水擦浴操作考核标准

项目	考核标准与评价要点	分值	得分	存在问题
操作准备 10 分	1. 护士准备：仪表端庄，着装整洁，七步洗手法洗手，戴口罩	3		
	2. 环境准备：调节室温在 24～26℃，关闭门窗	2		
	3. 用物准备 （1）治疗盘内备：浴巾 2 条、浴皂、小剪子、毛巾、50% 乙醇、护肤用品 （2）治疗盘外备：脸盆 2 个、水桶 2 个（一桶盛 50～52℃ 热水，按年龄、季节及个人习惯增减；另一桶接盛污水用、清洁衣裤和被服），另备便器、便器巾、屏风、特殊需求物品	5		
评估要点 10 分	1. 评估患者病情、意识、耐受能力、配合程度	5		
	2. 患者皮肤卫生状况，有无伤口及引流袋	5		

续表

项目	考核标准与评价要点	分值	得分	存在问题
操作要点 65 分	1. 携用物至床旁、核对，将用物放于易取、稳妥处	2		
	2. 屏风遮挡，按需要给予便器	2		
	3. 将脸盆（内盛 2/3 满温水）、浴皂放于床旁桌上	2		
	4. 根据病情放平床头、床尾支架，松开盖被	2		
	5. 协助患者移近护士侧，并取舒适卧位，保持身体平衡	2		
	6. 擦洗脸部及颈部 (1) 将一条垫巾铺于患者枕上，毛巾浸湿包于护士手上 (2) 先用温水擦洗患者眼部，由内眦到外眦，轻轻擦干眼部（使用毛巾的不同部位） (3) 洗净并擦干前额、面颊、鼻部、颈部和耳部（按患者习惯使用浴皂）	10		
	7. 擦洗胸、腹部 (1) 将盖被折至脐部，解开衣领、显露前胸、腹部（先脱近侧后脱远侧，如有肢体外伤或活动障碍，应先脱健侧后脱患侧） (2) 将 2 条浴巾纵向盖于胸部，护士一手掀起浴巾的一边，用另一包有毛巾（浸湿涂有皂液）的手擦洗患者的胸部，女性患者擦洗中应特别注意擦洗女性乳房下的皮肤皱褶处。必要时可将乳房抬起擦洗下面的皮肤，清水擦净，浴巾擦干 (3) 将浴巾纵向盖于胸、腹部，盖被向下折至会阴部，同上法擦洗腹部，盖好盖被	10		
	8. 擦洗近侧上肢、手 (1) 显露近侧上肢，将浴巾纵向盖于患者上肢上、下面 (2) 将毛巾涂好浴皂擦洗患者上肢，从远心端到近心端，至腋窝，然后清水擦净，浴巾擦干 (3) 将浴巾对折，放于床边，置浴盆于浴巾上，协助患者将手浸于脸盆中，洗净并擦干，盖好盖被。根据情况修剪指甲 (4) 根据需要换水，检查水温，移至对侧，同法擦洗对侧上肢	10		
	9. 擦洗背部 (1) 协助患者取侧卧位，背向护士。将浴巾纵向铺于患者身下，盖好背部以外身体。从颈部至臀部同上述方法擦洗，浴巾擦干 (2) 进行背部按摩 (3) 协助穿好清洁上衣，盖好盖被。换水，测水温	10		

续表

项目	考核标准与评价要点	分值	得分	存在问题
	10. 擦洗下肢、足部 （1）显露一侧下肢（确保遮盖住会阴部），将浴巾纵向铺于腿下，擦洗腿部。从踝部洗至膝关节处，再洗至大腿部，洗净后彻底擦干 （2）一手托起患者的小腿部，将足部轻轻放于盆内，确保足部已接触到盆的底部。浸泡足部时可擦洗腿部。擦洗足部要洗净足趾之间的部分，擦干。根据情况修剪趾甲，若干燥，可使用润肤用品 （3）将物品移至对侧，同法擦洗对侧下肢、足部	10		
	11. 清洁会阴部（见会阴部清洁护理）	2		
	12. 穿好裤子，更换脏被服，盖好盖被	1		
	13. 整理用物，分类处理	1		
	14. 洗手、执行 PDA	1		
质量评定 10 分	1. 操作过程注意沟通，随时询问患者感受，严密观察患者病情变化	4		
	2. 注意保暖，不过多暴露患者	3		
	3. 操作手法正确、熟练，患者感觉舒适	3		
提问 5 分		5		

5. 注意事项

（1）患者病情稳定，能耐受，能配合。

（2）每擦洗一处，均应在其下面垫浴巾，避免弄湿床铺。

（3）注意洗净腋窝、脐部、腹股沟等皱褶处。

（4）擦洗动作要敏捷，减少翻动和暴露，以免患者受凉。按摩时，适当用力，不宜过度。

（5）擦洗过程中注意观察病情。若患者出现寒战、面色苍白等情况时，应立即停止擦洗，给予适当处理。

（6）擦洗时应根据情况更换热水、脸盆及毛巾。

三十九、床上洗头操作技术及考核标准

1. 目的

（1）促进头皮血液循环。

(2) 去除污垢和头屑，使患者头发清洁、舒适、美观，预防头虱及头皮感染。

2. 适应证

(1) 长期卧床的患者。

(2) 术后、生活不能自理的患者。

3. 操作流程图（图3-39）

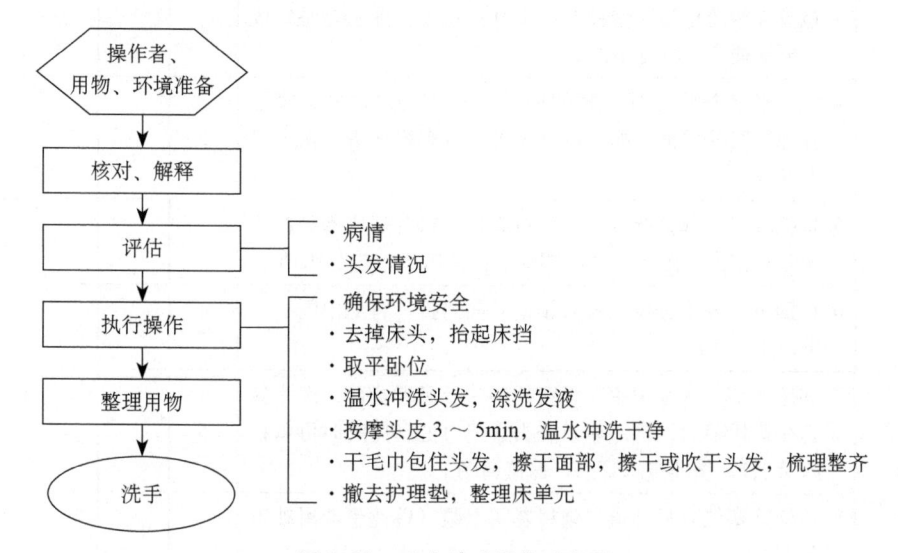

图 3-39 床上洗头操作流程图

4. 考核标准及评分（表3-40）

表3-40 床上洗头操作考核标准

项目	考核标准与评价要点	分值	得分	存在问题
操作准备 10分	1. 护士准备：仪表端庄、着装整洁、七步洗手法洗手、戴口罩	3		
	2. 用物准备 (1) 洗头车，水温40～42℃ (2) 护理垫、大毛巾、小毛巾、纱布、棉球、别针、洗发液、治疗碗、弯盘、梳子、电吹风、病员服、中单	5		
	3. 环境准备：调节室温22～25℃	2		
评估要点 10分	1. 评估患者病情及自理能力	5		
	2. 评估患者头发情况	5		

续表

项目	考核标准与评价要点	分值	得分	存在问题
操作要点 65分	1. 备齐用物，携至床旁，核对患者	3		
	2. 向患者解释操作目的和配合方法，取得合作。询问大小便情况，酌情关闭门窗	5		
	3. 检查并接通电源，查看水温（40～42℃）是否合适，拔下电源插头，收好电源线	5		
	4. 根据患者病情选择合适的助手（0～2人），妥善固定各种管路并保证通畅，危重患者注意观察病情，保证患者安全	5		
	5. 根据环境实际情况，移开床旁桌椅，松开病床脚刹，将床向外拉出，固定好病床脚刹，去掉床头，拉起床挡	3		
	6. 协助患者取平卧位，将衣领松开向内折，将毛巾围于颈下，用夹子固定	2		
	7. 在床头铺一次性中单，将背托架放于患者背部，洗头盆套在背托架上，颈部靠于洗头盆凹口处（侧洗时可躺在床沿上），整理排水管路，保持通畅	5		
	8. 用棉球塞住双耳孔道，嘱患者闭上眼（昏迷患者用纱布盖上双眼）	5		
	9. 戴一次性套袖（必要时戴手套），按下控制面板上的喷淋按钮，用温水冲洗头发，再均匀涂上洗发液，由发际至脑后部反复揉搓，同时用指腹轻轻地按摩头皮3～5min，然后用温水边冲边揉搓，直至头发洗净。在洗发过程中，注意询问患者感受，保护伤口和各种管路，并观察面色、脉搏、呼吸，如有异常立即停止	10		
	10. 洗头完毕，用另一干毛巾包住头发，取下耳内棉球（纱布），松开颈部毛巾，擦干面部，擦干或吹干头发，梳理整齐	10		
	11. 撤去一次性中单，根据情况更换病员服及床单，整理床单元，协助患者取舒适卧位	10		
	12. 整理用物，洗手，执行PDA	2		
质量评定 10分	1. 操作规范、熟练，患者感觉舒适	5		
	2. 操作过程注意沟通，随时询问患者感受，严密观察患者病情变化	5		
提问 5分		5		

5. 注意事项

（1）洗发时随时观察病情变化，如有异常应立即停止操作，体质衰弱的患者不宜洗发。

（2）注意室温、水温，及时擦干头发，防止患者受凉。

（3）防止水流入耳、眼内，避免打湿衣服及床单元。

（4）保持地板干燥，以防患者跌倒。

（5）过于虚弱、病情不稳定、颅脑损伤急性期、头皮伤口愈合者暂不进行洗头。

（6）颈椎损伤或颈椎手术患者，待颈椎稳定性恢复后再洗头。

四十、化疗泵操作技术及考核标准

1. 目的　准确控制输液速度，使药物速度均匀，用量准确并安全地进入患者体内发生作用。

2. 适应证　需要长时间精准控速输注化疗药物的患者。

3. 操作流程图（图3-40）

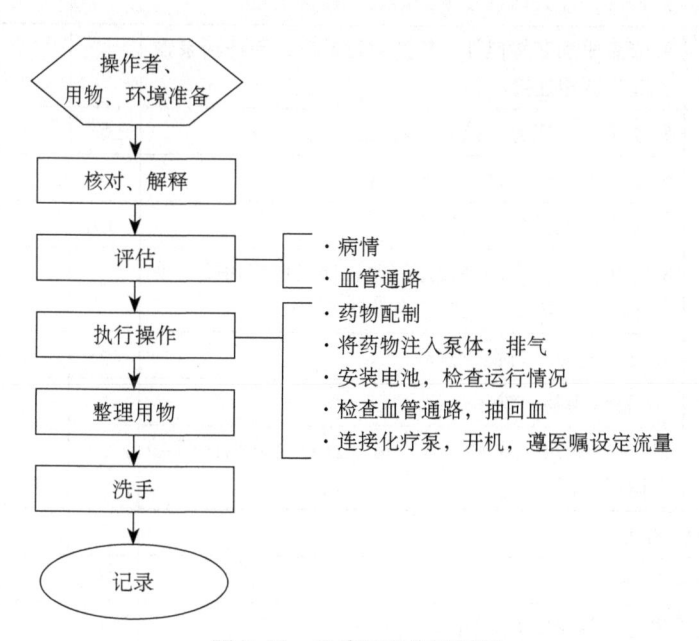

图3-40　化疗泵操作流程图

4. 考核标准及评分（表 3-41）

表 3-41　化疗泵操作考核标准

项目	考核标准与评价要点	分值	得分	存在问题
操作准备 10 分	1. 护士准备：仪表端庄，着装整洁，七步洗手法洗手，戴口罩	3		
	2. 用物准备：全自动注药泵装置（输液装置、驱动装置、背带、电池）、50ml 注射器、头皮针、药液、溶媒、0.2% 安尔碘、棉签、胶布、纱布、弯盘、输液标签	7		
评估要点 10 分	1. 评估患者病情，解释并取得合作	5		
	2. 评估患者血管通路	5		
操作要点 65 分	药物配制 1. 核对医嘱，检查药物、溶媒、一次性输注装置	5		
	2. 向输注装置内注入 50ml 溶媒，检查输注装置有无渗漏	5		
	3. 排气，注入药物及剩余溶媒，连接头皮针	5		
	4. 安装驱动装置电池，检查运行情况，与注药泵输液装置相连接	5		
	药物输注 5. 携用物至床旁，核对患者信息	5		
	6. 安全放置全自动注药泵装置	5		
	7. 消毒，抽回血，冲管	10		
	8. 再次排气，遵医嘱设定流速，连接血管通路，妥善固定，启动，锁定全自动注药泵	10		
	9. 再次核对，行健康宣教	5		
	10. 整理用物，洗手，记录	5		
	11. 巡视病房，观察患者病情，查看全自动注药泵运行情况	5		
质量评定 10 分	1. 操作熟练	3		
	2. 严格无菌操作	5		
	3. 关爱患者，健康宣教全面	2		
提问 5 分		5		

5. 注意事项

（1）正确连接全自动注药泵并遵医嘱设定流速，防止设定错误，常规锁定键盘。

（2）护士每班巡视患者病情和全自动注药泵的工作状态，及时排除报警、故障。

（3）注意观察血管通路情况，妥善固定，防止针头脱出及药物外渗，必要时冲管。

（4）根据药物性质行健康宣教。

（5）保持管路通畅，避免打折、扭曲、受压；不要随意搬动或者调节全自动注药泵。

（6）在运行过程中更换电池，先按"运行/停止"键停机后再更换新电池，然后按"开"键开机，按"运行/停止"键运行。

（7）运行状态下若要关机，先按"运行/停止"键后，再按住"密码/关机"键约3s伴"嘟嘟声"即关机。

四十一、微量泵操作技术及考核标准

1. 目的　准确控制输液速度，使药物速度均匀，用量准确并安全地进入患者体内发生作用。

2. 适应证

（1）需要严格控制输液速度的患者。

（2）需要严格控制输注速度的药物。

3. 操作流程图（图3-41）

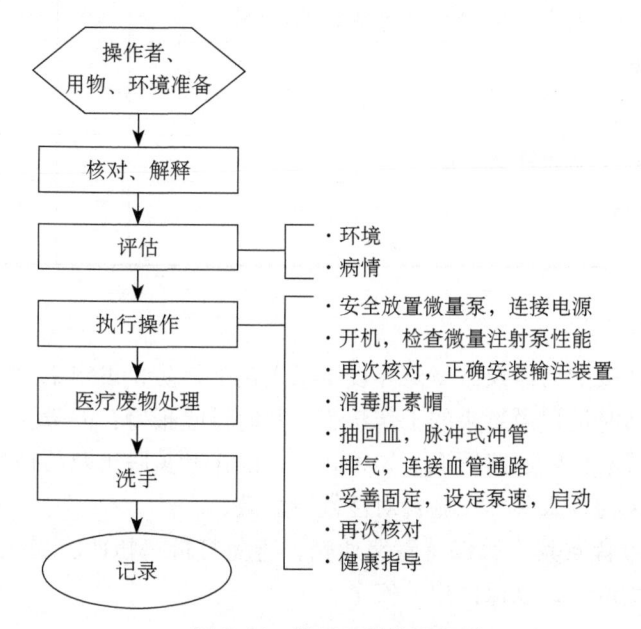

图 3-41　微量泵操作流程图

4. 考核标准及评分（表3-42）

表3-42 微量泵操作考核标准

项目	考核标准与评价要点	分值	得分	存在问题
操作准备 10分	1. 护士准备：仪表端庄，着装整洁，七步洗手法洗手，戴口罩	3		
	2. 用物准备：微量泵、治疗盘（50ml或20ml注射器、5ml注射器、10ml生理盐水注射器、延长管、头皮针）、0.2%安尔碘、棉签、胶布、弯盘、输液标签	7		
评估要点 10分	1. 评估患者病情，解释并取得合作	5		
	2. 评估患者血管通路	5		
操作要点 65分	1. 核对医嘱，携用物至床旁	5		
	2. 核对患者信息，安全放置微量泵，连接电源，开机，检查微量泵性能	10		
	3. 再次核对，正确安装输注装置	5		
	4. 消毒肝素帽，抽回血，冲管	10		
	5. 排气，连接血管通路，妥善固定，设定泵速，启动	10		
	6. 再次查对，行健康宣教	5		
	7. 整理用物，洗手，记录	10		
	8. 巡视病房，观察患者病情，查看微量泵运行情况	10		
质量评定 10分	1. 操作熟练	5		
	2. 严格无菌操作	3		
	3. 关爱患者，健康宣教全面	2		
提问 5分		5		

5. 注意事项

（1）正确连接配药器及微量泵并设定泵入速度，防止设定错误。

（2）护士随时巡视微量泵的工作状态，及时排除报警、故障。

（3）注意观察血管通路情况，妥善固定，防止针头脱出及药物外渗。

（4）根据药物泵入种类实施针对性健康宣教。

（5）告知患者及其家属保持管路通畅，避免打折、扭曲、受压，不要随意搬动或者调节微量泵，以保证用药安全。

四十二、输液泵操作技术及考核标准

1. 目的　准确控制输液速度，输入药物速度均匀、用量准确。
2. 适应证
(1) 需要严格控制输液速度的患者。
(2) 需要严格控制输注速度的药物。
3. 操作流程图（图 3-42）

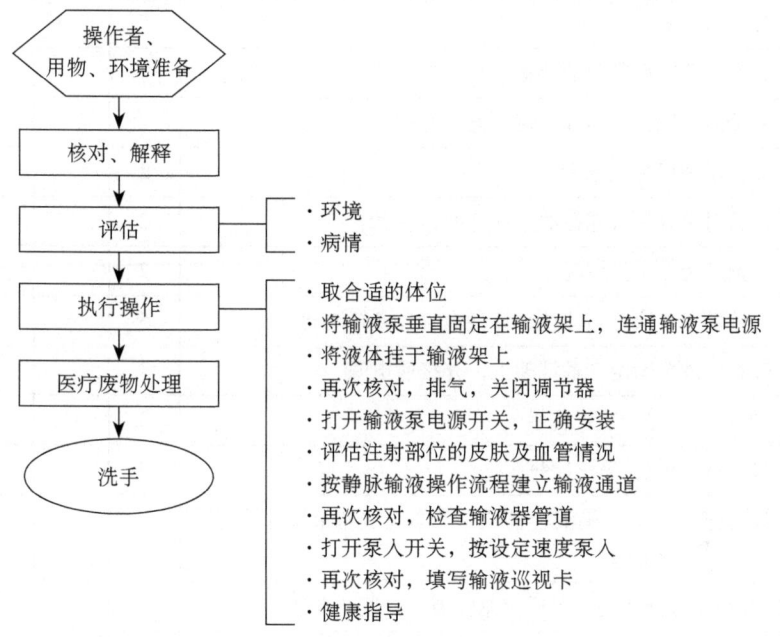

```
操作者、用物、环境准备
    ↓
核对、解释
    ↓
评估 ── • 环境
        • 病情
    ↓
执行操作 ── • 取合适的体位
            • 将输液泵垂直固定在输液架上，连通输液泵电源
            • 将液体挂于输液架上
            • 再次核对，排气，关闭调节器
            • 打开输液泵电源开关，正确安装
            • 评估注射部位的皮肤及血管情况
            • 按静脉输液操作流程建立输液通道
            • 再次核对，检查输液器管道
            • 打开泵入开关，按设定速度泵入
            • 再次核对，填写输液巡视卡
            • 健康指导
    ↓
医疗废物处理
    ↓
洗手
```

图 3-42　输液泵操作流程图

4. 考核标准及评分（表 3-43）

表 3-43　输液泵操作考核标准

项目	考核标准与评价要点	分值	得分	存在问题
操作准备 10 分	1. 护士准备：仪表端庄，着装整洁，七步洗手法洗手，戴口罩	3		
	2. 用物准备：治疗盘、碘伏、无菌棉签、弯盘、砂轮、溶液、药物、输液泵输液器、注射器（20ml、50ml）、止血带及垫布、瓶套、胶布、输液标签、起瓶器、剪刀、医嘱卡、洗手液、锐器盒、生活/医用垃圾桶、回收止血带的盘	5		

续表

项目	考核标准与评价要点	分值	得分	存在问题
评估要点 10分	3. 环境准备：清洁无尘、安静无打扰	2		
	1. 了解患者病情、意识状态	3		
	2. 评估患者注射部位的皮肤、血管情况及肢体活动度	5		
	3. 评估心理状态及配合程度	2		
操作要点 65分	1. 评估处置室环境，洗手，戴口罩	2		
	2. 核对医嘱	2		
	3. 加入药物程序同静脉输液	2		
	4. 接通电源，开通开关待机器自检完毕	2		
	5. 推车携用物至床旁	2		
	6. 核对患者，告知目的，评估并指导患者	2		
	7. 询问大、小便情况	2		
	8. 协助患者取舒适体位，评估血管，备输液架	5		
	9. 将输液泵固定在输液架上，并接通电源	2		
	10. 打开污物桶盖，洗手	2		
	11. 挂输液瓶，第一次排气	2		
	12. 打开泵门，将输液管呈"S"形放置在输液泵的管道槽中，关闭泵门	5		
	13. 设定输液速度，再设定总输液量，调节参数	5		
	14. 铺垫布，扎止血带，选血管，松止血带，第一次消毒，准备胶布，扎止血带，第二次消毒，第二次排气	5		
	15. 处置中查对	2		
	16. 静脉穿刺程序同静脉输液，打开调节器，固定针头	2		
	17. 确认输液泵设置无误后按"开始"键，开始输液	2		
	18. 协助患者取舒适体位，整理床单元	2		
	19. 整理用物	2		
	20. 盖污物桶，洗手	2		
	21. 处置后查对，签字	2		
	22. 观察患者反应及输液泵运行情况	2		

续表

项目	考核标准与评价要点	分值	得分	存在问题
	23. 交代注意事项	2		
	24. 输液结束时，按"停止"键，停止输液	2		
	25. 按压"开关"键，关闭输液泵，打开泵门，取出输液管	5		
质量评定10分	1. 操作规范、熟练	5		
	2. 与患者沟通，宣教全面	3		
	3. 了解患者情况、输液速度	2		
提问5分		5		

5. 注意事项

（1）护士应了解输液泵的工作原理，熟练掌握其使用方法。

（2）在使用输液泵控制输液的过程中，护士应加强巡视。如输液泵出现报警，应查找可能的原因。如有气泡、输液管堵塞或输液结束等，给予及时的处理。

（3）对患者进行正确的指导：告知患者，在护士不在场的情况下，一旦输液泵出现报警，应及时打信号灯求助护士，以便及时处理出现的问题；患者、家属不要随意搬动输液泵，防止输液泵电源线因牵拉而脱落；患者输液侧肢体不要剧烈活动，防止输液管道被牵拉脱出；告知患者，输液泵内有蓄电池，患者如需如厕，可以打信号灯请护士帮忙暂时拔掉电源线，返回后再重新插好。

四十三、营养泵操作技术及考核标准

1. 目的

（1）可以精确控制营养液输注速度，有利于营养物质的吸收。

（2）有效减少胃和食管的不适感，同时为吸收能力有限的患者提供最大限度的营养支持。

2. 适应证

（1）处于昏迷状态的患者。

（2）需要准确控制营养输入的管饲饮食患者。

3. 操作流程图（图 3-43）

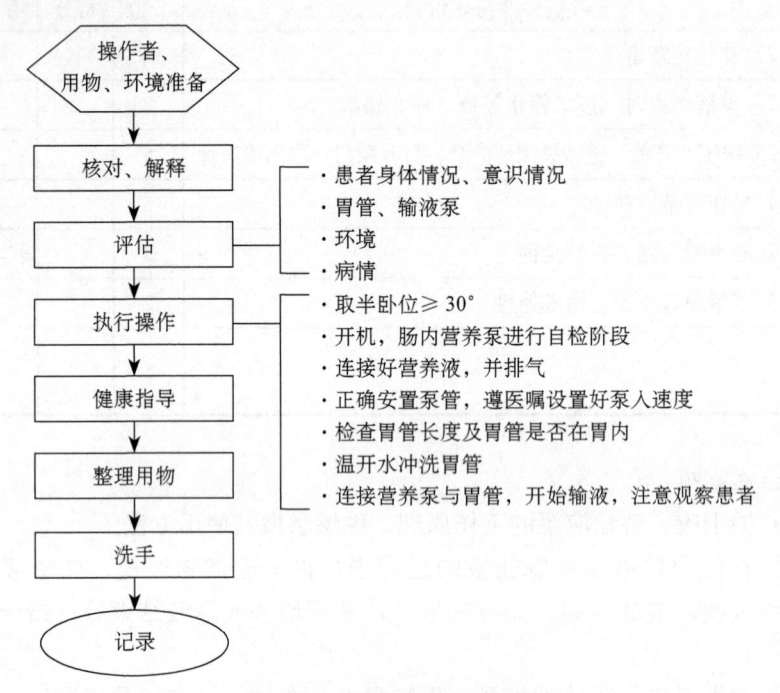

```
操作者、用物、环境准备
        ↓
    核对、解释
        ↓
      评估 ——— ·患者身体情况、意识情况
              ·胃管、输液泵
              ·环境
              ·病情
        ↓
    执行操作 ——— ·取半卧位≥30°
              ·开机，肠内营养泵进行自检阶段
              ·连接好营养液，并排气
              ·正确安置泵管，遵医嘱设置好泵入速度
              ·检查胃管长度及胃管是否在胃内
              ·温开水冲洗胃管
              ·连接营养泵与胃管，开始输液，注意观察患者
        ↓
    健康指导
        ↓
    整理用物
        ↓
      洗手
        ↓
      记录
```

图 3-43　营养泵操作流程图

4. 考核标准及评分（表 3-44）

表 3-44　营养泵操作考核标准

项目	考核标准与评价要点	分值	得分	存在问题
操作准备 10 分	1. 护士准备：仪表端庄，着装整洁，七步洗手法洗手，戴口罩	5		
	2. 物品准备齐全（手消毒液、营养泵、专用输注管、治疗巾、20ml 注射器、50ml 注射器、纱布、温开水）	5		
评估要点 10 分	1. 评估患者病情，管道情况，解释并取得合作	5		
	2. 评估营养泵是否正常工作	5		
操作要点 65 分	1. 核对医嘱，明确营养液名称、浓度、需要添加的药物及输注时间、要求	5		
	2. 配制医嘱浓度的肠内营养液，检查营养液的有效期，正确打开；按医嘱在营养液中加入电解质等药物。保存在冰箱内的营养液必须在输注前 1h 取出恢复至常温；向肠内营养液中加药，必须现加现输	10		

续表

项目	考核标准与评价要点	分值	得分	存在问题
	3. 携用物至患者床旁，再次核对，至少使用两种身份识别方法	5		
	4. 解释目的、方法和注意事项，指导患者配合	5		
	5. 根据病情协助患者取半卧位≥30°	5		
	6. 输注前先询问患者有无腹胀等不适	5		
	7. 固定营养泵，连接电源线	5		
	8. 评估喂养管的深度、是否通畅、听诊（抽吸）喂养管的位置（胃内残留）	10		
	9. 悬挂已经连接好的营养液并排气，正确安装泵管，按医嘱调节量和速度，与营养管相连，按 Start 键开始输注	5		
	10. 观察营养泵运行情况，观察患者有无异常反应	3		
	11. 再次核对医嘱，整理用物	2		
	12. 巡视、观察和记录患者不良反应	3		
	13. 洗手，记录营养液的名称、剂量和浓度	2		
质量评定 10分	1. 操作熟练	5		
	2. 关爱患者，健康宣教全面	2		
	3. 了解患者情况，输注营养液的速度、量正确	3		
提问 5分		5		

5. 注意事项

（1）检查胃管在胃内的方法：①将胃管末端放入盛水的碗中，无气体溢出；②快速注入10ml空气，同时用听诊器按压在胃部，听到气过水声；③用注射器抽吸，抽出胃液。

（2）长期鼻饲患者应每日进行口腔护理2次，并定期更换胃管（参照产品使用期限执行）。

（3）肠内营养泵每天用75%乙醇棉球擦拭。

（4）泵入过程中如果患者出现呛咳、呼吸困难、发绀等，应立即停止泵入并汇报医生。

（5）新鲜果汁与奶液应分别注入，防止产生凝块；药片应研碎、溶解后注入；一次注入量不多于200ml。

（6）鼻饲前应抬高床头20°～30°，验证胃管在胃情况，用少量温水冲管后再进行喂食，鼻饲完毕后再次注入少量温开水，防止营养液凝结。

四十四、血糖监测操作技术及考核标准

1. 目的　监测患者血糖水平，评价代谢指标，为临床诊断治疗提供依据。

2. 适应证

(1) 确诊或疑似糖尿病的患者。

(2) 妊娠期女性。

(3) 长期进食高热量食物人群，尤其是超重和肥胖者。

(4) 有糖尿病家族史的人群。

(5) 代谢异常的人群，如血脂异常、血压偏高的患者。

3. 操作流程图（图3-44）

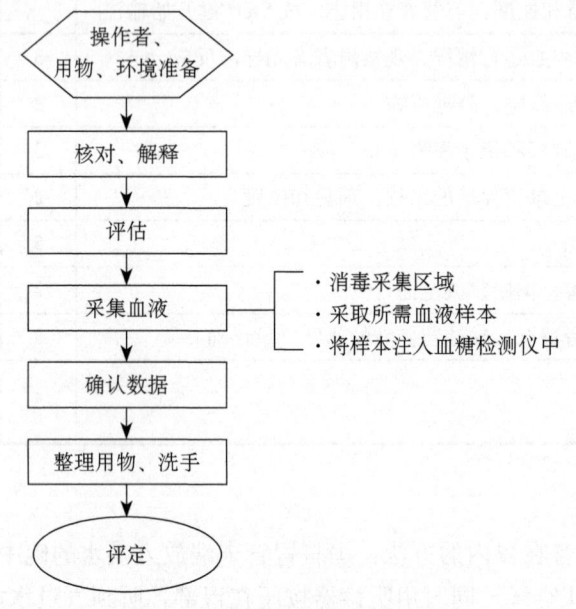

图3-44　血糖监测操作流程图

4. 考核标准及评分（表3-45）

表3-45　血糖监测操作考核标准

项目	考核标准与评价要点	分值	得分	存在问题
操作准备 10分	1. 护士准备：仪表端庄，着装整洁，七步洗手法洗手，戴口罩	3		
	2. 用物准备：血糖仪、采血针、血糖试纸、医嘱执行单（PDA）、75%乙醇、无菌棉签、速干（免洗）手消毒剂、锐器盒、医疗垃圾桶、生活垃圾桶	7		

续表

项目	考核标准与评价要点	分值	得分	存在问题
评估要点 10分	1. 环境整洁、安静、安全，光线充足	2		
	2. 了解患者病情，解释血糖监测目的，取得患者配合	3		
	3. 评估局部皮肤颜色、温度、清洁及感染情况、患者进食时间	5		
操作要点 65分	1. 携用物至床旁，两种及以上方法核对患者床号、姓名、住院号，核对医嘱执行单（PDA）	5		
	2. 自我介绍（职务、姓名），解释操作目的、程序、如何配合	5		
	3. 选择并询问采血部位是否合适，协助摆放适当体位	2		
	4. 再次核对患者信息及医嘱单（PDA）	2		
	5. 洗手	2		
	6. 消毒采血部位皮肤，待干（严禁用任何含碘的消毒液消毒）	2		
	7. 取出血糖试纸并插入血糖仪试纸插槽中，将试纸推到底	2		
	8. 血糖仪自动开机并显示校准码，查看试纸瓶上的校准码与血糖仪显示的是否一致	5		
	9. 待屏幕上闪烁血滴符号，提示可以采血	3		
	10. 准备无菌干棉签，将采血器端面放在选定的采血部位，快速按压到底	5		
	11. 棉签擦拭掉第一滴血，取第二滴血	5		
	12. 将血液滴于试纸，吸入足够血液	2		
	13. 棉签轻压采血点，正确处理采血针	5		
	14. 操作过程中注意观察患者反应，适时安抚情绪	5		
	15. 仪器自动显示检测结果，读取血糖值并告知患者和其家属，记录结果	5		
	16. 行健康宣教，告知患者或其家属如有头晕、乏力、心慌等异常及时报告医生等	10		
质量评定 10分	1. 清理用物，按规范处理、洗手	5		
	2. 关爱患者，护患沟通有效	3		
	3. 记录采集时间及血糖值，签全名	2		
提问 5分		5		

5. 注意事项

（1）血糖仪每日用质控液进行检测，正常后方可使用。

（2）试纸放于试纸筒内保存，不可放于阴凉潮湿的地方，确认在开瓶有效期内；测血糖前，确认血糖仪显示的号码与试纸号码一致。

（3）务必确认患者手指消毒剂干透后实施采血。

（4）勿触碰血糖试纸测试区，确保测试质量。

（5）注意吸血等待时间，确保试纸测试区完全变成红色；吸血过程不挪动试纸条或倾斜血糖仪。

（6）避免反复、用力挤压；采血时弃去第一滴血，取第二滴，以免影响结果。

（7）采血时每次选取不同的采血点，以免形成瘢痕；采血部位通常采用指尖两侧、婴儿常为足跟两侧等末梢毛细血管全血，应避免于水肿、感染部位采血。

（8）如患者手部卫生差，应指导患者洗手；对需长期监测血糖的患者，要指导其血糖监测的方法。

四十五、心电监测操作技术及考核标准

1. 目的 动态观察与监测患者的生命体征变化，以判断患者脏器功能及内环境平衡状况，及时有效地反映患者全身功能状态、精神、心理反应与疾病严重程度，及时发现病情变化与预测转归。

2. 适应证 心电监护是指用心电监护仪监测心脏电活动的一种手段，是通过心电监护仪显示屏连续观察心脏电活动的情况，是一种无创的监视方法。心电监护的适应证有两种：第一种，各种心血管疾病患者，急性心肌梗死，心律失常，心肌病等患者。第二种，其他脏器疾病导致急性循环衰竭的患者，创伤严重引发感染的患者，大量失血、电解质紊乱的患者。

3. 操作流程图（图3-45）

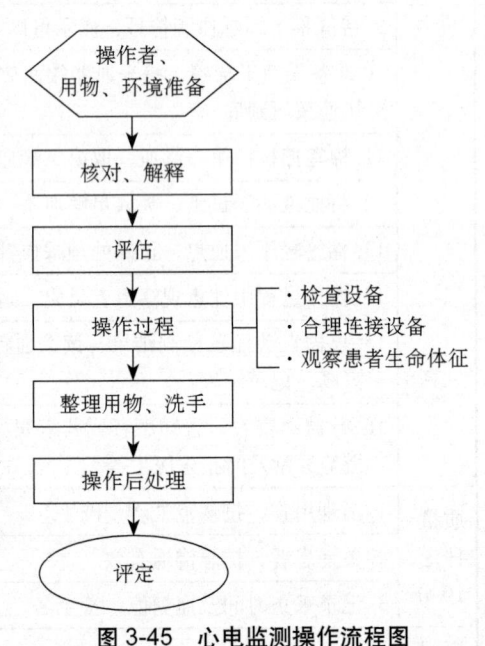

图3-45 心电监测操作流程图

4. 考核标准及评分（表3-46）

表3-46　心电监测操作考核标准

项目	考核标准与评价要点	分值	得分	存在问题
操作准备 10分	1. 用物准备：心电监护仪、乙醇棉球、电极片、纱布、记录纸笔、医嘱执行单（PDA）、速干（免洗）手消毒剂、医疗垃圾桶、可回收污物桶，必要时备电插板、胶布、屏风	5		
	2. 护士准备：仪表端庄，着装整洁，七步洗手法洗手，戴口罩	5		
评估要点 10分	1. 环境整洁、安静、安全，光线充足，无电磁波干扰	3		
	2. 评估患者诊断、病情	3		
	3. 核对患者，评估患者的认知、心理反应和合作程度	4		
操作要点 65分	1. 核对确认医嘱、床号、姓名、医嘱时间	2		
	2. 携用物到床旁，两种及以上方法核对患者床号、姓名、住院号	2		
	3. 自我介绍（职务、姓名），解释操作目的、程序、如何配合，询问大小便	2		
	4. 拉围帘或屏风遮挡，协助患者取适当体位	2		
	5. 再次核对	2		
	6. 连接心电监护仪电源，开机检查性能完好	2		
	7. 解开衣服，显露患者胸部，检查皮肤，乙醇（生理盐水）棉球擦拭相应部位皮肤	5		
	8. 贴电极 RA 于右侧锁骨中线第 2 肋间，RL 于右侧锁骨中线第 5、6 肋间，LA 于左侧锁骨中线第 2 肋间，LL 于左侧锁骨中线第 5、6 肋间，V 避开除颤部位的其他胸壁位置，遮盖患者胸部	5		
	9. 检查测血压侧肢体活动度与皮肤情况，血压袖带绑于患者肘窝上两横指（扣及肱动脉搏动处），松紧以一手指为宜	5		
	10. 检查手指（足趾）皮肤、运动、循环情况，连接血氧饱和度传感器	5		
	11. 根据情况选择适当的导联（通常选择Ⅱ导联）、振幅，调节报警上下限（正常值或患者常规值上下浮动30%），根据病情确定测定血压的间隔时间	5		

续表

项目	考核标准与评价要点	分值	得分	存在问题
	12. 严密观察病情，观察心率、心律、波形、起搏器功能（置起搏器者），发现异常情况立即报告医生并记录	5		
	13. 整理并妥善放置	2		
	14. 交代注意事项，防牵拉，防脱落，防落地被水或血液污染。心电监护仪前禁止使用电子产品，以免干扰监测准确度	2		
	15. 再次核对	2		
	16. 协助患者穿好衣服，取舒适体位，整理床单元，拉开围帘	2		
	17. 遵医嘱停机，核对，解释取得合作，拉上围帘	2		
	18. 关机，取血氧饱和度传感器，检查手指（足趾）皮肤、运动、循环情况	2		
	19. 取袖带，检查皮肤及肢体活动度	2		
	20. 取下电极，检查胸部皮肤，清洁皮肤	4		
	21. 协助患者穿好衣服，取舒适体位，整理床单元，拉开围帘	2		
	22. 操作过程中注意观察患者反应，适时安抚情绪	3		
质量评定10分	1. 清理用物，按规范处理	3		
	2. 关爱患者，护患沟通有效	3		
	3. 洗手，记录开始、停止时间及监测值，并签全名	4		
提问5分		5		

5. 注意事项

(1) 正确使用心电监护仪。

(2) 注意保护患者隐私，关爱患者。

(3) 安置电极片注意检查皮肤。

(4) 安置血氧饱和度传感器手指的指甲不宜过长、禁涂指甲油。

(5) 安置袖带注意检查皮肤及检查肢体活动度，6～8h松解一次血压袖带。

(6) 心电监护仪前禁止使用电子产品，以免干扰监测准确度。

四十六、电子血压计测量操作技术及考核标准

1. 目的　电子血压计通过对袖带充气反映血管病理的变化，从而反映血压

的情况。

2. 适应证

（1）怀疑有高血压或确诊高血压的人群。

（2）经常加班熬夜、情绪不稳者及有大量吸烟、饮酒等习惯者。

（3）肥胖、高血脂、糖尿病患者。

（4）有高血压家族史的人群。

3. 操作流程图（图3-46）

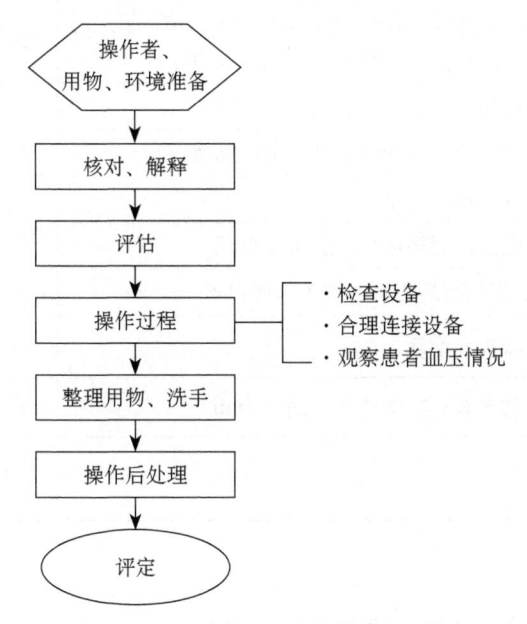

图 3-46 电子血压计测量操作流程图

4. 考核标准及评分（表3-47）

表 3-47 电子血压计测量操作考核标准

项目	考核标准与评价要点	分值	得分	存在问题
操作准备 10分	1. 护士准备：仪表端庄，着装整洁，七步洗手法洗手	5		
	2. 用物准备：血压计（内置5号电池一节）、方盘、纸、笔、洗手液	5		
评估要点 20分	1. 评估患者身体状况、有无高血压史、家族史、用药及患者30min内有无剧烈活动及情绪波动情况，有无心房颤动史等	10		
	2. 评估患者的局部皮肤、体位	5		
	3. 检查血压计性能是否完好，查看强检标识	5		

续表

项目	考核标准与评价要点	分值	得分	存在问题
操作要点50分	1. 核对，告知患者操作目的，取得合作	5		
	2. 选择适当体位，肢体放置正确，衣袖平整	5		
	3. 告知测血压时的注意事项，请勿移动手臂、手腕及身体部位等	5		
	4. 确定肱动脉位置	5		
	5. 系袖带正确（袖带下缘距肘窝上2～3cm，袖带罩上的"0"与动脉位置对齐，松紧度以插入1指为宜）	5		
	6. 按电源键启动血压计运行，注气速度适宜	5		
	7. 正确读出测量数值（高压值、低压值、脉搏数）	5		
	8. 取下袖带，放尽袖带内余气	5		
	9. 协助患者取安全、舒适体位，整理床单元	5		
	10. 正确记录，用物处理正确，洗手，脱口罩	5		
质量评定15分	1. 动作轻柔、敏捷、准确	10		
	2. 操作熟练，与患者有效沟通，时间<5min	5		
提问5分		5		

5. 注意事项

（1）检查前要放松心情，平静下来，最好休息15min，以免因过于激动影响检测效果。

（2）检查前30min不能饮酒、喝咖啡和浓茶，也不能吸烟。

（3）检查前排空尿液，以排除出现因有尿导致血压升高的情况。

（4）检查前最好穿着宽松衣物，以免测量时因衣袖太紧压迫手臂而影响结果。

（5）测血压最好在晨起空腹时测，不要饭后测，以免影响检测结果。

四十七、水银血压计测量操作技术及考核标准

1. 目的　水银血压计通过对袖带充气反映血管病理的变化，从而反映血压的情况。

2. 适应证

（1）怀疑有高血压或确诊高血压的人群。

（2）经常加班熬夜、情绪不稳者及有大量吸烟、饮酒等习惯者。

(3）肥胖、高血脂、糖尿病患者。
(4）有高血压家族史的人群。

3. 操作流程图（图 3-47）

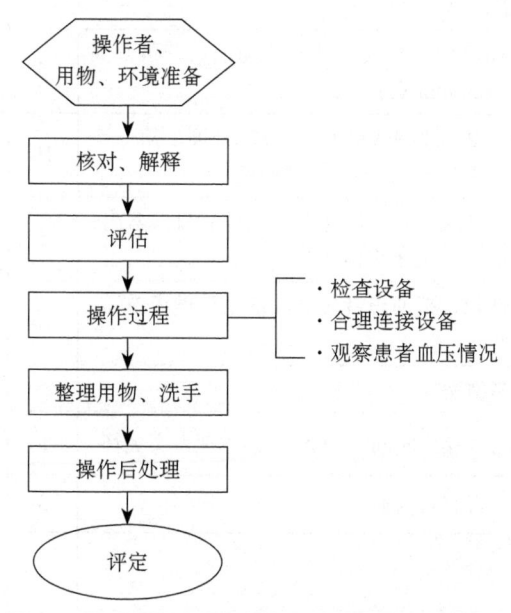

图 3-47　水银血压计测量操作流程图

4. 考核标准及评分（表 3-48）

表 3-48　水银血压计测量操作考核标准

项目	考核标准与评价要点	分值	得分	存在问题
操作准备 10 分	1. 护士准备：仪表端庄，着装整洁，七步洗手法洗手	5		
	2. 用物准备：治疗盘、血压计、听诊器、记录本、洗手液	5		
评估要点 10 分	1. 评估患者，了解病情、体位、基础血压、治疗用药等	4		
	2. 解释操作目的，取得患者配合	3		
	3. 检查血压计（水银、袖带等），放置合理	3		
操作要点 65 分	1. 携用物至床旁，核对床号、住院号、姓名，向患者解释操作目的（活动后或情绪激动待休息安静后再测）	10		
	2. 患者取坐位或卧位，显露上臂，放平血压计，使血压计零点、上臂与心脏处于同一水平	10		
	3. 打开水银开关，驱尽袖带内空气，平整无褶地缠于上臂中部，下缘距肘窝上 2～3cm 处	5		

续表

项目	考核标准与评价要点	分值	得分	存在问题
	4. 松紧适宜，左手示指、中指在肘窝内触及肱动脉搏动，听诊器头置于肱动脉搏动处并固定	5		
	5. 握住气球，关闭气门，打气至动脉搏动消失，再升高 2～4kPa（15～30mmHg）	5		
	6. 慢慢放开气门，速度为 4mmHg/s，观察刻度，第一音响即为收缩压，音响消失或变弱为舒张压	10		
	7. 取下袖带，排尽余气，关气门螺帽，整理后放入盒内，将血压计倾斜 45°，关闭水银槽开关	5		
	8. 协助患者恢复体位，帮助患者拉好衣袖，整理床单元，安置患者，洗手	10		
	9. 记录规范，签名清楚	5		
质量评定 10 分	1. 动作准确、节力（操作时间＜10min），体现人文关怀	5		
	2. 操作熟练，与患者有效沟通	5		
提问 5 分		5		

5. 注意事项 同电子血压计测量操作技术。

四十八、气压治疗操作技术及考核标准

1. 目的

（1）气压治疗通过对气囊反复充气或放气，能够促进下肢血液和淋巴流动，这能够改善血液循环，可以有效预防下肢深静脉血栓和下肢水肿。

（2）下肢进行气压治疗可以使局部肌肉进行被动收缩或者舒张，可以有效预防肌肉萎缩。

（3）患者在进行气压治疗时能够促进下肢血液回流至心脏，这能够增加回心血量，在一定程度上可以防止患者出现休克。建议长期卧床或术后被动体位的患者可以适当进行气压治疗。但是患者下肢出现严重感染、出血倾向或者下肢已经出现深静脉血栓，要避免做气压治疗。另外，需要在医生的指导下进行气压治疗，不能擅自做气压治疗。

2. 适应证 主要是下肢肿胀，患者可用于预防血栓形成。

3. 操作流程图（图3-48）

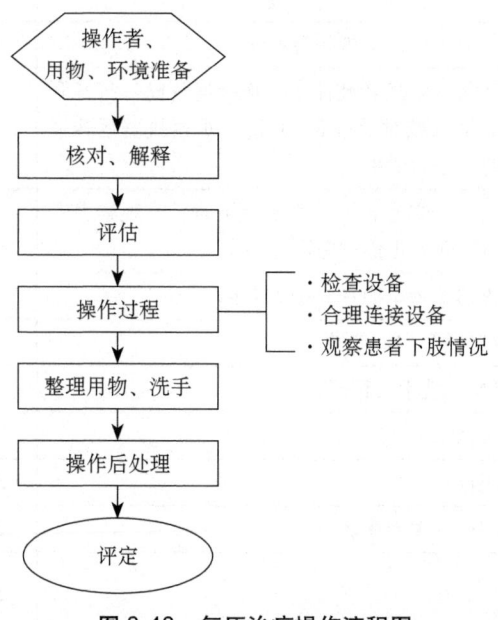

图 3-48　气压治疗操作流程图

4. 考核标准及评分（表3-49）

表 3-49　气压治疗操作考核标准

项目	考核标准与评价要点	分值	得分	存在问题
操作准备 10分	1. 护士准备：仪表端庄，着装整洁，七步洗手法洗手	5		
	2. 医嘱执行单、气压治疗泵、笔、袜子（患者自备）	5		
评估要点 10分	1. 解释操作目的，取得患者配合	5		
	2. 评估患者病情、局部皮肤情况、有无禁忌证	5		
操作要点 65分	1. 仪表端庄，着装整齐	5		
	2. 核对治疗单无误	5		
	3. 检查手消剂在有效期内，戴口罩	10		
	4. 用物检查：接通电源，检查气压治疗泵处于完好备用状态	5		
	5. 携用物至患者床旁，再次核对；评估患者的局部肢体、皮肤情况，静脉血栓患者禁止气压治疗。向患者及其家属解释操作的目的，取得患者的配合	10		

续表

项目	考核标准与评价要点	分值	得分	存在问题
	6. 协助患者取舒适卧位，穿裤子及袜子	5		
	7. 气压治疗泵套筒穿在患者肢体上——连接通气筒——打开开关——调整压力键——核对后按 R、L 键——观察机器运转情况——正常启动，压力适中	10		
	8. 记录开始时间，告知患者及其家属使用时长，观察患者情况，有不适立即停止操作并通知医生	5		
	9. 停止治疗——拔出墙壁电源——撤离套筒	5		
	10. 协助患者取舒适卧位，盖被	2		
	11. 分类处置用物，洗手、记录	3		
质量评定 10分	1. 操作熟练、流畅	5		
	2. 熟练使用气压仪	3		
	3. 与患者有效沟通，关爱患者	2		
提问 5分		5		

5. 注意事项

（1）选择合适的气压治疗设备。

（2）确定治疗部位。

（3）调整气压力度。

（4）注意治疗时间和频率。

（5）注意安全和舒适度。

四十九、皮下注射操作技术及考核标准

1. 目的

（1）注入小剂量药物，用于不宜口服给药而需在一定时间内发生药效时。

（2）预防接种。

（3）局部麻醉用药。

2. 适应证　皮下注射也是临床很常见的一种给药方法。一般接种疫苗或者是注射胰岛素会选择皮下注射。常用的部位有臀部及上臂三角肌下缘。

3. 操作流程图（图 3-49）

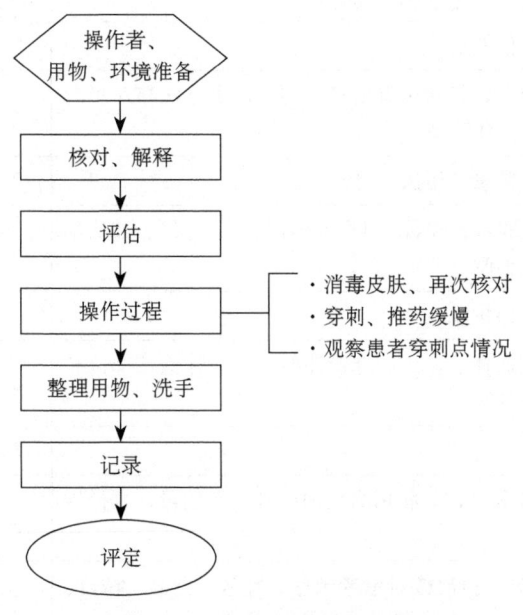

图 3-49 皮下注射操作流程图

4. 考核标准及评分（表 3-50）

表 3-50 皮下注射操作考核标准

项目	考核标准与评价要点	分值	得分	存在问题
操作准备 10 分	1. 护士准备：仪表端庄，着装整洁，七步洗手法洗手，戴口罩	5		
	2. 用物准备：治疗盘、无菌注射器和针头、按医嘱准备药物、弯盘、棉签、皮肤消毒液、医嘱执行单（PDA）、速干（免洗）手消毒剂、医疗垃圾桶、生活垃圾桶、锐器盒	5		
评估要点 15 分	1. 评估患者诊断、病情、用药史及药物过敏史；熟悉过敏性休克的抢救程序	5		
	2. 解释并取得患者配合，评估局部皮肤状况	3		
	3. 环境整洁、安静、光线适宜，符合无菌操作要求	2		
	4. 检查所备药品及物品名称、有效期、质量等	5		
操作要点 60 分	1. 核对医嘱：患者床号、姓名、药名、浓度、剂量、用法、时间	5		
	2. 根据医嘱正确抽吸药液，排尽空气，置于无菌盘内，做好标识	3		

续表

项目	考核标准与评价要点	分值	得分	存在问题
	3. 保留药瓶以便查对	2		
	4. 携用物到床旁，核对患者信息：两种以上方法核对患者姓名、床号、住院号	2		
	5. 核对药名、剂量、用法、时间	2		
	6. 自我介绍（职务、姓名）；解释操作目的、程序，如何配合，询问大小便	2		
	7. 拉上围帘，保护隐私	2		
	8. 协助患者摆放体位，正确选择注射部位，评估该部位有无硬结、瘢痕等	2		
	9. 洗手	2		
	10. 常规消毒皮肤 2 次，稍用力由内向外环形消毒，直径≥5cm，待干	2		
	11. 打开无菌盘，再次核对患者床号、姓名、药名、浓度、剂量、用法、时间	2		
	12. 固定针头（必要时更换针头），并使针尖斜面与刻度相反	2		
	13. 排尽空气	2		
	14. 准备无菌干棉签，左手紧绷注射部位皮肤，右手持注射器	2		
	15. 示指固定针栓，针头斜面向上与皮肤成 30°～40°，将针梗的 1/2～2/3 快速刺入皮下	2		
	16. 左手抽活塞无回血，缓慢注入药液，注意询问观察患者反应	5		
	17. 注射毕用干棉签轻按压针眼处，迅速拔针，按压注射部位 30～60s 至不出血为止	2		
	18. 针头直接卡入锐器盒，注射器入医疗垃圾桶	2		
	19. 再次核对患者姓名、床号、药名、浓度、剂量、用法、时间	2		
	20. 操作过程中注意观察患者反应，适时安抚情绪	2		
	21. 协助患者穿好衣裤，取舒适体位，整理床单元，拉开围帘	2		

续表

项目	考核标准与评价要点	分值	得分	存在问题
	22.行健康宣教，如局部出血、红、肿、热等异常情况，应及时通知医护人员，正确提供有关异常情况相关知识	5		
	23.清理用物，按规范处理	2		
	24.洗手	2		
	25.记录操作时间，签全名	2		
质量评定10分	1.关爱患者，护患沟通有效	5		
	2.操作者综合评价（严格落实无菌制度、操作熟练、注意隐私保护等）	5		
提问5分		5		

5.注意事项

（1）严格执行无菌操作原则和查对制度。

（2）正确选择注射部位，常规皮下注射的部位是上臂三角肌下缘、两侧腹壁、后背、大腿前侧、外侧等部位。

（3）刺激性强的药物不宜用皮下注射。

（4）护士在注射前应详细询问患者的用药史。

（5）对过于消瘦者，护士可捏起局部组织，适当减小进针角度，进针角度不宜超过45°，以免刺入肌层。

（6）长期皮下注射者，应有计划的更换注射部位，防止局部产生硬结。

（7）注射少于1ml的药液，必须用1ml注射器，以保证注入药液剂量准确。

五十、皮内注射操作技术及考核标准

1.目的

（1）进行药物过敏试验。

（2）预防接种。

（3）局部麻醉的起始步骤。

2.适应证　皮内注射是将药液注射于表皮与真皮之间的方法，主要用于皮肤过敏试验。

3. 操作流程图（图 3-50）

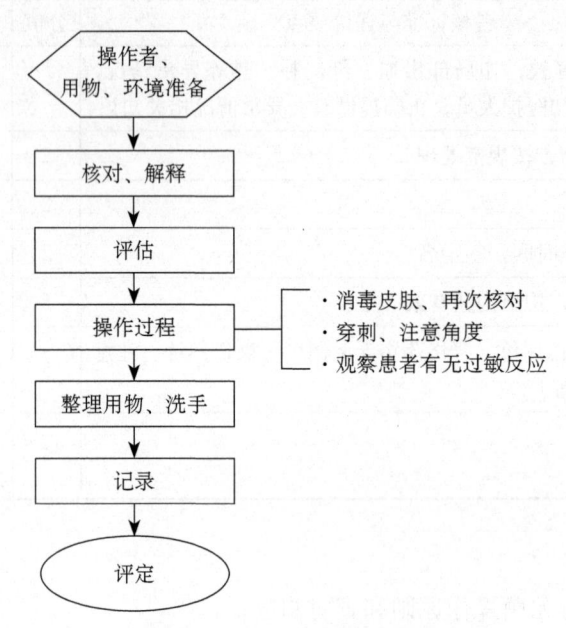

图 3-50　皮内注射操作流程图

流程：操作者、用物、环境准备 → 核对、解释 → 评估 → 操作过程（·消毒皮肤、再次核对　·穿刺、注意角度　·观察患者有无过敏反应）→ 整理用物、洗手 → 记录 → 评定

4. 考核标准及评分（表 3-51）

表 3-51　皮内注射操作考核标准

项目	考核标准与评价要点	分值	得分	存在问题
操作准备 10 分	1. 护士准备：仪表端庄，着装整洁，七步洗手法洗手，戴口罩	5		
	2. 用物准备：治疗盘、1ml 注射器、按医嘱准备药物、弯盘、棉签、75% 乙醇、医嘱执行单（PDA）、备急救药（0.1% 盐酸肾上腺素）、速干（免洗）手消毒剂、医疗垃圾桶、可回收污物桶、锐器盒	5		
评估要点 10 分	1. 环境整洁、安静、光线适宜，符合无菌操作要求	2		
	2. 了解患者诊断、病情；熟悉过敏性休克的抢救程序；了解局部皮肤状况；患者理解合作程度；用药史及药物过敏史	5		
	3. 检查所备药品及物品名称，有效期，包装是否完整，有无变质、异味、潮解、沉淀、浑浊等	3		
操作要点 65 分	1. 核对确认医嘱：患者床号、姓名、药名、浓度、剂量、用法、时间、医嘱时间、处方者姓名	5		
	2. 根据医嘱正确稀释药液，剂量准确	5		

续表

项目	考核标准与评价要点	分值	得分	存在问题
	3. 配好的皮试液置于无菌盘内,保留药瓶以便查对	5		
	4. 携用物到床旁,两种以上方法核对患者姓名、床号、住院号,询问过敏史	2		
	5. 核对药名、用法、时间	2		
	6. 自我介绍(职务、姓名),解释操作目的、程序,如何配合,询问大小便	2		
	7. 正确选择注射部位	2		
	8. 洗手	2		
	9. 75%乙醇由内向外环形消毒前臂掌侧下端皮肤,直径≥5cm,自然干燥(或等待约30s)	5		
	10. 再次核对床号、姓名、药名、浓度、剂量、用法、时间	2		
	11. 排尽注射器内空气,左手紧绷注射部位皮肤,右手平持注射器,针尖斜面向上,与皮肤成5°进针,待针头斜面完全进入皮内后,放平注射器,左手拇指固定针栓	5		
	12. 右手注入药液0.1ml,使局部隆起形成一半球状皮丘,皮肤变白并显露毛孔	5		
	13. 注射完毕迅速拔针,勿按压穿刺点,无出血溢液	2		
	14. 再次核对床号、姓名、药名、浓度、剂量、用法、时间	2		
	15. 操作过程中注意观察患者反应,适时安抚情绪	5		
	16. 交代注意事项:① 20min后看结果;②不离开病房;③传呼器使用;④若无陪伴应安置在护士视野内;⑤有心慌、头晕、气促、咽喉发痒、局部发痒等不适迅速报告	2		
	17. 整理床单元,协助患者取舒适体位	2		
	18. 清理用物,按规范处理	3		
	19. 洗手,记录操作时间,签全名	2		
	20. 20min后查看皮试结果并记录,签全名	5		
质量评定 10分	1. 关爱患者,护患沟通有效	5		
	2. 操作者综合评价(逻辑性、熟练程度)	5		
提问 5分		5		

5. 注意事项

（1）根据皮内注射的目的和选择部位，如药物过敏试验常选用前臂掌侧下段，因该处皮肤较薄，易于注射且易辨认局部反应；预防接种常选用上臂三角肌下缘；局部麻醉则选择麻醉处。

（2）做药物过敏试验时备 0.1% 盐酸肾上腺素、氧气等急救物品。

（3）药物过敏试验勿用碘酊（碘剂）消毒，以免着色影响对局部反应的观察及与碘过敏反应混淆；若患者乙醇过敏，可选择 0.9% 生理盐水对皮肤清洁。

（4）嘱患者勿揉擦及覆盖注射部位，以免影响观察效果。勿离开病室或注射室，20min 后观察局部反应，做出判断。

（5）注射后注意观察患者有无不良反应。

（6）若皮试结果不能确认或怀疑假阳性时，应采取对照试验。方法：更换注射器及针头，在另一前臂相应部位注入 0.1ml 生理盐水，20min 后对照观察反应。

五十一、肌内注射操作技术及考核标准

1. 目的 将不宜口服和静脉注射，刺激性较强或剂量较大的药物，注入肌肉组织，使药物迅速发挥药效。

2. 适应证 不宜或不能做皮下注射或静脉注射的药物。

3. 操作流程图（图 3-51）

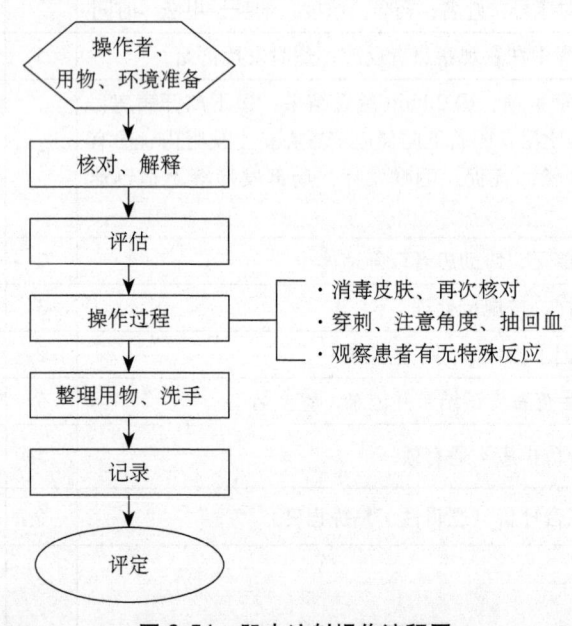

图 3-51 肌内注射操作流程图

4. 考核标准及评分（表3-52）

表3-52 肌内注射操作考核标准

项目	考核标准与评价要点	分值	得分	存在问题
操作准备 10分	1. 护士准备：仪表端庄，着装整洁，七步洗手法洗手，戴口罩	5		
	2. 用物准备：治疗盘、2～5ml注射器、6或7号备用针头，按医嘱准备药物、砂轮、弯盘、棉签、碘伏、医嘱执行单（PDA）、急救药（0.1%盐酸肾上腺素）、速干（免洗）手消毒剂、医疗垃圾桶、可回收污物桶、锐器盒	5		
评估要点 10分	1. 环境整洁、安静、光线适宜，符合无菌操作要求	2		
	2. 了解患者诊断、病情；熟悉过敏性休克的抢救程序；了解局部皮肤状况，患者理解合作程度；用药史及药物过敏史	5		
	3. 检查所备药品及物品名称，有效期，包装是否完整，有无变质、异味、潮解、沉淀、浑浊等	3		
操作要点 60分	1. 核对、解释操作目的，取得配合	5		
	2. 取无菌巾铺无菌盘	5		
	3. 备棉签，取药再查对药名、浓度、剂量、用法、时间，弹下药液，用乙醇棉签环形消毒安瓿颈部及砂轮，锯安瓿，消毒安瓿颈后取无菌纱布擦细屑，折断安瓿	5		
	4. 抽药：取注射器，检查注射器，针头试通畅，左手示、中指夹安瓿，右手持注射器，将针插入安瓿，左手拇指及环指夹注射器下端，右手抽动活塞，将药液吸入针筒内。放入无菌盘	5		
	5. 推车至床旁，对床号、姓名，说明解释，协助患者取适当体位（侧卧位、俯卧位、坐位、仰卧位），使注射部位肌肉放松 侧卧位：上腿伸直、下腿稍弯曲 俯卧位：足尖相对，足跟分开 仰卧位：危重及不能翻身的患者用仰卧位	10		
	6. 臀大肌注射区划分法：①十字法，自臀裂顶点向左（或右）侧画一水平线，自髂嵴最高点画一垂直平分线，外上方1/4为注射区；②连线法，将髂前上棘与尾骶处连线分为三等份，外上1/3处为注射区	5		
	7. 螺旋消毒局部皮肤2次，直径约6cm	5		

续表

项目	考核标准与评价要点	分值	得分	存在问题
	8. 再次查对药名、浓度、剂量、用法、时间，备干棉签，取注射器，排尽空气，右手以握笔式持注射器，以中指固定针栓，左手绷紧皮肤，将针头垂直快速刺入肌肉内。一般刺入针梗的2/3，按患者胖瘦适当掌握。放松左手，回抽活塞，如无回血，即可缓缓推药，观察患者反应（如系油性药液，持牢针栓，防针栓与针筒脱开，药液外溢）。注射完毕迅速拔出针头，局部用无菌干棉球或棉签按压片刻	10		
	9. 整理衣被，再次查对，按规范处理用物，洗手	5		
	10. 记录，巡视患者，如有不良反应及时汇报给医生	5		
质量评定 15分	1. 掌握进针方法，长期注射的患者应交替更换注射部位	3		
	2. 正确选择注射部位，避免在瘢痕、硬结、发炎、皮肤病及旧针眼处注射，2岁以下婴儿不宜选用后臀注射，因有损伤坐骨神经的危险	5		
	3. 与患者交流，使肌肉松弛，掌握无痛注射法，观察患者反应，注意保暖	5		
	4. 操作熟练，从备物至端盘离开在5min内完成	2		
提问 5分		5		

5. 注意事项

（1）明确要注射的药物对于患者是否曾经有过敏的情况，或者可能引起过敏的情况。

（2）选择肌内注射的部位时注意一般婴幼儿最好不要使用臀大肌注射，避免损伤坐骨神经。如果经常长期反复肌内注射的患者，注射部位最好经常更换，避免局部形成硬结。

（3）注意注射时定位一定要准确，特别是臀大肌注射的定位，必须要注意避免损伤神经。切勿将针头全部刺入，防止针头断裂。刺入人体后针头回抽无回血时，才可以注入药物，避免将药物直接注入血管。如果注射之后局部肌肉出现硬结，可以用热敷的方式处理。

五十二、静脉注射操作技术及考核标准

1. 目的

（1）注入药物做某些诊断性检查。

（2）静脉营养治疗。

2.适应证　注入药物，用于药物不宜口服、皮下注射、肌内注射，或需迅速发挥药效时。

3.操作流程图（图3-52）

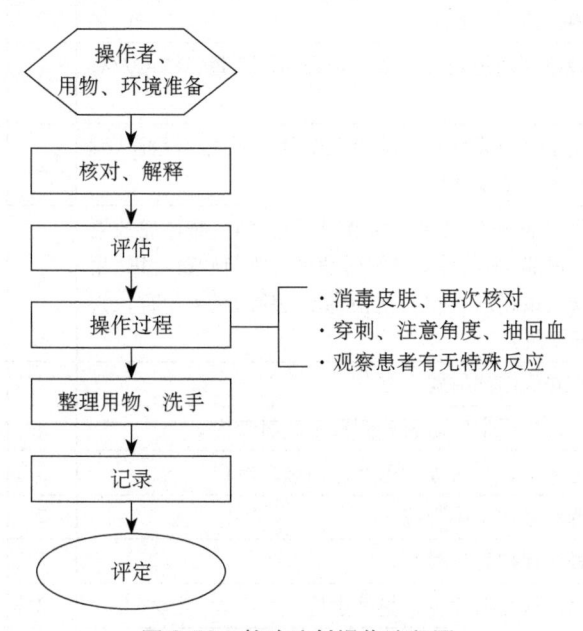

图3-52　静脉注射操作流程图

4.考核标准及评分（表3-53）

表3-53　静脉注射操作考核标准

项目	考核标准与评价要点	分值	得分	存在问题
操作准备10分	1.着装符合要求：仪表端庄，服装整洁，洗手，戴口罩	2		
	2.核对医嘱、执行单（PDA）、药物	2		
	3.物品准备齐全，放置合理、有序 治疗车上层：医嘱执行单（PDA）；治疗盘内放置：安尔碘消毒液、棉签、药液、一次性注射器2支（规格视药量而定）、盐酸肾上腺素1支、小枕、胶布、止血带、砂轮、弯盘、快速手消毒液 治疗车下层：医用垃圾桶、锐器盒	5		
	4.检查并口述所需物品安全有效	1		
评估要点10分	1.携执行单至床旁，查对患者，了解患者病情、合作程度及注射部位、皮肤、血管情况	3		

续表

项目	考核标准与评价要点	分值	得分	存在问题
	2. 询问有无过敏史，是否排尿、排便	3		
	3. 与患者或其家属沟通时语言规范、态度和蔼	2		
	4. 环境安静、清洁、舒适	2		
操作要点 65分	1. 核对执行单与药物是否一致（查药名、剂量、浓度及有效期）	3		
	2. 查药液质量（对光检查药液有无变色、浑浊、沉淀或絮状物，安瓿有无裂缝）	2		
	3. 按常规弹（将安瓿顶端的药液弹下）、消（将砂轮放置于安瓿的颈部，用消毒棉签同时消毒安瓿与砂轮）、锯（用砂轮锯安瓿颈部）、消（再次消毒砂轮锯过的安瓿部位）、折（打开安瓿）	5		
	4. 再次检查并取出注射器	2		
	5. 抽吸药液，排尽空气后套安瓿置于注射盘内	3		
	6. 携用物至床旁，再次查对患者，向患者解释	3		
	7. 协助患者取舒适正确卧位	2		
	8. 注意保暖并保护患者隐私	3		
	9. 根据情况选择注射部位，垫好小枕	2		
	10. 在穿刺部位上方6～10cm处扎止血带，消毒皮肤以穿刺点为中心，直径＞5cm，消毒2次	5		
	11. 再次核对执行单及药物、排尽注射器空气	2		
	12. 以一手拇指绷紧静脉下端皮肤，使其固定。另一手持注射器，示指固定针栓，针头斜面向上，与皮肤成15°～30°自静脉上方或侧方刺入皮下，再沿静脉走向滑行刺入静脉，见回血，可再顺静脉进针少许	10		
	13. 松开止血带，嘱患者松拳，固定针头（如为头皮针，用胶布固定），缓慢推注药液	3		
	14. 注射后用无菌棉签轻压穿刺点的上方，快速拔针，按压片刻	5		
	15. 再次核对患者姓名及药名，关心患者并询问其感受	2		
	16. 洗手，在执行单上签名	3		
	17. 整理床单元，爱护体贴患者，观察患者主观反应，交代注意事项	5		
	18. 用物按消毒原则处理	3		
	19. 洗手，必要时在临时医嘱单上签字	2		

续表

项目	考核标准与评价要点	分值	得分	存在问题
质量评定 10分	1. 操作方法规范、熟练，动作轻巧、准确	3		
	2. 患者感觉舒适，痛感较小	3		
	3. 操作时间＜5min	4		
提问 5分		5		

5. 注意事项

（1）严格执行查对制度，遵守无菌操作制度。

（2）静脉注射对组织有强烈刺激性的药物，一定要在确认针头在静脉内后方可推注药液，以免药液外溢导致组织坏死。

五十三、CVC导管维护操作技术及考核标准

1. 目的

（1）保持导管通畅。

（2）保证导管固定安全。

（3）预防感染。

2. 适应证　中长期静脉输液安置CVC导管的患者。

3. 操作流程图（图3-53）

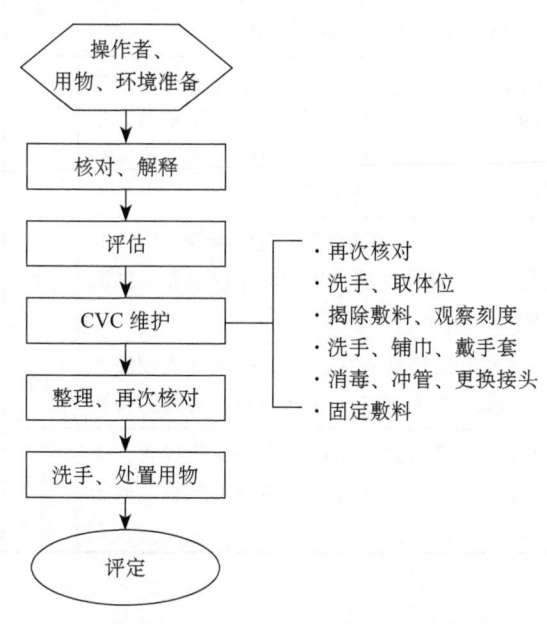

图3-53　CVC导管维护操作流程图

4. 考核标准及评分（表3-54）

表3-54　CVC操作考核标准

项目	考核标准与评价要点	分值	得分	存在问题
操作准备10分	1. 护士准备：仪表端庄，着装整洁，七步洗手法洗手，戴口罩	5		
	2. 用物准备：换药盘（换药碗、纱布、10ml注射器抽吸生理盐水10ml、10ml注射器、抽吸浓度为0～10U/ml的肝素盐水10ml、5ml注射器）生理盐水或预充式导管冲洗器、肝素盐水、治疗巾、透明敷贴、肝素帽或正压接头、棉签、符合标准的消毒液（葡萄糖酸氯己定）、胶布、弯盘、别针、手套	5		
评估要点10分	1. 查阅导管维护单，了解置管情况，核对医嘱，携用物至操作间，PDA扫描腕带核对患者信息，向患者解释取得合作	3		
	2. 询问患者身体状况，倾听主诉，了解穿刺处有无疼痛、肿胀等情况	3		
	3. 协助患者取平卧或半卧位，头偏向对侧，显露穿刺置管部位，评估患者置管处皮肤情况（皮肤有无红、肿、痛、渗血、渗液、胶布、敷贴有无移位），洗手	4		
操作要点65分	1. 备弯盘予床头柜，去除敷贴，再次观察穿刺点、局部皮肤情况及导管刻度，洗手，铺治疗巾	5		
	2. 取纱布、正压接头或肝素帽、生理盐水或预充式冲洗器、透明敷贴于治疗巾，戴无菌手套，以穿刺点为中心消毒局部皮肤及外露导管，至少两遍，消毒范围大于敷贴面积，每次消毒至少摩擦30s，待干	15		
	3. 取下肝素帽或正压接头，消毒螺纹口至少两遍，时间>15s，连接预充式导管冲洗器或生理盐水注射器，抽回血，观察回血情况，脉冲式冲管	15		
	4. 反折导管，安装肝素帽或正压接头，消毒肝素帽或正压接头至少一遍，时间>15s，正压封管，夹闭延长管	10		
	5. 调整导管刻度、导管位置，用透明敷料固定导管，无张力粘贴、无气泡，导管无打折，固定延长管、肝素帽或正压接头	5		

续表

项目	考核标准与评价要点	分值	得分	存在问题
	6. 取舒适体位，整理用物，洗手	5		
	7. 行健康指导	5		
	8. 整理用物，洗手，记录	5		
质量评定10分	1. 操作熟练，程序正确	3		
	2. 严格执行无菌操作，冲封管有效	3		
	3. 敷贴固定妥善，患者皮肤无紧绷	2		
	4. 关爱患者，与患者沟通有效	2		
提问5分		5		

5. 注意事项

（1）给药前后宜用生理盐水脉冲式冲管，如遇阻力或抽吸无回血，应进一步确定导管的通畅性，不应强行冲洗导管。

（2）输液完毕用导管容积加延长管容积 2 倍的生理盐水或肝素盐水正压封管。

（3）治疗间歇期间至少每周维护 2 次，纱布敷料应至少每 2 天更换 1 次；肝素帽或正压接头应至少每 7 天换 1 次，肝素帽或正压接头内有血液残留、完整性受损或取下后应立即更换；若穿刺部位发生渗液、渗血时应及时更换；穿刺部位的敷料发生松动、污染等完整性受损时应及时更换。

（4）输注药物前应通过抽回血确定导管在血管内。

（5）冲管和封管应使用 ≥ 10ml 注射器或一次性专用冲管装置。

（6）去除透明敷料黄金法则，两手配合、透明敷料与皮肤成 0°或 180°；粘贴透明敷料黄金法则，单手持膜"放、捏、抚"，不可用力压迫。

五十四、PICC 导管维护操作技术及考核标准

1. 目的　预防穿刺点感染，防止导管脱落，保持 PICC 导管通畅。

2. 适应证　长期静脉输液安置 PICC 导管的患者。

3.操作流程图（图3-54）

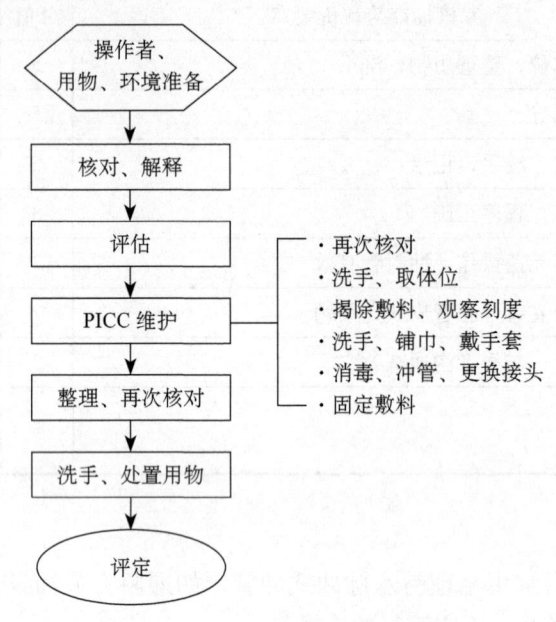

图3-54 PICC导管维护操作流程图

流程：操作者、用物、环境准备 → 核对、解释 → 评估 → PICC维护 → 整理、再次核对 → 洗手、处置用物 → 评定

PICC维护要点：
- 再次核对
- 洗手、取体位
- 揭除敷料、观察刻度
- 洗手、铺巾、戴手套
- 消毒、冲管、更换接头
- 固定敷料

4.考核标准及评分（表3-55）

表3-55 PICC导管维护操作考核标准

项目	考核标准与评价要点	分值	得分	存在问题
操作准备 10分	1.护士准备：仪表端庄，着装整洁，七步洗手法洗手，戴口罩	5		
	2.用物准备：2%葡萄糖氯己定乙醇溶液、无菌棉签、无菌纱布、治疗盘（抽吸肝素盐水的10ml注射器）、预充式导管冲洗器或抽吸生理盐水的10ml注射器、肝素帽或正压接头、透明敷贴、无菌手套2双、治疗巾、弯盘、锐器盒、洗手液	5		
评估要点 10分	1.环境整洁、安静、安全、光线充足，符合无菌操作原则	3		
	2.查阅导管维护单，了解置管情况，核对医嘱，携用物至操作间，PDA扫描腕带核对患者信息，向患者解释取得合作	3		
	3.询问患者身体状况，倾听主诉，了解穿刺处有无疼痛、肿胀等情况	4		
操作要点 65分	1.核对医嘱，查阅导管维护单	5		

续表

项目	考核标准与评价要点	分值	得分	存在问题
	2. PDA 核对患者信息，向患者解释取得合作	5		
	3. 了解置管侧肢体活动情况，协助患者取合适体位，显露穿刺置管部位	5		
	4. 评估导管穿刺处及周围皮肤情况，测量双上肢臂围	5		
	5. 洗手，放弯盘	2		
	6. 去除胶布、透明敷贴	2		
	7. 再次观察穿刺处、局部皮肤及导管刻度	2		
	8. 洗手，打开治疗盘，铺治疗巾	2		
	9. 准备预充式冲洗器、肝素帽或正压接头、纱布、透明敷贴（标明更换时间）、棉签、消毒液	5		
	10. 戴手套，以穿刺点为中心，由内向外消毒局部皮肤及外露导管至少 2 遍	5		
	11. 消毒范围直径应≥10cm 或消毒范围大于敷贴面积	2		
	12. 每次消毒至少摩擦 30s	3		
	13. 充分待干	2		
	14. 取下肝素帽或正压接头，摩擦消毒螺纹口，>15s	2		
	15. 抽回血，观察回血是否正常，脉冲式冲管	3		
	16. 安装并消毒正压接头	2		
	17. 肝素盐水正压封管	2		
	18. 调整导管位置（若导管刻度变化，导管进入体内需退出至原刻度）	2		
	19. 正确粘贴透明敷贴，妥善固定导管	2		
	20. 注明换药日期、时间	2		
	21. 协助患者取舒适体位	2		
	22. PDA 再次核对患者信息，行健康指导	1		
	23. 整理用物，按规范处理	1		
	24. 洗手，记录，签名	1		
质量评定 10 分	1. 关爱患者，护患沟通有效	5		
	2. 严格无菌操作，操作熟练，手法正确	5		
提问 5 分		5		

5. 注意事项

（1）PICC 的冲管和封管应使用≥10ml 空针或专用冲管装置。

（2）输液完毕应用至少导管容积加延长管容积 1.2 倍的生理盐水或肝素盐水正压封管。

（3）PICC 每周维护 1～2 次，透明敷贴至少每 7 天换 1 次，纱布敷料至少每 2 天换 1 次。

（4）肝素帽或无针接头应至少每 7 天更换 1 次，肝素帽或无针接头内有血液残留、完整性受损或取下后应立即更换。

（5）去除透明敷贴黄金法则，两手配合、透明敷贴于皮肤成 0°或 180°；粘贴透明敷贴黄金法则，单手持膜，"放、捏、抚"，不可用力压迫。

五十五、冰盐水洗胃止血操作技术及考核标准

1. 目的　利用冰盐水降低胃黏膜的温度及去甲肾上腺素强烈的缩血管作用，使胃黏膜血管收缩，血流量减少，以达到止血目的。

2. 适应证　黏膜糜烂渗血、肿瘤破溃出血等。

3. 禁忌证　急性炎症、严重的呼吸功能不全等。

4. 操作流程图（图 3-55）

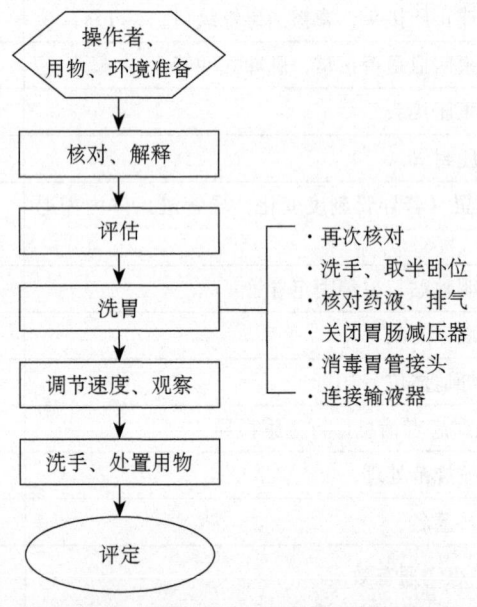

图 3-55　冰盐水洗胃止血操作流程图

5. 考核标准及评分（表3-56）

表3-56 冰盐水洗胃止血操作考核标准

项目	考核标准与评价要点	分值	得分	存在问题
操作准备 10分	1. 护士准备：仪表端庄，着装整洁，洗手，戴口罩	5		
	2. 用物准备：皮肤消毒液、输液器或50ml注射器、洗胃溶液、胶布、洗手液、执行单（PDA）	5		
评估要点 10分	1. 评估患者：病情、合作程度	5		
	2. 评估胃管：通畅与否、固定情况及胃液颜色、性状、量等	5		
操作要点 65分	1. 携用物至床旁、扫描PDA查对患者腕带信息	5		
	2. 解释洗胃目的，取得合作	5		
	3. 协助取半卧位	8		
	4. 洗手，戴口罩	5		
	5. 查对洗胃溶液信息，检查洗胃溶液包装、颜色、性状等	7		
	6. 消毒瓶口及胃管连接处橡胶软管	5		
	7. 检查一次性输液器或50ml注射器包装、有效期等，取出输液器或50ml注射器插入洗胃溶液瓶塞	5		
	8. 再次扫描PDA查对患者信息	5		
	9. 输注法，将洗胃溶液挂于输液架、排气后直接连接于胃管末端橡胶软管处，关闭胃肠减压，胶布固定稳妥，调节输入速度。注射法，用50ml注射器抽吸洗胃溶液经胃管缓慢注入胃内，嘱患者左右翻身，使冰盐水与胃黏膜均匀接触	10		
	10. 再次查对患者信息	5		
	11. 洗手，扫描PDA签名，记录，用物分类处理	5		
质量评定 10分	1. 关爱患者，护患沟通有效	5		
	2. 操作熟练，对患者病情熟悉，特殊情况处理及时	5		
提问 5分		5		

6. 注意事项

（1）取半卧位防止误吸。

（2）洗胃溶液为 $-4 \sim -2$℃度生理盐水100ml+去甲肾上腺素8mg，注入后嘱患者左右翻身。

(3) 操作时应关闭胃肠减压。

(4) 此药不能长期使用，以免造成胃肠道缺血、黏膜糜烂而加重出血。

五十六、肠内营养输注操作技术及考核标准

1. 目的　经胃肠道提供代谢需要的营养物质及其他各种营养素。

2. 适应证　无法经口进食、严重营养不良安置空肠营养管或胃造瘘管的患者。

3. 操作流程图（图 3-56）

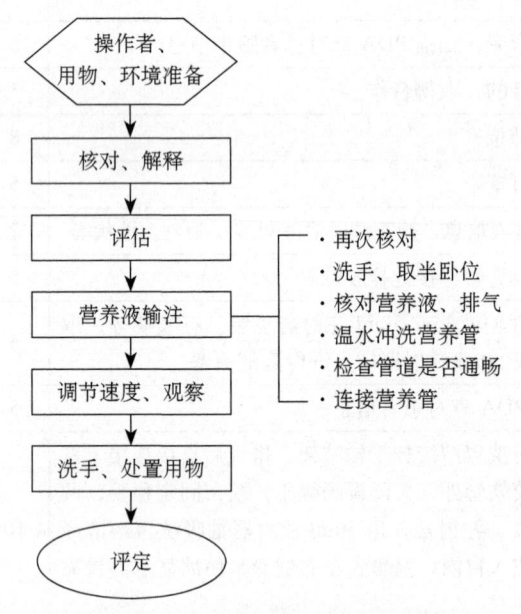

```
    ┌─────────────┐
    │ 操作者、     │
    │ 用物、环境准备│
    └──────┬──────┘
           ↓
    ┌─────────────┐
    │  核对、解释  │
    └──────┬──────┘
           ↓
    ┌─────────────┐           ·再次核对
    │    评估     │           ·洗手、取半卧位
    └──────┬──────┘           ·核对营养液、排气
           ↓                  ·温水冲洗营养管
    ┌─────────────┐           ·检查管道是否通畅
    │ 营养液输注  │ ────────  ·连接营养管
    └──────┬──────┘
           ↓
    ┌─────────────┐
    │ 调节速度、观察│
    └──────┬──────┘
           ↓
    ┌─────────────┐
    │ 洗手、处置用物│
    └──────┬──────┘
           ↓
    ┌─────────────┐
    │    评定     │
    └─────────────┘
```

图 3-56　肠内营养输注操作流程图

4. 考核标准及评分（表 3-57）

表 3-57　肠内营养输注操作考核标准

项目	考核标准与评价要点	分值	得分	存在问题
操作准备 15 分	1. 护士准备：仪表端庄，着装整洁，洗手，戴口罩	5		
	2. 用物准备：手消毒液、医嘱执行单（PDA）、专用输注管（输液器）、治疗巾、20ml 及 50ml 注射器、纱布、温开水	5		

续表

项目	考核标准与评价要点	分值	得分	存在问题
	3. 遵医嘱配制肠内营养液，检查营养液的有效期；按医嘱在营养液中加入电解质等药物。保存在冰箱内的营养液必须在输注前1h取出恢复至常温，向肠内营养液中加药，必须现加现输	5		
评估要点 10分	1. PDA核对医嘱，营养液名称、浓度、需要添加的药物及输注时间、要求	5		
	2. 评估患者病情，胃肠道功能情况等	5		
操作要点 55分	1. 携用物至患者床旁，（PDA扫描腕带）再次核对，至少使用两种身份识别方法	5		
	2. 解释目的、方法和注意事项，指导患者配合	5		
	3. 根据病情协助患者取适宜体位	5		
	4. 输注前先询问患者有无腹胀等不适	5		
	5. 评估营养管的长度、是否通畅，听诊（抽吸）营养管的位置（胃内残留）	10		
	6. 洗手，铺治疗巾，再次核对，悬挂已经连接好的营养液并排气，与营养管相连，按医嘱调节量和速度	5		
	7. 观察营养液流速情况，观察患者有无不良反应	5		
	8. 再次（PDA扫描腕带）核对医嘱，整理用物	5		
	9. 巡视、观察和记录患者不良反应	5		
	10. 洗手，记录营养液的名称、剂量和浓度	5		
质量评定 15分	1. 关爱患者，护患沟通有效	7		
	2. 操作熟练，对患者病情熟悉，特殊情况处理及时	8		
提问 5分		5		

5. 注意事项

（1）营养液温度适宜，控制在38～40℃。

（2）输注时注意速度控制，25滴/分开始为宜，逐渐加快，最快可达125ml/h。

（3）配制营养液时营养粉由少到多，由稀到稠浓。

（4）营养液需现配现用，配制时保持清洁。

（5）营养液输注时患者取低半卧位，防止反流。

（6）输注期间注意观察是否发生并发症，如误吸、腹泻、腹胀、胃潴留、管道堵塞、倾倒综合征等。

(7) 每日更换输注管道，输注前后冲管，持续输注时，间隔 4h 冲管一次。

(8) 避免与输液管道挂在同一输液架上。

(9) 营养液应有专用"肠内营养"标识。

五十七、高渗盐水洗胃操作技术及考核标准

1. 目的　减轻胃黏膜水肿，促进胃肠道蠕动。
2. 适应证　幽门梗阻及胃瘫患者。
3. 禁忌证　消化道出血者；血钠高的患者。
4. 操作流程图（图3-57）

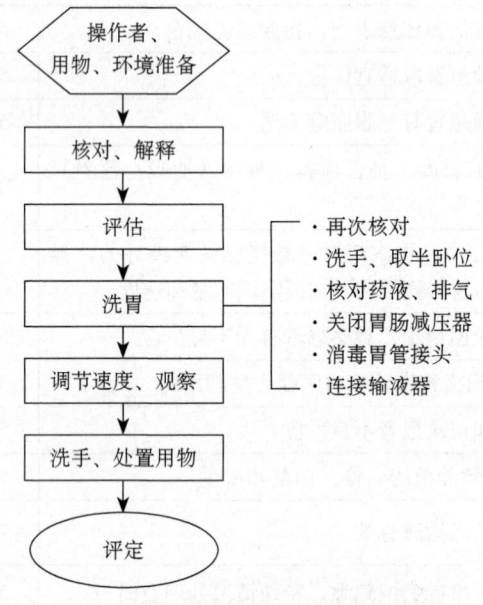

图 3-57　高渗盐水洗胃操作流程图

5. 考核标准及评分（表3-58）

表 3-58　高渗盐水洗胃操作考核标准

项目	考核标准与评价要点	分值	得分	存在问题
操作准备 10分	1. 护士准备：仪表端庄，着装整洁，洗手	5		
	2. 用物准备：皮肤消毒液、输液器（双插）、洗胃溶液、胶布、洗手液	5		
评估要点 15分	1. 评估患者病情、合作程度	5		
	2. 评估胃管通畅与否、固定情况及胃液颜色、性状、量等	10		

续表

项目	考核标准与评价要点	分值	得分	存在问题
操作要点 60 分	1. 携用物至床旁、扫描 PDA 查对患者腕带信息	5		
	2. 解释洗胃目的，取得合作	5		
	3. 协助患者取半卧位	8		
	4. 洗手，戴口罩	5		
	5. 查对洗胃溶液信息，检查洗胃溶液包装、颜色、性状等	7		
	6. 消毒瓶口及胃管连接处橡胶软管	5		
	7. 检查一次性输液器包装、有效期等，取出输液器插入洗胃溶液瓶塞	5		
	8. 再次查对患者信息	5		
	9. 将洗胃溶液挂于输液架，排气后直接连接于胃管末端橡胶软管处，关闭胃肠减压，胶布固定稳妥，调节输入速度	5		
	10. 再次查对患者信息	5		
	11. 洗手，签名，记录，用物分类处理	5		
质量评定 10 分	1. 关爱患者，护患沟通有效	5		
	2. 操作熟练，对患者病情熟悉，特殊情况处理及时	5		
提问 5 分		5		

6. 注意事项

（1）取半卧位防止误吸。

（2）洗胃溶液为 3% 氯化钠 250～500ml。

（3）操作时应关闭胃肠减压。

五十八、静脉留置针输液操作技术及考核标准

1. 目的

（1）减少反复穿刺，保护血管。

（2）便于活动，留置针导管柔软，可以轻微活动。

（3）急危重症患者，便于抢救和用药。

（4）补充体内所需水分、电解质、营养物质。

（5）输入药物治疗疾病。

2. 适应证

（1）需要静脉补液，补液总时间 < 7d、每天 < 4h 的患者。

(2) 病情危急需要立即用药的患者。

3. 操作流程图（图 3-58）

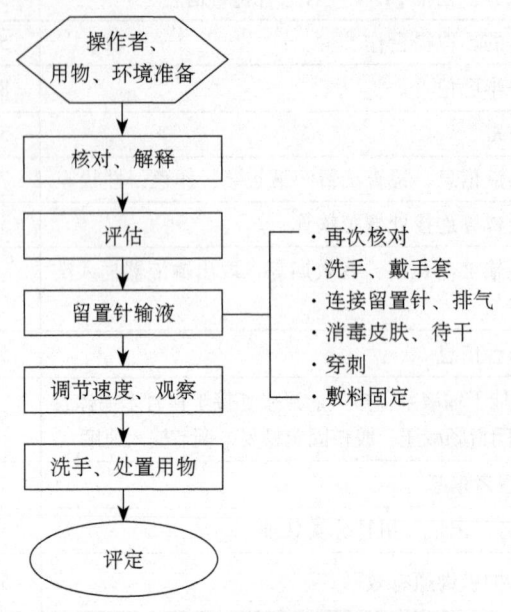

```
操作者、用物、环境准备
        ↓
    核对、解释
        ↓
      评估
        ↓
   留置针输液 ─── · 再次核对
        ↓         · 洗手、戴手套
  调节速度、观察    · 连接留置针、排气
        ↓         · 消毒皮肤、待干
  洗手、处置用物    · 穿刺
        ↓         · 敷料固定
      评定
```

图 3-58　静脉留置针输液操作流程图

4. 考核标准及评分（表 3-59）

表 3-59　静脉留置针输液操作考核标准

项目	考核标准与评价要点	分值	得分	存在问题
操作准备 10分	1. 护士准备：仪表端庄，着装整洁，洗手	5		
	2. 用物准备：按医嘱准备药物、胶贴、静脉留置针、无菌透明敷贴、治疗盘、输液器、弯盘、治疗巾、无菌盘、棉签、消毒液、止血带、小垫枕、速干（免洗）手消毒剂、医嘱单、医嘱执行单（PDA）、医疗垃圾桶、可回收污物桶、锐器盒	5		
评估要点 15分	1. 环境整洁、安静、安全、光线充足，符合无菌操作原则	5		
	2. 检查所备药品及物品名称，有效期，包装是否完整，有无变质、异味、潮解、沉淀、浑浊等	5		
	3. 评估患者病情、年龄、心肺功能，了解输液目的、药物性状、剂量、医嘱要求、过敏史、用药史、出入液量；静脉状况、穿刺部位皮肤完整性；患者心理状态及对留置针输液的认识及合作程度等	5		

续表

项目	考核标准与评价要点	分值	得分	存在问题
操作要点60分	1. 核对确认医嘱：床号、姓名、药名、剂量、浓度、给药方法、时间、医嘱时间、处方者姓名	2		
	2. 将瓶签贴于输液瓶（袋）上，正确配制药液	2		
	3. 携用物到床旁，两种及以上方法核对患者床号、姓名、住院号	2		
	4. 核对药名、浓度、剂量、用法、时间	2		
	5. 自我介绍（职务、姓名）；解释操作目的、程序；如何配合；询问大小便	2		
	6. 消毒瓶塞，插入输液器，关闭调节器，输液器放置于包装袋内，准备留置针、无菌透明敷贴及胶贴	5		
	7. 协助患者取适当体位，显露输液部位	2		
	8. 铺治疗巾，小垫枕，选择合适静脉，松止血带	2		
	9. 洗手	2		
	10. 常规消毒皮肤，稍用力由内向外环形消毒，直径≥8cm，自然干燥（或等待约30s）	5		
	11. 再次核对姓名、床号、住院号、药名、浓度、剂量、用法、时间	2		
	12. 在穿刺点上方约10cm处扎止血带，活结尾端向上	2		
	13. 再次消毒皮肤，稍用力由内向外环形消毒，直径≥8cm，自然干燥（或等待约30s）	3		
	14. 将输液瓶挂于输液架上，排尽空气	2		
	15. 取留置针，连接输液器，左右转动针芯，再次排气	2		
	16. 绷紧穿刺部位皮肤，以15°~30°穿刺，见回血后降低角度再进0.2cm，固定导管座，退针芯约0.2cm，再将导管送入血管，拔出针芯	5		
	17. 一手固定针柄，另一手松开止血带，打开调节器	2		
	18. 无菌透明敷贴以穿刺点为中心无张力固定（平整、无气泡、覆盖白色隔离塞），胶布固定延长管成U形（固定肝素帽三叉处及输液连接处，勿贴于无菌透明敷贴上，肝素帽高于导管尖端，与血管平行，勿压在穿刺上方血管），将注明置管日期、时间、操作者姓名的小胶贴贴在穿刺点远端（勿贴于透明敷贴上）	5		
	19. 再次核对姓名、床号、住院号、药名、浓度、剂量、用法、时间	2		

续表

项目	考核标准与评价要点	分值	得分	存在问题
	20. 根据患者的年龄、病情、药物性质或医嘱调节滴速	2		
	21. 协助置舒适位置，整理床单元	2		
	22. 告知注意事项：勿随意调节滴速开关，避免液体滴入过快过慢，避免穿刺部位肢体过度活动，避免输液管道受压、扭曲、牵拉。如感觉心慌不适、发现点滴不畅、局部红肿、疼痛、出汗、皮肤瘙痒、红疹等应及时告知，呼叫器放于患者可及处	2		
	23. 操作过程中注意观察患者反应，适时安抚情绪	1		
	24. 清理用物，按规范处理	1		
	25. 洗手，记录输液时间，签全名	1		
质量评定 10分	1. 关爱患者，护患沟通有效	5		
	2. 操作者综合评价（逻辑性、熟练程度）	5		
提问 5分		5		

5. 注意事项

（1）严格执行无菌技术操作。

（2）长期输液者24h更换输液器，72～96h更换留置针。

（3）注意药物的配伍禁忌。

（4）定时巡视观察输液及穿刺局部情况，做好静脉留置针输液的维护。

（5）合理使用和保护静脉，宜选择上肢静脉及健侧肢体，在满足治疗前提下选择最短最小型号留置针。

（6）止血带松紧适宜，压迫时间不超过2min。

五十九、植入式静脉输液港维护操作技术及考核标准

1. 目的　保证输液港导管通畅，预防感染。

2. 适应证　安置植入式输液港的患者。

第3章 胃癌患者常用护理操作技术护理常规及操作考核标准

3.操作流程图（图3-59）

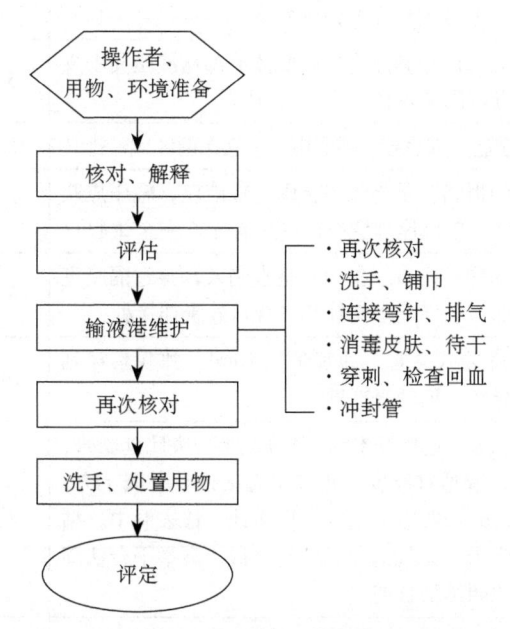

```
操作者、用物、环境准备
        ↓
    核对、解释
        ↓
      评估 —————— ·再次核对
        ↓          ·洗手、铺巾
   输液港维护 ————— ·连接弯针、排气
        ↓          ·消毒皮肤、待干
     再次核对 ————— ·穿刺、检查回血
        ↓          ·冲封管
   洗手、处置用物
        ↓
       评定
```

图 3-59 植入式静脉输液港维护操作流程图

4.考核标准及评分（表3-60）

表3-60 植入式静脉输液港维护操作考核标准

项目	考核标准与评价要点	分值	得分	存在问题
操作准备 10分	1.护士准备：仪表端庄，着装整洁，洗手，戴口罩	3		
	2.用物准备：治疗盘、治疗巾、20ml注射器、10ml注射器、洞巾、纱布、手套2双、无损伤针、肝素帽或正压无针接头、10cm×12cm透明敷料、氯己定溶液、棉签、100U/ml肝素盐水、生理盐水、胶布、弯盘	7		
评估要点 15分	1.全面了解输液港植入信息，查对医嘱；核对患者信息，解释操作目的并取得合作	5		
	2.了解患者带管期间有无胸痛、心悸等不适，倾听主诉，保护隐私，注意保暖，显露穿刺部位	5		
	3.评估输液座周围有无红肿、疼痛、发热等；轻触输液座判断有无翻转、移位	5		
操作要点 60分	1.铺治疗盘，投递无损伤针、10ml及20ml注射器、肝素帽、敷贴，使用注射器抽吸生理盐水及肝素盐水	5		
	2.携物至床旁，核对评估，取适宜体位	2		

续表

项目	考核标准与评价要点	分值	得分	存在问题
	3.洗手，备弯盘，以穿刺点为中心摩擦消毒输液座周围皮肤3遍，消毒范围应直径≥20cm，待干	5		
	4.洗手，开治疗盘，戴手套，铺洞巾，建立无菌区域，排气	5		
	5.用非主力手的拇指、示指和中指固定输液座，轻压皮肤使其凸起（注：输液座埋置较深的患者无法完全拱起）	5		
	6.主力手持无损伤针，自三指中心垂直刺入，穿过隔膜直达储液槽底部，确保无损伤针开口背对导管连接处	8		
	7.抽回血，行脉冲式冲管，冲管量>10ml，并观察穿刺点局部有无异常，询问患者感受	10		
	8.输液治疗期患者：连接肝素帽，正压封管，夹闭延长管，移去注射器，取适宜厚度纱布垫于无损伤针针翼下方，用10cm×12cm透明敷料固定无损伤针，移去洞巾，粘贴透明贴无张力、无气泡、导管无打折，高举平台法固定延长管，注明维护日期	8		
	9.输液治疗间歇期患者：无须连接肝素帽，行正压封管，用非主力手的拇指、示指和中指固定输液座，垂直拔出无损伤针，检查拔除的针头是否完整，无菌纱布按压穿刺点5min，以无菌敷贴覆盖穿刺点，密闭至少24h	7		
	10.脱手套，取舒适体位，行健康指导；整理用物，洗手，记录	5		
质量评定10分	1.操作熟练，手法正确	3		
	2.严格无菌操作	4		
	3.关爱患者，与患者有效沟通	3		
提问5分		5		

5.注意事项

（1）应注意观察切口是否有肿胀、感染、血肿、浆液囊肿，以及器材的扭转或损伤。

（2）植入伤口第3～5天换药一次。一般情况10d伤口可愈合，特殊情况除外。

（3）若输液港座局部皮肤有红、肿、热、痛等反应，应及时分析原因，采取处理措施。

(4) 根据港体高度选择型号合适的无损伤针（幼儿型、儿童型、成人型）。穿刺时动作要轻柔，感觉有阻力时不可强行进针，以免针尖与输液座底部摩擦，形成倒钩。

(5) 如需输液，透明的半透膜敷料应每 5～7 天更换一次。无损伤针至少每周更换一次。

六十、胃肠减压操作技术及考核标准

1. 目的

(1) 吸出胃肠道内积气、积液，减轻胃肠道内压力。
(2) 减轻腹部及消化道手术后胃肠胀气，促进胃肠蠕动恢复。
(3) 用于胃肠穿孔患者，减少胃肠道内容物漏入腹腔。
(4) 通过对胃肠减压吸出物的判断，观察病情变化，协助诊断。

2. 适应证

(1) 胃肠术后。
(2) 肠梗阻。
(3) 胃肠道出血、穿孔。
(4) 急性胰腺炎。

3. 操作流程图（图 3-60）

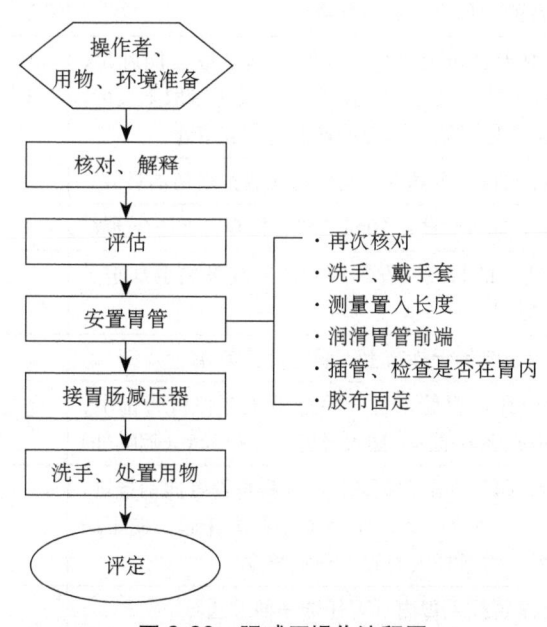

图 3-60 肠减压操作流程图

4. 考核标准及评分（表3-61）

表3-61　胃肠减压操作考核标准

项目	考核标准与评价要点	分值	得分	存在问题
操作准备10分	1. 护士准备：仪表端庄，着装整洁，洗手，戴口罩	3		
	2. 用物准备：治疗盘（治疗碗、镊子、止血钳、压舌板、纱布、胃管、50ml注射器、液状石蜡、治疗巾）、一次性负压引流器、棉签、胶布、手套、听诊器、弯盘、少量温开水、别针、胃管标识、速干（免洗）手消毒剂、医嘱执行单（或PDA）、医疗垃圾桶、可回收污物桶。必要时准备漱口或口腔护理用物及松节油	7		
评估要点10分	1. 病室整洁明亮，宽敞舒适、安全	3		
	2. 评估患者年龄、性别、情绪；了解诊断、病情、治疗；患者心理状态、合作程度；患者鼻黏膜有无肿胀、炎症、鼻息肉、鼻中隔偏曲等，有无活动性义齿	7		
操作要点65分	1. 核对确认医嘱：患者床号、姓名、医嘱时间、处方者姓名	2		
	2. 携用物到床旁，两种以上方法核对患者姓名、床号、住院号	2		
	3. 解释操作目的、程序，如何配合	2		
	4. 协助患者取半坐位或坐位（无法坐起者取右侧卧位，昏迷患者取去枕平卧位，头向后仰），有义齿者取下义齿，将治疗巾围于患者颌下，弯盘置于便于取用处	2		
	5. 检查并选择通畅一侧鼻腔，用棉签蘸温开水清洁鼻腔	2		
	6. 打开治疗盘，向胃管注入10ml空气，检查胃管是否通畅	3		
	7. 测量胃管插入的长度（发际线到剑突或鼻尖至耳垂至剑突），并标记	2		
	8. 将少许液状石蜡倒于纱布上，润滑胃管前端	2		
	9. 一手持纱布托住胃管，另一手持镊子夹住胃管前端，沿选定侧鼻孔轻轻插入，插入胃管10～15cm（咽喉部）	5		
	10. 清醒患者，嘱患者做吞咽动作，顺势将胃管向前推进，至预定长度。昏迷患者，左手将患者头托起，使下颌靠近胸骨柄，缓缓插入胃管至预定长度	4		
	11. 确认胃管是否插入胃内（可任选一种方法） （1）胃管末端连接注射器抽吸，能抽出胃液	10		

续表

项目	考核标准与评价要点	分值	得分	存在问题
	（2）置听诊器于患者胃部，快速经胃管向胃内注入10ml空气，听到气过水声 （3）将胃管末端置于盛水的治疗碗中，无气泡逸出			
	12. 夹闭胃管，将胃管用胶布在鼻翼及颊部分别固定	2		
	13. 关闭负压引流器接头开关，打开排气口，将弹簧下压充分排气后关闭排气口，使其处于负压状态	2		
	14. 将负压引流器接头与胃管末端相连，再打开开关，将负压引流器妥善固定于床头	2		
	15. 操作过程中注意观察患者反应，适时安抚情绪	2		
	16. 撤去治疗巾，协助患者取舒适卧位，整理床单元	2		
	17. 携用物到床旁，两种以上方法核对患者姓名、床号、住院号	2		
	18. 解释拔管原因，如何配合	2		
	19. 置弯盘于患者颌下，夹紧胃管末端，轻轻揭去固定的胶布	2		
	20. 用纱布包裹近鼻孔处的胃管，嘱患者深呼吸，在患者呼气时拔管，边拔边用纱布擦胃管，到咽喉处快速拔出	5		
	21. 将胃管放入弯盘，移出患者视线	2		
	22. 清洁患者口鼻、面部，擦去胶布痕迹，协助患者漱口，撤去治疗巾，协助患者取舒适卧位，整理床单元	2		
	23. 清理用物，按规范处理	2		
	24. 洗手，记录插管时间、胃内容物颜色、性状、量等，签全名	2		
质量评定 10分	1. 关爱患者，护患沟通有效	5		
	2. 操作者综合评价（逻辑性、熟练程度）	5		
提问 5分		5		

5. 注意事项

（1）插管前有效沟通，取得患者配合。

（2）插管时动作应轻柔，避免损伤食管黏膜，尤其是通过食管3个狭窄部位（环状软骨水平处、平气管分叉处、食管通过膈肌处）时。

（3）插入胃管至 10～15cm（咽喉部）时，若清醒患者，嘱其做吞咽动作；昏迷患者，将其头部托起，使下颌靠近胸骨柄，以利插管。

（4）插入胃管过程中如果患者出现呛咳、呼吸困难、发绀等，表明胃管误入气管，应立即拔出胃管。

六十一、吸痰护理操作技术及考核标准

1. 目的　主要是保持呼吸道通畅，清除呼吸道内的分泌物，改善肺部功能，同时还能预防相应的并发症，减轻及减少吸入性肺炎的发生，缓解病患的气喘及胸闷等症状。避免病患因为气道的分泌物过多而出现窒息的可能。

2. 适应证　吸痰是利用机械吸引法，经过口鼻或人工气道将呼吸道分泌物及误吸的呕吐物吸出，以保持呼吸道通畅的治疗手段。同时也是机械通气患者最常用、最有效的维持呼吸道通畅的方法。临床上主要用于危重、年老体弱、昏迷及麻醉未清醒前等各种原因引起的不能有效咳嗽、排痰者。

3. 操作流程（图 3-61）

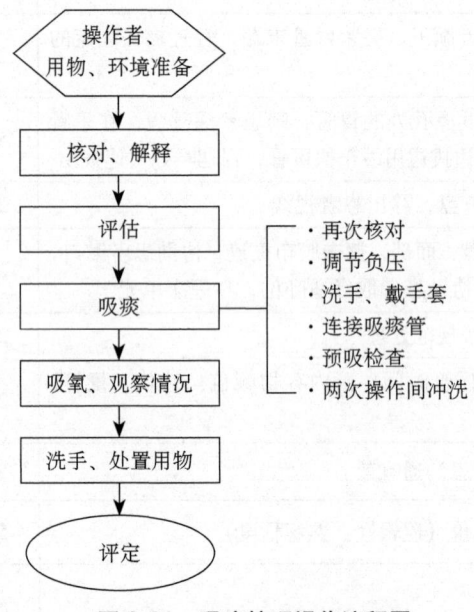

图 3-61　吸痰护理操作流程图

4. 考核标准及评分（表 3-62）

表 3-62　吸痰护理操作考核标准

项目	考核标准与评价要点	分值	得分	存在问题
操作准备 10 分	1. 护士准备：着装整洁，洗手，戴口罩	5		
	2. 用物准备：负压吸引装置、密闭式吸痰管 1 套、无菌生理盐水 1 瓶、治疗巾、治疗碗、听诊器、快速手消毒剂、PDA	5		
评估要点 10 分	1. 环境安静整洁、宽敞明亮、室温适宜	2		
	2. 核对医嘱，查阅病历，评估患者病情及生命体征	3		
	3. 检查所备物品名称，有效期，包装是否完整	5		
操作要点 60 分	1. 携用物至床旁，核对患者信息	3		
	2. 解释操作目的并取得合作	2		
	3. 评估患者生命体征、血氧饱和度、听诊双肺呼吸音及上呼吸道内有无痰鸣音	5		
	4. 检查中心负压装置，调节负压值	5		
	5. 打开吸痰管保护帽，连接负压管，预冲吸痰管（开启负压，打开冲洗液，检查通畅性，检查完毕，关闭冲洗液，关闭负压）	5		
	6. 送入吸痰管，插入深度以导管至不能插入或患者出现呛咳反应后再后退 1cm 左右	5		
	7. 吸痰：左手持续按住负压阀，右手缓慢边旋转边上提吸痰管，在痰多的地方稍作停留，每次吸痰时间不超过 15s。如痰未吸尽，可间隔 3～5s 再吸。过程中严密关注患者的生命体征及痰液性状	5		
	8. 再次冲洗吸痰管	3		
	9. 断开负压与吸痰管，将负压管固定于床旁	2		
	10. 评价吸痰效果，观察患者吸痰后反应，听诊双肺呼吸音、血氧饱和度等	5		
	11. 整理床单元	5		
	12. 再次核对，PDA 执行确认	5		
	13. 协助患者取安全、舒适体位	5		
	14. 处置用物、洗手并记录	5		
质量评定 15 分	1. 关爱患者，护患沟通有效，不能交谈可举手示意	5		
	2. 健康宣教全面	5		
	3. 操作者综合评价：操作熟练，严格无菌操作	5		
提问 5 分		5		

5. 注意事项

（1）每日更换密闭式吸痰管及冲洗液，在冲洗液瓶和吸痰盘上贴上标签，标明密闭式吸痰冲洗液和更换时间，在连接吸痰管时一定要注意无菌操作，避免污染吸痰管内侧。

（2）冲洗吸痰时注意顺序，冲洗前先持续按住负压控制阀关闭负压，吸痰时打开负压进行抽吸。

（3）必要时予以雾化治疗，翻身拍背，使下呼吸道痰液松动。

六十二、置尿管操作技术及考核标准

1. 目的

（1）解除尿潴留，做尿液检测。

（2）盆腔手术患者减压，以免伤及脏器。

2. 适应证

（1）各种原因所致患者急性排尿困难时都要留置尿管。

（2）各种手术＞1h 均需安置尿管。

（3）抢救危重患者时。

3. 操作流程（图 3-62）

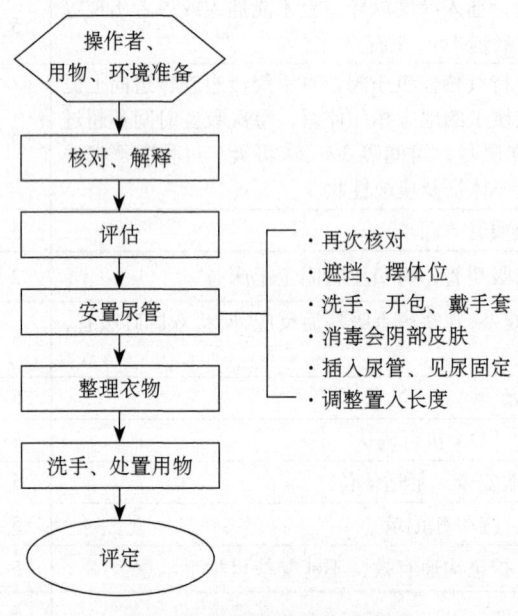

图 3-62　置尿管操作流程图

4. 考核标准及评分（表 3-63）

表 3-63　置尿管操作考核标准

项目	考核标准与评价要点	分值	得分	存在问题
操作准备 10 分	1. 护士准备：着装整洁，洗手，戴口罩	5		
	2. 用物准备：导尿包、黄色垃圾袋、治疗车、洗手液、执行单（PDA）	5		
评估要点 10	1. 环境安静整洁、宽敞明亮、室温适宜	2		
	2. 核对医嘱，查阅病历，评估患者病情及生命体征	3		
	3. 检查所备物品名称，有效期，包装是否完整	5		
操作要点 60 分	1. 携用物至床旁，核对患者信息	5		
	2. 解释操作目的并取得合作，确认耐受力及心理反应或协助重症患者清理会阴部	5		
	3. 评估膀胱充盈度、会阴部皮肤、黏膜情况	3		
	4. 拉上围帘，保护隐私，脱去一侧裤腿，盖另一侧腿部，两腿略向外展，充分显露会阴部，对侧腿部用棉被或毛毯遮盖，注意保暖	2		
	5. 洗手，打开导尿包，臀下铺治疗巾，戴无菌手套，消毒（外阴、阴囊、阴茎），左手用无菌纱布裹住阴茎，将包皮向后退至尿道口，向外旋转消毒阴茎头、包皮及冠状沟，一个棉球限用 1 次	5		
	6. 脱手套，洗手	5		
	7. 再次打开里层包，戴无菌手套，铺洞巾，再次消毒	5		
	8. 注入生理盐水看尿管是否漏，润滑尿管，用持物钳夹住尿管插入尿道口 20～22cm，见尿液流出再插入 7～10cm，打水囊固定尿管，轻拉尿管证实已固定	5		
	9. 撤洞巾，妥善固定尿袋，贴尿管标识及置入时间	5		
	10. 取舒适体位，健康宣教	5		
	11. 再次核对，PDA 执行确认	5		
	12. 用物分类处理，洗手	5		
	13. 记录尿液的颜色、性状、量等	5		
质量评定 15 分	1. 关爱患者，护患沟通有效	5		
	2. 健康宣教全面	5		
	3. 操作者综合评价：操作熟练，严格无菌操作	5		
提问 5 分		5		

5.注意事项

(1) 严格无菌操作，防止尿路感染。

(2) 整个动作要轻柔，以免损伤尿道黏膜。

(3) 对膀胱过度膨胀的患者，首次导尿，放尿不超过 1000ml，避免血尿。

(4) 留置尿管期间，应经常观察管道情况。

六十三、更换胸腔闭式引流管操作技术及考核标准

1.目的

(1) 观察及记录引流液的颜色、性状、量及气体逸出情况。

(2) 维持有效引流，防止逆行感染。

2.适应证　更换胸腔闭式引流管是治疗脓胸、外伤性血胸、气胸、自发性气胸的有效方法。

3.操作流程（图 3-63）

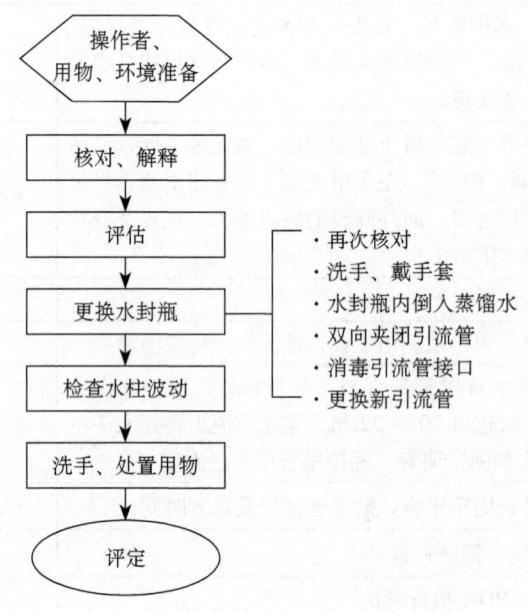

图 3-63　更换胸腔闭式引流管操作流程图

4. 考核标准及评分（表 3-64）

表 3-64　更换胸腔闭式引流管操作考核标准

项目	考核标准与评价要点	分值	得分	存在问题
操作准备 10 分	1. 护士准备：着装整洁，洗手，戴口罩	5		
	2. 用物准备：一次性使用胸腔引流装置（在水封瓶内加入灭菌纯化水或无菌生理盐水，达到说明书指定位置）、胸腔引流管标识、PE 手套、无菌治疗巾、纱布、棉签、安尔碘、止血钳 2 把、快速手消毒剂、PDA	5		
评估要点 15 分	1. 检查所备物品名称、有效期、包装是否完整	5		
	2. 环境安静整洁、宽敞明亮、室温适宜	5		
	3. 核对医嘱，查阅病历，评估患者病情及生命体征	5		
操作要点 60 分	1. 携用物至床旁，核对患者信息	2		
	2. 解释操作目的并取得合作，确认咳嗽及配合程度	2		
	3. 拉上围帘，保护隐私，患者取半卧位	2		
	4. 评估伤口敷料及周围皮肤情况	2		
	5. 评估引流装置的固定情况、密闭性和通畅性	2		
	6. 观察引流液的颜色、性状、量，水柱波动及气体逸出情况	5		
	7. 关闭外部吸引装置，分离吸引装置与引流装置（如有）	5		
	8. 洗手，铺无菌治疗巾于引流管和连接管下方	2		
	9. 双向夹闭引流管	2		
	10. 洗手，戴 PE 手套，消毒引流管与连接管口并用纱布分离	5		
	11. 洗手，消毒引流管口，戴乳胶手套，连接新的引流装置并检查是否连接妥当	5		
	12. 松止血钳，恢复引流，妥善固定及放置	2		
	13. 检查引流装置密闭性	5		
	14. 粘贴标识，标记更换日期、时间及责任人	5		
	15. 连接外部吸引装置与引流装置，恢复吸引至指定水平（如有）	5		
	16. 取舒适体位，健康宣教	5		
	17. 再次核对，PDA 执行确认	3		
	18. 用物分类处理，洗手	2		
	19. 记录引流液的颜色、性状、量等	5		

续表

项目	考核标准与评价要点	分值	得分	存在问题
质量评定 10分	1. 关爱患者，护患沟通有效	2		
	2. 健康宣教全面	3		
	3. 操作者综合评价：操作熟练，严格无菌操作	5		
提问 5分		5		

5. 注意事项

（1）保持引流管通畅，观察引流液及水封瓶内水柱波动情况。

（2）避免胸引管扭曲、打折、脱落。

（3）严格无菌操作，防止逆行感染。

（4）应每日检查置管部位有无渗血、渗液、皮肤过敏及伤口敷料有无松脱、污染等。

（5）应根据病情需要，鼓励患者咳嗽、深呼吸、变换体位和早期活动。

（6）保持引流瓶直立，放置低于患者胸壁引流口平面60～100cm，移动引流瓶高于胸壁引流口时应夹闭引流管。

（7）一侧全肺切除术后患者观察气管是否居中，遵医嘱全夹闭或半夹闭胸腔引流管，定时开放引流，气胸患者减少夹管时间。

（8）引流瓶根据产品说明书更换时间进行更换。

六十四、引流管护理操作技术及考核标准

1. 目的

（1）观察及记录引流液的颜色、性状、量。

（2）维持有效引流，防止逆行感染。

2. 适应证

（1）防止术后引流管感染。

（2）有效观察术后并发症，如出血、吻合口瘘等。

3. 操作流程（图3-64）

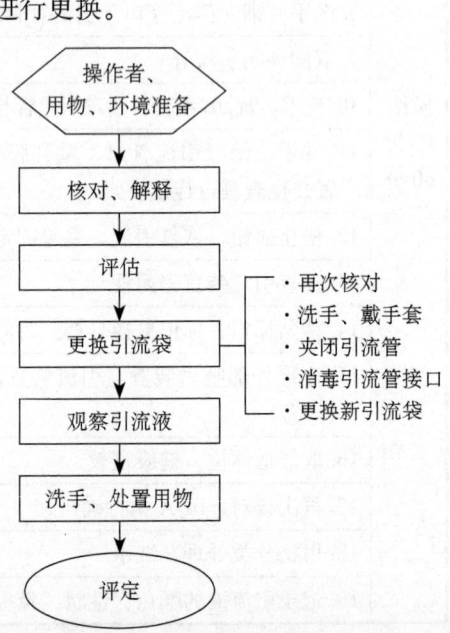

图3-64 引流管护理操作流程图

4. 考核标准及评分（表3-65）

表3-65 引流管护理操作考核标准

项目	考核标准与评价要点	分值	得分	存在问题
操作准备 10分	1. 护士准备：着装整洁，洗手，戴口罩	5		
	2. 用物准备：无菌手套、PE手套、纱布、棉签、安尔碘、无菌治疗巾、量杯、止血钳、导管标识、别针、弯盘、治疗单、PDA	5		
评估要点 10分	1. 检查所备物品名称，有效期，包装是否完整	5		
	2. 评估环境及病情	3		
	3. 评估患者穿刺点及引流管引流情况	2		
操作要点 60分	1. 核对医嘱，携用物至床旁	2		
	2. 核对患者信息，解释并取得合作	2		
	3. 取合适体位	2		
	4. 观察患者切口敷料，检查引流管是否通畅，观察引流液颜色、性状、量等	5		
	5. 夹闭引流管	2		
	6. 洗手，戴PE手套	2		
	7. 倾倒引流液，记录引流量	5		
	8. 脱手套，洗手	5		
	9. 铺无菌治疗巾，放置引流袋、纱布、弯盘	5		
	10. 备消毒棉签，戴无菌手套	5		
	11. 分离引流袋接头，消毒螺旋口，更换新引流袋	5		
	12. 妥善固定引流袋，松止血钳	5		
	13. 贴导管标签	5		
	14. 取舒适体位，健康宣教	5		
	15. 用物分类处理，洗手	2		
	16. 再次核对，PDA执行确认，记录	3		
质量评定 15分	1. 关爱患者，护患沟通有效	5		
	2. 健康宣教全面	5		
	3. 操作者综合评价：操作熟练，严格无菌操作	5		
提问 5分		5		

5. 注意事项

(1) 保持引流管通畅，避免引流管扭曲、打折、脱落。

(2) 严格无菌操作，防止逆行感染。

(3) 切口敷料清洁干燥，防止感染。

(4) 妥善固定引流管，至少每周更换引流袋1次。

六十五、氧气雾化吸入操作技术及考核标准

1. 目的

(1) 湿化气道：常用于呼吸道湿化不足、痰液黏稠、气道不畅者。

(2) 改善通气功能：解除支气管痉挛，保持呼吸道通畅，常用于支气管哮喘等患者。

(3) 预防呼吸道感染：常用于胸部手术前、手术后的患者。

(4) 控制呼吸道感染：消除炎症，减轻呼吸道黏膜水肿，稀释痰液，帮助祛痰。

2. 适应证

(1) 可以消除肺部的一些炎症。

(2) 可以达到稀释痰液的效果，对痰液排不出的症状有改善。

(3) 可以有效地控制呼吸道感染。

(4) 治疗呼吸道疾病，如支气管痉挛，呼吸困难者等。

3. 操作流程（图3-65）

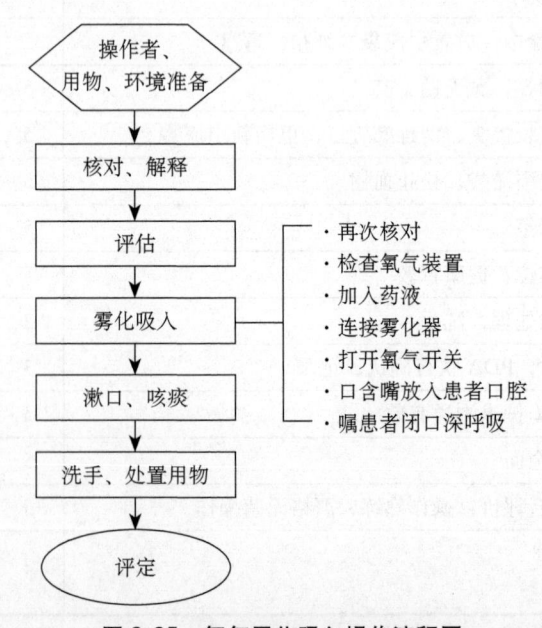

图3-65 氧气雾化吸入操作流程图

4. 考核标准及评分（表3-66）

表3-66 氧气雾化吸入操作考核标准

项目	考核标准与评价要点	分值	得分	存在问题
操作准备 10分	1. 护士准备：仪表端庄，着装整洁，洗手，戴口罩	5		
	2. 用物准备：雾化吸入器1套、氧气装置1套（湿化瓶勿放水）、药液、注射器、生理盐水、弯盘、棉签及纱布、0.2%安尔碘、手电筒、速干（免洗）手消毒剂、医嘱执行单（PDA）、医疗垃圾桶、可回收污物桶、锐器盒、必要时备砂轮、纸巾和水杯（患者自备）	5		
评估要点 10分	1. 环境整洁、安静、光线充足，评估用氧环境是否安全	5		
	2. 评估患者病情、年龄、治疗情况	5		
操作要点 65分	1. 携用物至床旁，PDA核对患者信息	2		
	2. 解释操作目的，取得配合	2		
	3. 评估患者用药史、过敏史	2		
	4. 评估患者呼吸道是否通畅、面部及口腔黏膜有无感染、溃疡等	2		
	5. 协助患者取合适卧位（根据病情选择，前倾端坐位最佳）	2		
	6. 指导患者深呼吸及有效咳嗽方法	5		
	7. 清洁口腔，必要时给予协助	2		
	8. 检查氧气装置，确认用氧环境安全	2		
	9. 洗手	2		
	10. 再次核对	2		
	11. 根据医嘱准备雾化液	2		
	12. 将雾化液加入雾化器中（不可超过雾化器最大容量）	2		
	13. 正确连接雾化喷雾装置	2		
	14. 确认各部连接紧密	3		
	15. 调节氧气流量6～8L/min，使药液呈雾状喷出	3		
	16. 将口含嘴放入患者口中（或将面罩罩住口鼻部），指导患者做闭口深呼吸或平静呼吸加间歇深呼吸	5		
	17. 操作过程中注意观察患者反应	2		
	18. 交代注意事项	2		
	19. 再次核对	2		

续表

项目	考核标准与评价要点	分值	得分	存在问题
	20. 结束雾化，取出雾化吸入器口含嘴（或面罩）	2		
	21. 关闭氧气开关	2		
	22. 指导或协助患者有效咳嗽	2		
	23. 观察痰液颜色、量、性状	2		
	24. 指导患者清洁口腔及面部，必要时给予协助	2		
	25. 取舒适卧位，整理床单元	2		
	26. 清理用物，按规范处理	5		
	27. 洗手记录	2		
质量评定 10 分	1. 关爱患者，护患沟通有效	5		
	2. 操作过程中遵守无菌原则，操作熟练	5		
提问 5 分		5		

5. 注意事项

（1）正确使用供氧装置，注意用氧安全，室内应避免火源或热源。

（2）氧气湿化瓶内勿盛水，以免液体进入雾化器内使药液稀释影响疗效。

（3）雾化时间一般 15～20min，但重度和极重度慢性阻塞性肺疾病患者不宜超过 15min。多种药物雾化应注意配伍禁忌，如配伍稳定性的证据不充分，间隔时间应 > 30min。

（4）雾化前 30min 禁止进食，防止吸入时气雾刺激，造成呕吐。

六十六、化疗输注操作技术及考核标准

1. 目的　保护操作者，避免污染环境，防止化疗药物外溢。

2. 适应证

（1）首选化疗的恶性肿瘤。

（2）通过化疗可获得长期缓解的肿瘤。

（3）化疗配合其他治疗有一定作用的。

3. 操作流程（图3-66）

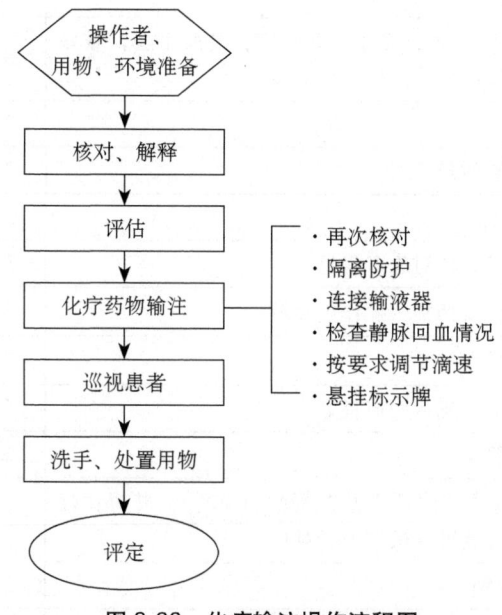

图3-66 化疗输注操作流程图

4. 考核标准及评分（表3-67）

表3-67 化疗输注操作考核标准

项目	考核标准与评价要点	分值	得分	存在问题
操作准备 10分	1. 护士准备：仪表端庄，着装整洁，洗手，戴口罩	5		
	2. 用物准备：N95口罩、一次性隔离衣、一次性帽子、乳胶手套（至少2副）、治疗盘铺一次性治疗巾（内置化疗药液；0.2%安尔碘、纱布、棉签、化疗标识牌、预充式冲洗器10ml数只）；弯盘、避光装置，必要时备输液器、化疗溢出包等	5		
评估要点 15分	1. 环境整洁宽敞、光线充足	5		
	2. 全面评估患者病情（化疗方案、输液计划完成情况、预处理完成情况或水化情况等），解释并取得合作；评估静脉通道选择是否正确，静脉导管固定情况，观察局部皮肤有无疼痛、肿胀等异常情况，倾听患者主诉，嘱患者排尿	5		
	3. 根据医嘱需要时安置心电监护	5		

续表

项目	考核标准与评价要点	分值	得分	存在问题
操作要点 60分	1. 主手：戴N95口罩、帽子、防护衣、乳胶手套，做好化疗自我防护；副手：戴N95口罩	5		
	2. 核对医嘱	2		
	3. 检查化疗药液质量	2		
	4. 检查药液装置	2		
	5. 携用物至床旁，核对患者信息	2		
	6. 双人核对医嘱及药物（操作前查对）	2		
	7. 行化疗健康教育	2		
	8. 双人检查回血，确认回血良好	5		
	9. 行脉冲式冲管	2		
	10. 再次核对（将化疗药液及标签面向患者），并将化疗药液连接输液装置（操作中查对）	5		
	11. 挂化疗标识牌	2		
	12. 检查输液通路	3		
	13. 根据药物性质调节滴速	5		
	14. 再次核对医嘱及药物（操作后查对）	5		
	15. PDA完成化疗医嘱执行情况	2		
	16. 协助患者取舒适体位，整理床单元	2		
	17. 再次行化疗健康教育	2		
	18. 清理用物，所有用物均为一次性，放入化疗专用袋中密封处理	2		
	19. 化疗药物输注过程中加强巡视，倾听患者主诉，观察化疗药物毒性反应及输液装置连接是否紧密	3		
	20. 清理用物，按规范处理	2		
	21. 按要求脱防护衣，洗手记录	3		
质量评定 10分	1. 关爱患者，有效沟通，鼓励患者主动参与医疗安全	5		
	2. 严格执行查对制度、无菌技术操作原则，操作熟练，化疗防护到位	5		
提问 5分		5		

5.注意事项

（1）静脉注射发疱性化疗药物时，应采用中心静脉给药。

（2）静脉给药前，应确保导管在血管内，注射前后用生理盐水冲管。

（3）给药前、中、后注意评估血管及局部情况，倾听患者主诉。

六十七、化疗防护操作技术及考核标准

1. 目的　防止化疗药物渗透皮肤。

2. 适应证　所有需要化疗的操作。

3. 操作流程（图3-67）

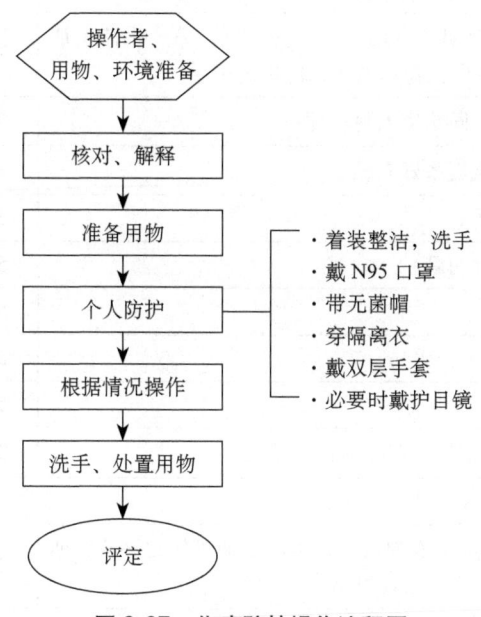

图3-67　化疗防护操作流程图

4. 考核标准及评分（表3-68）

表3-68　化疗防护操作考核标准

项目	操作流程与质量标准	分值	得分	存在问题
操作准备10分	1.护士准备：仪表端庄、着装整洁、洗手、戴口罩	5		
	2.用物准备：一次性隔离衣、流动洗手装置、洗手液、擦手纸巾、医疗垃圾桶、速干（免洗）手消毒剂、无菌手套、外科口罩、一次性帽子	5		

续表

项目	操作流程与质量标准	分值	得分	存在问题
评估要点 10 分	1. 环境整洁宽敞、安静安全、光线充足	5		
	2. 化疗操作环境、化疗方案、患者情况	5		
操作要点 60 分	1. 手卫生，戴外科口罩	5		
	2. 戴一次性帽子	5		
	3. 检查一次性隔离衣的完整性及有效期，打开一次性隔离衣	2		
	4. 手持衣领，将隔离衣完整抖开（注意环境宽敞）	2		
	5. 将隔离衣内面朝向自己，一手持衣领，另一手伸入袖内，持衣领手向上拉起衣领，露出另一手	2		
	6. 换手持衣领，同法穿入另一侧	2		
	7. 沿领边向后整理系好衣领	2		
	8. 两手在背后系好	5		
	9. 戴无菌手套（两副）	5		
	10. 对镜检查	5		
	11. 操作完毕，手卫生	2		
	12. 脱外层手套	5		
	13. 手卫生，解腰带，在腰前打一活结	2		
	14. 手卫生，解开衣领	2		
	15. 一手拉下另一侧衣袖过手，再用衣袖遮住的手从衣袖外面拉下另一手的衣袖过手	2		
	16. 双手轮换握住袖子，手臂逐渐退出	2		
	17. 双手持领，将脱下的隔离衣污染面向内，反向包裹隔离衣	2		
	18. 避免双手触碰隔离衣外侧污染面及避免隔离衣外侧触碰工作服，丢弃至医疗垃圾桶内	2		
	19. 脱内层手套，脱帽子，手卫生	2		
	20. 摘外科口罩	2		
	21. 手卫生，更换外科口罩	2		
综合评价 15 分	1. 整理用物	5		
	2. 按规范处理	3		
	3. 洗手	2		

续表

项目	操作流程与质量标准	分值	得分	存在问题
	4. 操作熟练，遵守无菌原则	5		
提问 5分		5		

5.注意事项

（1）戴双层乳胶手套，内层手套置于防护衣袖口里；外层手套将防护服的袖口完全覆盖；要求每30分钟更换或有破损立即更换。

（2）所有化疗药物污染物品应丢弃在有细胞毒性药物标识容器中。

（3）每个科室应备化疗溢出包，护士应知晓化疗溢出包使用规范。

（4）化疗药物外溢时，应立即按照"化疗药物外溢处理操作技术流程"进行处理。

六十八、压力性损伤预防操作技术及考核标准

1.目的　预防压力性损伤的发生，保护患者皮肤。

2.适应证

（1）营养不良、消瘦、肥胖的患者。

（2）长期卧床的患者。

（3）自主翻身困难的患者。

（4）病情或治疗需要长期固定体位的患者。

3.操作流程（图3-68）

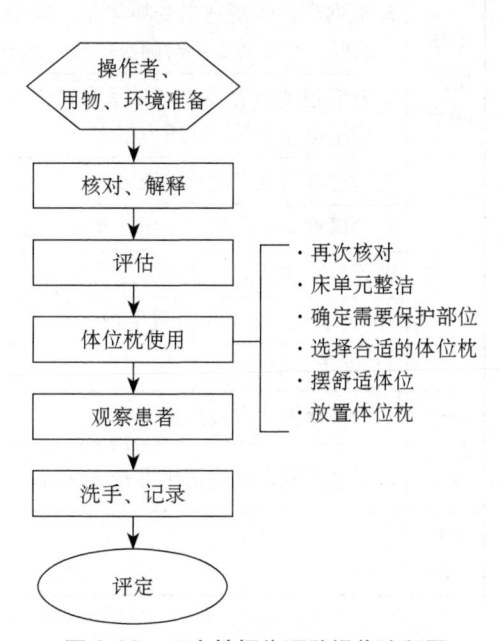

图3-68　压力性损伤预防操作流程图

4. 考核标准及评分（表3-69）

表3-69 压力性损伤预防操作考核标准

项目	考核标准与评价要点	分值	得分	存在问题
操作准备 10分	1. 护士准备：仪表端庄，着装整洁，洗手	5		
	2. 用物准备：乳胶手套、体位枕（按需准备）、保护性敷料（水胶体、泡沫、透明敷料等）	5		
评估要点 10分	1. 评估患者病情及全身皮肤情况	5		
	2. 环境整洁宽敞、光线充足	5		
操作要点 60分	1. 自我介绍、解释操作目的，取得患者配合，戴手套	5		
	2. 核对患者信息，根据病情确定需要预防受压部位	5		
	3. 根据患者体位，使用保护性敷料对骨突处、皮肤菲薄处等重点部位进行预防性敷料粘贴	10		
	4. 协助患者取舒适体位，合理使用体位枕局部减压	5		
	5. 根据患者病情适当变换体位，减少某一部位持续受压时间，至少每2小时翻身一次，翻身角度15°～30°	5		
	6. 有管道的患者使用高举平台法固定相应导管，防止导管压迫造成器械性压力损伤	5		
	7. 对患者及其家属行健康宣教	5		
	8. 遵医嘱积极治疗原发病，改善患者营养状态	5		
	9. 保持皮肤清洁，减少分泌物刺激，保证床单元整洁	5		
	10. 再次核对，分类处置用物	5		
	11. 洗手，记录	5		
质量评定 15分	1. 关爱患者，有效沟通	5		
	2. 评估准确，体位枕使用方法正确，敷料选择正确	10		
提问 5分		5		

5. **注意事项** 关注皮肤的重点部位，如面颊部、耳郭、鼻翼、口角、锁骨、胸部、乳房、耻骨联合、髂嵴、男性生殖器、膝部及足。

第4章
胃癌患者检查相关注意事项

第一节　胃镜检查相关注意事项

对能进入人体自然通道、管腔和器官对疾病进行诊断或治疗的器械称为内镜，包括胃镜、肠镜、支气管镜、十二指肠镜、胆管镜、膀胱镜、腹腔镜等。有纤维内镜和电子内镜之分。纤维内镜是由冷光源发出的光通过内镜内的上万条玻璃导光纤维反射至目镜进行观察。它只能由操作者一人观察，玻璃光导纤维易折断出现黑点，如果黑点成片就会影响观察导致漏诊或误诊。电子内镜的成像原理是在内镜的前端安装摄像头，光源系统发出的光经内镜的导光纤维引入受检部位，摄像头采集到的信号通过导线传输到数字处理器中心，再经过中心的储存和处理，最后传输到显示屏上得到清晰的图像。它能让整个检查室的人通过显示屏看清整个检查过程，便于教学和会诊。内镜不仅仅用于诊断，还因其创伤小、痛苦少、花费低、恢复快等优点广泛用于治疗。

一、胃镜检查

目前内镜检查是诊断上消化道疾病最准确的检查方法。

（一）适应证

适应证包括上腹疼痛、上腹饱胀、上腹包块、反酸、嗳气、恶心、呕吐、吞咽梗阻、胸骨后疼痛、胃灼热、呕血、黑粪、不明原因的消瘦、高危人群的普查、上消化道术后和各类食管、胃和十二指肠病变的随访等。

（二）禁忌证

1. 生命处于休克等危重状态者。
2. 急性上呼吸道感染、咳嗽、咳痰、大量呕血、胃潴留（容易引起窒息）。
3. 腐蚀性食管炎、胃炎。
4. 有中度以上的心肺功能障碍患者、急性脑梗死、急性心肌梗死、脑出血、支气管炎及哮喘病、癫痫发作、主动脉瘤、吞食腐蚀剂的急性期、严重心律失常、严重的高血压、严重贫血的（血红蛋白＜50g/L）患者。
5. 怀疑有上消化道穿孔者。
6. 极度衰弱，不能耐受术前肠道准备及检查者。

7. 肝性脑病（包括亚临床期肝性脑病）。

8. 严重的肝肾功能障碍者。

9. 不能合作的精神病患者及智障者。

10. 妊娠期妇女和哺乳期妇女。

11. 青光眼、前列腺增生症有尿潴留史患者。

12. 对异丙酚、咪达唑仑、芬太尼、东莨菪碱，酯类局部麻醉药过敏及忌用的患者。

13. 严重鼻鼾症及过度肥胖者宜慎重。

二、胃镜检查注意事项

（一）检查前的注意事项

1. 嘱患者在行胃镜检查前 1d 的晚上，进食比较清淡、易消化的食物，晚餐后不再进食其他食物，以免胃排空的时间不够而影响观察（检查前 8h 禁食）；若有反复进食呕吐或呕吐隔天食物的患者，应禁食 1～2d 或用生理盐水洗胃。

2. 检查当天，患者应禁食、禁饮和不口服任何药物。

3. 检查当天患者应带上病历及以前的各种检查资料，以便检查医生能更准确地了解病情。

4. 检查前患者或亲属要签署内镜检查知情同意书，需做无痛性胃镜检查的患者还要签署门诊麻醉知情同意书。

5. 检查前 10～15min 做好咽部局部麻醉准备工作，给行无痛性胃镜检查的患者建立静脉通道。

6. 安装、连接并调试好机器，准备好检查中的辅助器械。

7. 如有过敏史（如碘剂、利多卡因等），请及时告知工作人员。

8. 如果在服用抗凝药物（如阿司匹林／华法林钠等药品），经原主治医生同意后停药 7～10d 后再进行内镜检查，切勿擅自停药。

9. 高年龄受检者，有心脑血管、哮喘等疾病的老年人，行动不便的受检者，行无痛内镜检查的受检者务必要有家属陪同检查。

（二）检查中的注意事项

1. 患者采取左侧卧位，固定好口垫（有义齿者应取下），以免滑脱损伤胃镜。

2. 插镜的过程中嘱患者深呼吸，放松腹肌，减少咽部反射，注意观察患者的面容及表情。

3. 行无痛性胃镜检查的患者应监测血氧饱和度、血压、脉搏和呼吸。有异常情况应及时报告检医生并配合做相应的处理。

4. 检查时若发现有阳性病变需要活检时，应准备好活检钳配合取检，取检后的组织应立即放入装有固定液（10% 福尔马林或 95% 乙醇）的标本瓶中并标注患者姓名和取检部位。

（三）检查后的注意事项

1. 检查后 30min 才能进食，以免因麻醉作用未消失引起误吸。

2. 检查后若有患者出现唾液带少许鲜血现象，应告诉患者这是因为咽部受损或活检后黏膜出血所致，一般无须特殊处理，2～3d 便可恢复，也可口含生理盐水以减轻症状。

3. 少数患者会出现腹部隐痛情况，多系胃镜刺激胃黏膜导致胃痉挛所致；如果有剧烈疼痛应及时到医院就诊并说明情况。

4. 活检后的患者当天应避免剧烈运动。

5. 行无痛性胃镜检查的患者应防坠床。

6. 无痛胃镜检查者当天禁止驾车、高空作业等。

三、胃镜检查常见的并发症及处理

1. **过敏反应**　检查前的咽部麻醉过程中，极少数的患者可能发生药物过敏反应，护士在行咽部局部麻醉时要询问患者有无麻醉药品过敏史。

2. **下颌关节脱臼**　由于检查时患者要咬口垫，极少数患者在检查后会出现下颌关节脱臼的现象，多因患者下颌关节异常有关，可立即给予复位。

3. **机械损伤**　由于患者合作欠佳或操作不当，可造成咽后壁损伤，贲门撕裂（多因患者剧烈呕吐所致）；食管、胃、十二指肠穿孔；活检部位大出血；极少数心脏病患者甚至可能出现心律失常、心肌梗死或心搏骤停等。

第二节　彩超检查相关注意事项

彩超可以了解淋巴结的数量、血供情况，以及与周围结构的关系等；可以了解包块的大小、位置、血供及与周围结构的关系等；可以进行彩超造影检查了解异常血管分布，了解心脏功能；可以探查血管内有无血栓形成等。因此，彩超检查应用于头颈部肿瘤、乳腺肿瘤、恶性淋巴瘤、消化道肿瘤，以及盆腔肿瘤（卵巢癌、前列腺癌、子宫癌等）治疗前诊断、治疗中疗效评价、治疗后随访，因其相对无创广泛应用于临床。

一、彩超检查

对疑有胃肠道病变的患者，因为某种原因不能耐受内镜检查或不愿做 CT、MRI 等检查，可以通过胃肠超声检查获得初步诊断的资料。尤其适合于高龄体弱患者的检查。

二、注意事项

（一）需要空腹的检查

检查上腹部，如胆囊、胆管、肝、胰腺、左肾静脉、肾上腺、肾动脉、腹部血管、上腹部肿块、腹膜后等，由于这些部位的超声图像质量容易受肠气干扰，因而腹胀或便秘的患者检查前可服用促消化药物，帮助排气，也可使用轻泻剂或开塞露等帮助排便，以减少肠气的干扰。腹部超声检查前 1d 的晚餐以清淡、易消化的食物为主，如面条、稀饭等，21：00 点以后禁食、禁水。禁食、水要 8h 以上。检查当日早晨空腹，以保证胆囊、胆管内胆汁充盈，并减少胃肠道食物和气体的干扰。如要显示胰腺和腹膜后血管结构，需饮水 400～500ml，使胃充盈作为声窗。

（二）需要充盈膀胱（憋尿）的检查

检查盆腔、膀胱、输尿管下段、子宫、附件、前列腺、精囊腺、下腹部包块、早孕等，需充盈膀胱。在检查前 1～2h 饮入 1000～1500ml 的水或饮料，饮水后不再排尿，促使膀胱充盈，以利于检查。

（三）X 线胃肠造影

钡剂在检查结束后一段时间内可能仍会残留在消化道内，若胆囊附近胃肠道内残存有钡剂，可能会影响图像的清晰度，一般建议在胆囊造影 2d 后、X 线胃肠造影 3d 后再行超声检查。

（四）心脏彩超检查

做心脏彩超检查前请勿吸烟，以免肺部气体过多影响诊断；泌尿系、妇科检查需要喝水憋尿；经阴道超声检查前需排空尿液。

（五）小儿超声检查

做小儿超声检查时尤其是心脏彩超时，需在安静状态下方能配合检查，根据情况可镇静药物助眠，安静后方可检查。

超声引导下介入穿刺及治疗，需查凝血功能、血常规、输血前九项。

（六）介入穿刺

1. 介入穿刺患者如近期正在服用抗凝药物，需停药 1 周后穿刺。
2. 介入穿刺患者需要一名家属陪同，穿刺时带患者相关影像检查资料。

第三节　上消化道造影相关注意事项

上消化道造影是一种常用的检查方法，主要用于诊断上消化道疾病。因上消化道与周边组织密度差别不大，缺乏自然对比度，所以需硫酸钡或碘类造影剂形成人工对比度而显影。

一、上消化道造影

上消化道造影主要检查部位包括食管、胃、十二指肠。

（一）适应证

上消化道造影主要用于观察食管、胃和十二指肠的轮廓、黏膜、蠕动状态、扩张度、通畅性等。

（二）禁忌证

1. 全身体质极差，心肺功能衰竭等病情较重不能耐受造影剂患者。
2. 急性腹膜炎、重度腹水患者。
3. 胃肠道穿孔、肠梗阻、内镜活检24h内患者禁止使用硫酸钡。
4. 急性消化道出血禁止使用硫酸钡，大便隐血试验阴性后可使用硫酸钡检查；特殊情况下，可以使用非离子型碘造影剂（如碘海醇、碘佛醇、碘克沙醇）做检查。
5. 咽麻痹、先天性食管闭锁患者。

二、注意事项

1. 检查前8～12h禁食、水（包括任何食物、液体）。
2. 如幽门梗阻、胃内大量潴留液患者要求做造影检查时，应提前抽吸胃液。
3. 应尽量使用产气剂，以达到良好对比效果；使用产气剂时，应干咽产气剂后，服用少量清水（5～10ml），切勿用钡剂送服，以至气泡影响检查精确性。
4. 如怀疑有胃肠道梗阻、食管-气管瘘、食管-纵隔瘘、食管及胃肠道术后吻合口瘘等，禁止使用钡剂，应用碘剂（如泛影葡胺、碘海醇等）。
5. 检查前3d禁止使用影响胃肠道功能和不透X线的药物。
6. 结肠内积气、积便过多，必要时造影前夜服一剂轻泻剂，或灌肠通便。
7. 被检部位去除金属异物，如项链、皮带等。
8. 检查后需多喝温开水，促进胃肠道内造影剂排出。
9. 上消化道造影检查后要吃清淡、易消化的食物。

第四节 肺功能检查相关注意事项

肺功能检查是诊断呼吸系统疾病的常见检查之一，可反映呼吸功能是否正常，判断是否存在呼吸系统疾病，对疾病早发现、早治疗具有重要意义。对已确诊的呼吸系统疾病，可通过肺功能检查监测治疗效果，了解病情变化，便于及时调整治疗方案。还可以评估手术风险，预防呼吸系统疾病，鉴别呼吸困难的原因，评估病情的严重程度。

一、肺功能检查

肺功能检查包括肺容量测定、肺通气换气功能测定、呼吸调节功能及心肺功能等。

（一）适应证

肺功能检查适应证为长期吸烟或接触粉尘和化学物质人群，早期发现呼吸系统疾病，术前评估。

（二）禁忌证

1. 近 3 个月内发生心肌梗死、休克者。
2. 近 4 个月内严重心功能不稳定、心绞痛、大咯血或癫痫大发作者。
3. 未控制的高血压患者（收缩压＞ 200mmHg，舒张压＞ 100mmHg）。
4. 心率＞ 120 次 / 分。
5. 严重甲状腺功能亢进者。
6. 气胸、巨大肺大疱且不准备手术治疗者。
7. 孕妇。
8. 鼓膜穿孔者。
9. 近期呼吸道感染者（＜ 4 周）等。

二、注意事项

1. 肺功能检查当天可以进食，2h 前不宜大量进食。为了保证检查结果的准确性，检查当天禁止饮用含酒精的饮品、可乐、咖啡、浓茶等。检查前 1h 禁止吸烟，检查前 30min 禁止剧烈运动。
2. 检测前 10min 需停止吸氧。
3. 胸腔闭式引流术后，若确实必须进行肺功能检查，确保引流管已夹闭，应避免剧烈运动和过度用力，禁止做最大通气量检查。
4. 气管镜术后当日不可做肺功能检查。
5. 支气管舒张剂、激素类药物、抗过敏类药物等均应在检查前停药，如不能停药，需主动告知。

第五节　PET/CT 检查相关注意事项

PET（positron emission computed tomography，PET）的全称为正电子发射计算机断层扫描。PET 技术是目前唯一的用解剖形态方式进行功能、代谢和受体显像的技术，具有无创伤性的特点。是目前临床上用以诊断和指导治疗肿瘤的最佳手段之一。

一、PET

PET/CT 将 CT 与 PET 融为一体，由 CT 提供病灶的精确解剖定位，而 PET 提供病灶详尽的功能与代谢等分子信息。具有灵敏、准确、特异及定位精确等特点，一次显像可获得全身各方位的断层图像，可一目了然地了解全身整体状况，达到早期发现病灶和诊断疾病的目的。

二、注意事项

1. 空腹：PET/CT 需要空腹 6h，只饮白开水。检查当日不可输注含葡萄糖的补液。预约时间如果在 11:00 以后，在预约检查时间 6h 前可吃 1~2 个鸡蛋和一盒纯牛奶等高蛋白食物，尽量不吃高糖类食物，如包子、馒头、稀饭、油饼等，这些食物影响血糖。

2. 常规打升白细胞针 10~14d 后方可行 PET/CT 检查，口服升白细胞药物没有时间限制。

3. 检查前 1d 及当天避免剧烈运动，避免受凉，注意保暖。

4. 糖尿病患者评估患者口服血糖降糖药使用情况，空腹血糖控制在 11.1mmol/L 以下。

5. 检查当日不使用降糖药或胰岛素，不使用激素类药物。

6. 带齐外院检查资料，包括 CT、MRI、SPECT、超声、病理等和其他近期特殊检查、化验结果等。

7. 妊娠期的妇女禁止做此项检查；受孕、可疑受孕及计划受孕的妇女及小儿不能陪同检查。

第六节　幽门螺杆菌（^{13}C）呼气试验相关注意事项

幽门螺杆菌于 20 世纪 80 年代由澳大利亚两学者 Marshall 和 Warren 发现，随后被证实与消化性溃疡、胃癌、胃黏膜相关淋巴组织淋巴瘤等多种胃肠道为主的疾病有关。幽门螺杆菌是革兰氏阴性、微厌氧细菌，生存于胃部及十二指肠的各区域内。它是慢性胃炎的主要病因，启动了一系列致病事件，导致萎缩性胃炎、化生、异型增生和最终胃癌的发生。根除幽门螺杆菌可预防胃黏膜癌前变化（萎缩性胃炎、肠化生）的发生和发展。幽门螺杆菌可以在我们的体内生长繁殖，通过口-口、粪-口、密切接触等方式进行传播。世界卫生组织已把幽门螺杆菌列为第一类致癌因子。

一、幽门螺杆菌（^{13}C）呼气试验

^{13}C 尿素呼气试验（^{13}C-UBT）是两种类似的幽门螺杆菌无创检测方法，也是指南目前首推的幽门螺杆菌检测试验。^{13}C-UBT，敏感度和特异度都很高，均在 95% 以上，并且因其无放射性，检测安全舒适，适用人群广（包括儿童和孕妇），为检测幽门螺杆菌的非侵入性方法的金标准。

（一）适应证

1. 年龄≥ 40 岁。
2. 胃癌高发地区人群。
3. 幽门螺杆菌感染者。
4. 既往患有慢性萎缩性胃炎、胃溃疡、胃息肉、术后残胃、肥厚性胃炎、恶性贫血等胃癌前疾病。
5. 胃癌患者一级亲属。
6. 存在胃癌其他高危因素（高盐、腌制饮食、吸烟、重度饮酒等）。

（二）禁忌证

对检查试剂过敏者禁用。

二、注意事项

1. 检查前 2～3d 保持正常饮食。检查前一晚宜清淡饮食。检查当天，需禁食、禁水 2h 以上。避免过量饮酒，剧烈运动，保证充足睡眠。

2. 幽门螺杆菌（^{13}C）呼气试验要求受检者至少在检查前 4 周停用抗生素类药品，检查前 2 周停用质子泵抑制剂（如奥美拉唑）、H_2 受体拮抗剂（如西咪替丁、雷尼替丁等），无腹泻及呕吐症状、胃部未行切除手术。

第七节　计算机体层扫描（CT）相关注意事项

计算机体层扫描（CT）检查是根据人体不同组织和器官的成分与密度不同，对 X 线的吸收不同，即各点对 X 线的吸收系数是不同的，由探测器接收透过该层面的 X 线，转变为可见光后，由光电转换器转变为电信号，再经模拟 / 数字转换器转为数字信号，输入计算机处理，获得人体被检查部位的图像，发现体内任何部位的细小病变。

一、计算机体层扫描（CT）

CT 检查包括 CT 平扫、CT 增强扫描和 CT 图像后处理等，其中 CT 平扫是常规检查，可以观察到病灶的数量、大小、形态等信息。CT 增强扫描指在静

脉血管内注射碘造影剂（或称对比剂）而进行的，注射造影剂可以增强正常组织与病变组织之间的密度差异，从而提高病变的诊断率，提高对血管性病变与非血管性病变、肿瘤病变与非肿瘤病变的鉴别，明确肿瘤病变的血管供血情况，为外科医生手术方案提供依据。

禁忌证：甲状腺功能亢进症、有碘过敏史、肾功能不全的患者禁止做增强CT。

二、注意事项

1. 行上腹部检查之前，患者需禁食 4～6h，盆腔 CT 检查之前需憋尿。
2. 做过上消化道钡剂的患者，3d 内不得做 CT 检查。
3. CT 增强扫描，在检查之前需给予患者注射碘造影剂，有的患者可能会发生过敏反应，因此检查前需了解患者是否是过敏体质，尤其是对碘剂过敏史。
4. 甲状腺功能亢进症、肝肾功能及心功能不全的患者要慎做，服用二甲双胍的患者要停药 48h 后再做。
5. 做全腹、盆腔检查的患者，请于预约时间前 1h 内服用 400ml 造影剂，并憋尿，其余 100ml 检查时服用。
6. 仅需要做上腹部平扫或下腹部平扫检查的患者，请按照预约时间提前 10～20min 口服造影剂。
7. 做胸部 CT 检查的女性患者，提前脱下带钢圈内衣后再检查。
8. 行 CT 增强扫描后的患者多饮水，加速造影剂排出体外。

第八节 心电图检查相关注意事项

心电图是通过皮肤上的电极来记录心脏的电活动，通过记录心脏电活动的图形变化来评估心脏的健康状况。它能够反映心脏的节律、频率及供血情况，从而帮助医生诊断各种心脏疾病，如心肌梗死、心律失常、心肌病等。

一、检查前注意事项

1. 保持良好的情绪，避免过度紧张。
2. 要注意保持安静，不要剧烈运动。
3. 尽量安排在餐后，以免出现低血糖发生心搏加速，也尽量不要在饱食、吸烟后进行检查。
4. 检查时穿着宽松舒适衣物，避免穿戴金属饰品，女性不要穿连衣裙、紧身衣、连体裤袜、长靴等，孕妇不着防辐射服。
5. 如果有相关病史或正在服用心律失常药物，请提前向医生说明。

6. 做过骨扫描、肾图、PET/CT 患者，间隔 24h 及以上才能做其他检查。

二、检查中注意事项

1. 检查过程中，需要保持放松状态，避免过度紧张。
2. 保持呼吸平稳，避免说话，不随意移动或转换体位。
3. 小儿检查需在安静时进行，必要时可先给患儿服用镇静药物，以防哭闹、四肢乱动而引起的干扰影响心电图结果。

第九节　核医学 SPECT 检查相关注意事项

骨扫描是一种全身性骨骼的核医学影像检查。检查前，先要注射放射性药物，待骨骼充分吸收，一般需 2～3h 后，再用接受放射性的仪器（如 γ 照相机、ECT）探测全身骨骼放射性分布情况。若某一骨骼对放射性的吸收异常增加或减退，即有异常浓集或稀缺现象，就提示该骨有病变存在。骨病变在出现 X 线所见的骨结构密度改变之前，一定会有骨代谢的变化，而骨扫描中骨放射性吸收异常，正是骨代谢的反映。因此，骨扫描比 X 线检查发现的病灶要早，可早达 3～6 个月。

注意事项如下。

1. 全身骨显像检查时注射显影剂 2h 后接受 SPECT 检查，注射显像剂后 2h 内患者需饮用足够的水（1000ml 左右）。
2. 排尿时应防止尿液污染衣裤及身体，如果发现污染应及时更换污染的衣服并将污染皮肤局部清洗后再做检查。
3. 显像前去除身体上的金属物品（如项链、钥匙、硬币等）以防导致伪影。
4. 显像前患者最好排空尿液。如因病不能排空尿液者，可在显像前给患者导尿。
5. 若患者近日内在放射科检查时使用了钡剂应将其排净后再检查。
6. 在全身骨扫描检查后 2d 内避免与婴幼儿、孕妇等对射线相对敏感的人群密切接触；尽量避免在人员密集的公共场所停留。

第十节　磁共振成像（MRI）检查相关注意事项

磁共振成像（MRI）是指利用磁共振现象，形成可识别的人体器官、组织断面图像。

一、禁忌证

1. 带有心脏起搏器、神经刺激器者、人工金属心脏瓣膜等的患者。
2. 带有动脉瘤夹者（非顺磁性，如钛合金除外）。
3. 有眼内金属异物、内耳植入、金属假肢、体内铁磁性异物者。
4. 妊娠3个月内的早期妊娠者。
5. 重度高热患者。

二、注意事项

1. 腹部检查（如肝、胰腺、胰胆管水成像、上腹部）需要禁食、禁水6～8h。
2. 进入检查室前需取下身上的金属物品，包括手机、手表、钥匙、腰带、磁卡、磁疗物品、硬币、活动性义齿、打火机等一切金属物品，女性患者要取下项链、胸罩，穿宽松无金属衣物。
3. 检查前护士要对患者进行呼吸训练，屏气时间需要20s左右，需要屏气5～6次，以保证检查时图像的质量。
4. 泌尿系水成像无须禁食，需要膀胱适度充盈，检查前需要喝水500ml左右，适当憋尿。

第 5 章
胃癌患者常用护理评估量表

评估（assessment）是护理程序（nursing process）的第一个步骤，是护理程序的起点，贯穿于护理工作的始终。全面收集患者的健康信息，识别护理需求，进行护理诊断，为护理措施的制订及护理行为的评价打下了基础。

第一节 营养筛查与评估

对患者实施全面营养状况评估，通过评估帮助医务人员识别现存或潜在的营养问题，及早对有营养问题的患者进行营养干预。

一、营养风险筛查

营养风险筛查 2002（nutritional risk screening 2002，NRS2002）是欧洲肠外肠内营养学会（the Eunpean society of parenteral and nutrition，ESPEN）2002年研发的一种营养筛查方法，适用于住院患者的营养筛查。患者入院、转入 8h 内完成。

NRS 2002 由第一步（初步）筛查和第二步（最终）筛查两个部分组成。

第一步（初步）筛查简称初筛，包括 4 个判断性问题：① BMI < 18.5kg/m² ？②过去 3 个月有体重下降吗？③过去 1 周内有摄食减少吗？④有严重疾病吗（如 ICU 治疗）？如果对以上任一问题回答"是"，则直接进入第二步筛查，即最终筛查。如果对上述所有问题回答"否"，说明患者目前没有营养风险，无须进行第二步筛查，但是 1 周后需要复查。

第二步（最终）筛查简称终筛，内容包括营养状况受损、疾病严重程度及年龄三部分评分：①营养状况受损评分，1～3 分；②疾病严重程度评分，1～3 分；③年龄评分，1 分（表 5-1）。

表 5-1 营养风险筛查 NRS 2002 评估表

风险因素	患者状态	筛查内容	分数
	疾病评分	盆骨骨折或慢性疾病患者合并以下疾病：肝硬化、慢性阻塞性肺疾病、长期血液透析、糖尿病、一般肿瘤患者	1

续表

	腹部大手术、脑卒中、重症肺炎、血液系统恶性肿瘤	2
	颅脑损伤、骨髓移植、加护病患（ICU）（APACHE＞10分）	3
营养状态评分	正常营养状态	0
	3个月内体重减轻＞5%或最近1周进食量（与需要量相比）减少20%～50%	1
	2个月内体重减轻＞5%或BMI 18.5～20.5kg/m^{2}或最近1周进食量（与需要量相比）减少50%～75%	2
	1个月内体重减轻＞5%（或3个月内减轻＞15%）或BMI＜18.5kg/m^2（或血清白蛋白＜35g/L）或最近1周进食量（与需要量相比）减少70%～100%	3
年龄评分	年龄≥70岁	1
总分		

APACHE. acute physiology and chronic health evaluation，急性生理学和慢性健康状况评价。
注：NRS2002总分计算方法为3项评分相加。
NRS2002评分＜3分，说明患者无营养不良的风险，需每周评估一次营养状况。
NRS2002评分≥3分，说明患者有营养不良的风险，需进行PG-SGA评分。

二、患者主观整体评估

患者主观整体评估（patient-generated subjective global assessment，PG-SGA）是美国Ottery FD于1994年在SGA的基础上发展起来的，是专门为肿瘤患者设计的营养评估方法，是国际公认的肿瘤患者营养评估"金标准"。

PG-SGA包括患者自评部分和医务人员评估两部分（表5-2至表5-6）。

（一）患者自评表（A评分）

患者自我评估内容包括体重、摄食情况、症状、活动和身体功能四个方面（表5-2、表5-3）。

表5-2 体重丢失的评分

1个月内体重下降情况	评分	6个月内体重下降情况
≥10%	4	≥20%
5%～9.9%	3	10%～19.9%
3%～4.9%	2	6%～9.9%
2%～2.9%	1	2%～5.9%
0～1.9%	0	0～1.9%
2周内体重下降	1	

表 5-3　患者自评卷（A 评分）

项目	情况		各项得分
1.体重（1个月或6个月内体重测评分值加最近2周体重变化分值）	我目前的体重是（　）kg, 目前的身高约为（　）cm		
	1个月前我的体重约（　）kg		
	6个月前我的体重约（　）kg		
	体重下降（　%），分值（　）		
	最近两周内我的体重	下降（1）	
		无变化（0）	
		增加（0）	
2.进食情况(多选, 取最高分)	过去1个月内, 我的进食情况与平时情况相比	没变化（0）	
		比以往多（0）	
		比以往少（1）	
	我目前进食	正常饮食（0）	
		正常饮食但比正常情况量少（1）	
		少量固体食物（2）	
		只能进流质饮食（3）	
		只能口服营养制剂（3）	
		几乎吃不下什么（4）	
		只能管饲或静脉营养（0）	
3.症状（多选，取最高分）	最近2周内我经常存在以下问题影响我摄入足够的饮食	吃饭没有问题（0）	
		无食欲, 不想吃饭（3）	
		恶心（1），呕吐（3）	
		便秘（1），腹泻（3）	
		口腔溃疡（2），口干（1）	
		感觉食物没味，变味（1），食物气味不好（1），吞咽困难（2），一会儿就饱了（1），疼痛（部位）（3），其他例如抑郁、经济（金钱）或牙齿问题（1）	
4.活动和身体功能（单选，最符合项）	在过去的1个月，我的活动情况是	正常，无限制（0）	
		不像往常，但还能起床轻微活动（1）	
		多数时候不想起床活动，但卧床或坐椅的时间不超过12h（2）	
		几乎干不了什么，一天多数时间卧床或坐椅子上（3）	

续表

项目	情况	各项得分
	几乎完全卧床，无法起床（3）	
总分		

患者自我评分（A评分）＝体重评分＋进食评分＋症状评分＋活动和身体功能评分。

（二）医务人员评估表（表5-4至表5-6）

医务人员评估表内容包括：疾病与需求的关系、代谢方面的需求、体格检查三个方面（B、C、D评分）。

疾病状态评分可多选，累积计分；不属以下情况不计分，B评分，见表5-4。

表5-4 疾病状态评分表

分类	计分
癌症	1
AIDS	1
呼吸或心脏病恶病质	1
出现压疮、开放伤口或肠瘘	1
创伤	1
年龄＞65岁	1
总分：	

代谢应激评分是评估各种已知的可增加蛋白质和热量需要的因素。如一患者体温＞38.8℃（3分），长期使用泼尼松10mg/d（2分），这部分的评分为5分（累计计分，C评分）。

表5-5 代谢应激评分表

应激激素	无（0分）	轻度（1分）	中度（2分）	重度（3分）	得分
发热	无	37.2～38.3℃	38.3～38.8℃	＞38.8℃	
发热持续时间	无	＜72h	72h	＞72h	
是否用激素（与发热相关）	无	低剂量＜10mg泼尼松/d	≥10mg但＜30mg泼尼松/d	≥30mg泼尼松/d	
泼尼松	无	或相当剂量的其他激素	或相当剂量的其他激素	或相当剂量的其他激素	
总分					

☆☆☆☆

体格检查是对身体组成的三方面主观性评价：脂肪、肌肉和液体状态，肌肉权重最大，因此以肌肉项为最终得分。体格检查部分评分（以肌肉丢失得分为此项最终得分，D 评分）。

表 5-6 体格检查评分表

脂肪储备	正常（0分）	轻度（1分）	中度（2分）	重度（3分）	得分
眼眶脂肪垫	眼眶无凹陷，眉弓不突出	眼眶轻度凹陷，眉弓轻度突出	介于二者之间	眼窝凹陷明显，皮肤松弛，眉弓突出	
三头肌皮褶厚度	大量脂肪组织	感觉与正常人相差无几，略少	介于二者之间	两指间空隙很少甚至紧贴	
下肋脂肪厚度	两指间很厚，看不到肋骨	感觉与正常人相差无几，可看到肋骨轮廓	介于二者之间	两指间空隙很少甚至紧贴，下肋骨明显突出	
总体脂肪缺乏程度	0	1+	2+	3+	
此项得分					
肌肉情况	正常（0分）	轻度（1分）	中度（2分）	重度（3分）	得分
颞部（颞肌）	看不到明显的凹陷	轻度凹陷	凹陷	显著凹陷	
锁骨部位（胸部三角肌）	男性看不到锁骨，女性看到但不凸出	部分凸出	凸出	明显凸出	
肩部（三角肌）	圆形	肩峰轻度凸出	介于二者之间	肩锁关节方形，骨骼凸出	
骨间肌	拇指和示指对捏时肌肉凸出，女性可平坦	平坦	平坦和凹陷	明显凹陷	
肩胛部（背阔肌、斜方肌、三角肌）	肩胛骨不凸出，肩胛骨内侧不凹陷	肩胛骨轻度凸出，肋、肩胛、肩脊柱间轻度凹陷	肩胛骨凸出，肋、肩胛、肩、脊柱间凹陷	肩胛骨明显凸出，肋、肩胛、肩、脊柱间显著凹陷	
大腿（四头肌）	圆润，张力明显	轻度消瘦，肌力较弱	介于二者之间	大腿明显消瘦，几乎无肌力	
小腿（腓肠肌）	肌肉发达	消瘦，有肌肉轮廓	消瘦，肌肉轮廓模糊	消瘦，无肌肉轮廓，肌肉松垮无力	

续表

脂肪储备	正常（0分）	轻度（1分）	中度（2分）	重度（3分）	得分
总体肌肉消耗评分	0	1+	2+	3+	
此项得分					
水肿情况	正常（0分）	轻度（1分）	中度（2分）	重度（3分）	得分
踝部水肿	无凹陷	轻度凹陷	介于二者之间	凹陷非常明显，不能回弹	
骶部水肿	无凹陷	轻度凹陷	介于二者之间	凹陷非常明显，不能回弹	
腹水	无移动性浊音，无振水音、腹围无增大	左右侧卧时有移动性浊音	患者平卧时有振水音	患者感到腹胀明显，腹围增大	
总体水肿程度评分	0	1+	2+	3+	
此项得分					
该表总得分					

综合评价即定量评价：四项总分和 =A+B+C+D，共计（　　）分。

0～1分：营养良好，目前不需要干预措施，在治疗期间保持常规随诊及评估。

2～3分：可疑营养不良，需进行患者或患者家属家庭教育，并可根据患者存在的症状和实验室检查，进行药物干预。

4～8分：中度营养不良，进行干预，并根据症状的严重程度，进行联合干预。

≥9分：重度营养不良，急需进行症状改善和（或）同时进行营养干预。

（三）PG-SGA 定性评价（表 5-7）

表 5-7　PG-SGA 定性评价

等级 类别	A级	B级	C级
类别	营养良好	可疑或中度营养不良	重度营养不良
体重	无丢失或无水肿，近期明显改善	1个月内丢失不超过5%（或6个月丢失不超过10%或体重持续下降）	1个月内体重丢失超过5%或6个月丢失超过10%或体重持续下降
营养摄入	无缺乏或近期显著改善	摄入明显减少	摄入严重减少
营养相关症状	没有或近期明显改善	存在相关症状	存在明显的症状

续表

类别 \ 等级	A 级	B 级	C 级
功能	有障碍或近期明显改善	轻度功能障碍或近期功能加重	严重功能障碍或显著进行性加重
体格检查	无缺陷或有慢性缺陷，但近期有临床改善	轻度到中度脂肪和（或）肌肉丢失	显著的营养不良指征，包括水肿

（四）PG-SGA 定性评价与定量评价的关系（表 5-8）

表 5-8　PG-SGA 定性评价与定量评价的关系表

等级	定性评价	定量评价
PG-SGA A	营养良好	0～1 分
PG-SGA B	可疑或中度营养不良	2～8 分
PG-SGA C	重度营养不良	≥9 分

第二节　生活自理能力评估

日常生活活动能力（activity of daily living，ADL）定义是指人们在每日生活中，为了照顾自己的衣食住行，保持个人卫生整洁和进行独立的社区活动所必需的一系列的基本活动。是人们为了维持生存及适应生存环境而每天必须反复进行的、最基本的、最具有共性的活动。根据运动、自理、家务活动等方面进行评估，参考评估结果结合患者病情确定护理级别和制订护理计划，详见表 5-9。

评估时机：

1. 首次评估：患者入院、转入后 8h 内完成评估。
2. 动态评估：患者发生病情变化时进行评估。
3. 14 周岁以下儿童使用《小儿生活自理能力评估表》。

表 5-9　Barthel 指数评定量表

项目	完全独立	部分帮助	需极大帮助	完全依赖
1. 修饰（洗、刷、梳）	5	0	—	—
2. 洗澡	5	0	—	—
3. 进食	10	5	0	—
4. 穿衣（穿、脱、系带扣）	10	5	0	—
5. 控制排尿	10	5	0	—

项目	完全独立	部分帮助	需极大帮助	完全依赖
6. 控制排便	10	5	0	——
7. 如厕（解、穿、擦、冲）	10	5	0	——
8. 上下楼梯	10	5	0	
9. 平地行走	15	10	5	0
10. 床椅转移	15	10	5	0

1. 重度依赖：总分≤40分，完全不能自理，全部需要他人照护。
2. 中度依赖：41～60分，部分不能自理，大部分需要他人照护。
3. 轻度依赖：61～99分，极少部分不能自理，少部分需要他人照护。
4. 无须依赖：100分，完全能自理，无需他人照顾。

第三节 压力性损伤风险评估

住院患者，尤其是危重症、手术治疗等患者，住院期间常由于各种原因极易造成压力性损伤，由此增加患者痛苦，增加治疗费用，甚至造成纠纷。近年来，压力性损伤管理已成为医院的管理重点及评价医院的重要监测指标。早期识别患者压力性损伤风险尤为重要。

◆ 评估时机

1. 患者入院8h内完成首次评估，如遇到患者病情变化及急症手术等特殊情况时，术后及时完成评估。
2. 评估为高度危险或极高度危险的患者需每周评估2～3次，患者病情发生变化时及时动态评估。

压力性损伤风险评估总分23分；当评分＜9分时，患者极度危险；评分10～12分，患者高度危险；评分13～14分，患者中度危险；评分15～18分，患者轻度危险。对于轻度和中度危险的患者需严格落实预防措施，危险因素增加时及时评估；对于高度危险和极高度危险的患者需严格落实预防措施，建立《压力性损伤信息登记报告表》《压力性损伤风险评估表》并签署《住院患者压力性损伤风险告知书》，床旁有警示标识，做好护理班班交接，每周需动态评估2～3次，压力性损伤风险评估表详见表5-10。

表5-10 压力性损伤风险评估表

评分内容	1分	2分	3分	4分	得分
感觉	完全受限	非常受限	轻度受限	没有改变	
潮湿	持久潮湿	非常潮湿	偶尔潮湿	很少潮湿	
活动（自主能力）	卧床不起	局限于椅	偶尔行走	经常行走	

续表

评分内容	1分	2分	3分	4分	得分
移动（疾病限制）	完全不能	严重受限	轻度受限	不受限	
营养	非常差	不足	充足	极佳	
摩擦力和剪切力	有问题	有潜在问题	无明显问题		
总得分					

第四节　坠床/跌倒风险评估

◆ 评估时机

1.患者入院/转入后8h内完成首次评估，记录于《入院患者首次护理记录单》。患者入院后若行急诊手术者需在术后完成评估。

2.当患者危险因素发生变化时需动态评估并记录。

评分≤2分，患者有坠床/跌倒低度风险，需严格落实预防措施，做好患者健康指导。

评分3～5分，患者有坠床/跌倒中度风险，需严格落实预防措施，建立《住院患者跌倒信息登记报告表》及《跌倒风险动态评估表》，并每周动态评估1次。

评分≥6分，患者有坠床/跌倒高度风险，需严格落实预防措施，建立《住院患者跌倒信息登记报告表》及《跌倒风险动态评估表》，签署《住院患者跌倒风险告知书》，每周动态评估2次，患者床旁有防跌倒的警示标识。当患者病情变化时应及时动态评估。住院患者坠床/跌倒危险因素评估表详见表5-11。

表5-11　住院患者坠床/跌倒风险因素评估表

项目	危险因素	评分值	得分
年龄	年龄＞70岁或＜9岁	2	
跌倒史	跌倒既往史	3	
神经、精神状况	老年痴呆	3	
	烦躁不安	3	
	意识障碍	2	
视、听觉	视觉障碍（视物模糊、朦胧、高度远近视、色盲等），平衡功能障碍，听力异常	2	
疾病因素	眩晕	3	
	出血量＞500ml	4	
	血压＜90/60mmHg	3	

续表

项目	危险因素	评分值	得分
	血红蛋白＜60g/L	3	
	大便隐血	3	
不良症状	尿频/腹泻	1	
	皮肤感觉异常	1	
陪护	无陪护	1	
肢体情况	肢体残缺（下肢）	4	
	肢体残缺（上肢）	2	
	偏瘫	4	
	关节僵硬、变形、疼痛，影响活动	4	
	肢体肌力下降	4	
	双下肢无力	2	
	移动时需要帮助	4	
药物影响	使用镇痛药、镇静药	1	
	使用利尿药/缓泻药	1	
	使用降压药	1	
	使用降血糖药	1	
	使用化疗药	1	
环境因素	地面湿滑	1	
	照明不足	1	
	拥挤狭窄	1	
	障碍物	1	
总得分			

第五节 血栓（Caprini）风险评估

静脉血栓形成的主要因素包括：静脉血管内膜损伤，静脉血流淤滞和血液高凝状态。对于手术、长期卧床及肿瘤患者更容易发生静脉血栓，早期评估、识别患者血栓危险因素对预防血栓发生尤为重要。血栓风险评估≥5分即为血栓风险高危患者，可根据患者病情状况给予药物或物理预防措施。血栓（Caprini）风险评估详见表5-12。

表 5-12　血栓（Caprini）风险评估表

序号	项目	评分值	得分
A1	年龄 40～59 岁	1分	
	计划小手术	1分	
	近期大手术	1分	
	肥胖（BMI＞30kg/m^2）	1分	
	卧床的内科患者	1分	
	炎症性肠病史	1分	
	下肢水肿	1分	
	静脉曲张	1分	
	严重的肺部疾病，含肺炎（1个月内）	1分	
	肺功能异常（慢性阻塞性肺疾病）	1分	
	急性心肌梗死（1个月内）	1分	
	充血性心力衰竭（1个月内）	1分	
	败血症（1个月内）	1分	
	输血（1个月内）	1分	
	下肢石膏或肢具固定	1分	
	中心静脉置管	1分	
	其他危险因素	1分	
A2	口服避孕药或激素替代治疗	1分	
	妊娠期或产后（1个月）	1分	
	原因不明的死胎史，复发性自然流产	1分	
B	年龄 60～74 岁	2分	
	大手术（＜60min）	2分	
	腹腔镜手术（＞60min）	2分	
	关节镜手术（＞80min）	2分	
	既往恶性肿瘤	2分	
	肥胖（BMI＞40kg/m^2）	2分	
C	年龄≥75 岁	3分	
	大手术持续 2～3h	3分	
	肥胖（BMI＞50kg/m^2）	3分	
	浅静脉、深静脉血栓或肺栓塞病史	3分	
	血栓家族史	3分	
	现患恶性肿瘤或化疗	3分	
	肝素引起的血小板减少	3分	
	未列出的先天或后天血栓形成	3分	

续表

序号	项目	评分值	得分
	抗心磷脂抗体阳性	3分	
	凝血酶原 20210A 阳性	3分	
	因子 V Leiden 阳性	3分	
	狼疮抗凝物阳性	3分	
	血清同型半胱氨酸升高	3分	
D	脑卒中（1个月内）	5分	
	急性脊髓损伤（瘫痪）（1个月内）	5分	
	选择性下肢关节置换	5分	
	髋关节、骨盆或下肢骨折	5分	
	多发性创伤（1个月内）	5分	

第六节 非计划性拔管风险评估

◆ 非计划性拔管风险评估时机：患者带管入院，24h 内完成评估。住院患者安置各类管道或拔除管道时动态评估。评估总分≥10 分即为非计划性拔管高风险患者。

◆ 预防非计划性拔管护理措施

1. 向患者做好各类管道防止意外拔管安全宣教，使患者及其家属意识到管道的重要性。

2. 各类管道均做好二次固定。

3. 护士每班床旁交接患者管道固定、引流情况。

4. 做好患者疼痛管理，减轻患者不适感。

5. 评估患者意识及配合度，对烦躁、谵妄、意识障碍配合度差的患者必要时给予肢体约束。非计划性拔管风险评估详见表 5-13。

表 5-13 计划性拔管风险评估表

类型	项目	评分值	得分
导管类型 （多选，分值累加）	气管导（套）管	3分	
	气管插管	3分	
	动脉插管	3分	
	脑室引流管	3分	
	胸腔闭式引流管	3分	
	PTCD 管	3分	

续表

类型	项目	评分值	得分
	T管	3分	
	临时起搏器	3分	
	其他专科导管	3分	
	中心静脉导管	2分	
	造瘘管	2分	
	心包引流管	2分	
	胸腔引流管	2分	
	腹腔引流管	2分	
	透析管路	2分	
	空肠营养管	2分	
	三腔尿管	2分	
	其他专科导管	2分	
	胃管	1分	
	普通尿管	1分	
	静脉留置针	1分	
	其他专科导管	1分	
舒适度（疼痛）（单选）	严重不适或疼痛评分7~10分	4分	
	频感不适或疼痛评分4~6分	3分	
	偶感不适或疼痛评分1~3分	2分	
	无不适	0分	
固定方式（取最高分）	胶布固定	3分	
	贴膜固定	3分	
	系带固定	3分	
	其他（一种固定方式）	3分	
	贴膜+胶布固定	2分	
	系带固定+胶布固定	2分	
	其他（两种固定方式）	2分	
	缝线固定	1分	
	水囊固定	1分	
	固定器固定	1分	
	其他（三种固定方式）	1分	
其他（单选）	谵妄、躁动的意识障碍	4分	
	不伴谵妄、躁动的意识障碍	3分	

续表

类型	项目	评分值	得分
	婴幼儿	2分	
	其他	1分	
评估得分			

注：低度危险：＜10 分；高度危险：≥10 分。

第七节　住院患者疼痛评估

重视患者疼痛管理，针对不同患者的不同情况运用疼痛数字评分法、视觉模拟法、脸谱法等不同评估方法入院 8h 内完成评估，患者入院后疼痛评估率100%。规范患者疼痛管理，对疼痛患者采取多模式镇痛治疗。疼痛评估以患者主诉为依据，遵循常规、量化、全面、动态原则。遵医嘱用药应及时、准确、规范，监测镇痛效果并预防不良反应。对患者及其家属做好疼痛相关知识教育。疼痛评分及分度详见图 5-1。

疼痛评估时机：患者入院 8h 内进行常规评估，24h 内进行全面评估。疼痛控制稳定的患者应每天至少进行 1 次常规评估，每 2 周进行 1 次全面评估；疼痛控制不稳定的患者出现爆发痛、疼痛加重，剂量滴定过程中应及时评估。如出现新发疼痛、疼痛性质或镇痛方案改变时应进行全面评估。应用镇痛药应依据给药途径及药物达峰时间评估疼痛程度。

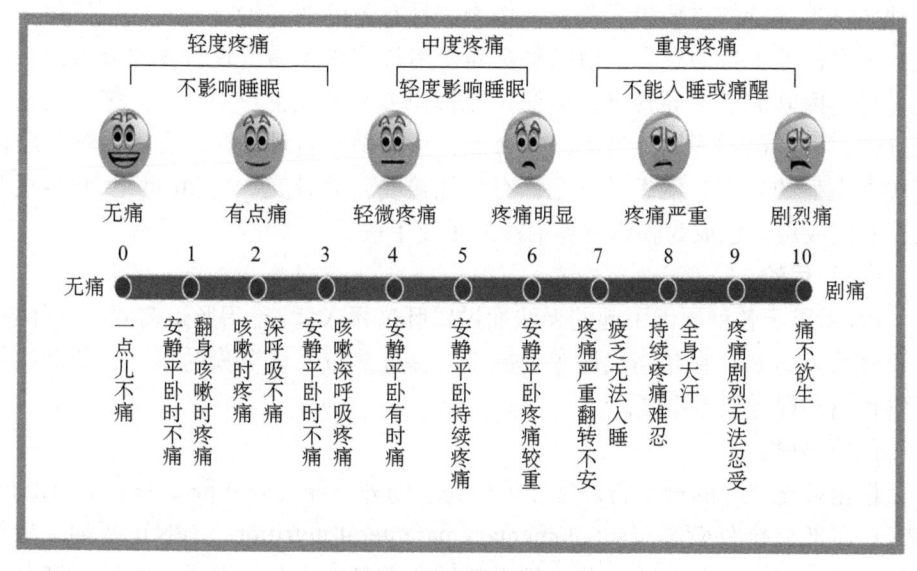

图 5-1　疼痛评分及分度

第6章 胃癌患者营养支持治疗

第一节 肠外营养

一、肠外营养的概念

肠外营养（parenteral nutrition，PN）是指通过静脉途径为无法经胃肠道摄入足够营养素的患者提供包括：氨基酸、脂肪、糖类、维生素及微量元素等营养素的营养支持方法。根据补充营养素的量，PN可分为全肠外营养（TPN）和部分肠外营养（PPN）。所有营养素完全经肠外获得的营养支持方式称为全肠外营养（total parenteral nutrition，TPN）。经肠外途径提供部分营养素的营养支持方式称为部分肠外营养（partial parenteral nutrition，PPN），也称为补充性肠外营养（supplemental parenteral nutrition，SPN））。TPN是完全依赖静脉摄取营养，而PPN则部分通过胃肠道摄入营养，其余部分通过静脉途径补充。大量临床应用和研究证实，PN能改善营养不良患者的临床结局和卫生经济学的效益，是肿瘤营养支持的重要组成部分，作为一种有效的营养治疗方式已广泛用于住院、家庭营养支持的患者。但肠外营养使用过程中容易出现营养成分供给不足或过量，因其需借助导管进行输注，导管相关并发症也较为常见。护士在进行肠外营养时，需掌握肠外营养制剂特点，根据情况合理输注，密切观察和防治相关并发症的发生，使患者安全、有效地接受营养补充。自20世纪70年代开始在我国应用，已成为临床营养治疗的重要手段。

（一）目的

PN适用于各种原因引起的无法通过胃肠道摄入营养、胃肠道需要充分休息、消化吸收障碍及存在超高代谢等的患者，保证热量及营养素的摄入，帮助维持正常代谢并促进患者康复。

（二）分类

根据补充营养的量，肠外营养可分为全肠外营养（total parenteral nutrition，TPN）和部分肠外营养（supplementary parenteral nutrition，SPN）两种。根据输注途径不同，肠外营养可分为周围静脉营养及中心静脉营养。短期（肠外营养时间＜10~14d）、部分营养支持或中心静脉置管困难时，可采用周围静脉营养；长期（肠外营养时间＞2 周）、营养素需要量较多及营养液的渗透压较高（超过 900Osm/L）时宜采用中心静脉营养。

1. **完全肠外营养** 全部营养需求均由静脉内提供输注，而无任何肠内营养摄入，包括所有必需营养素（氨基酸、糖类、脂肪、水、电解质、维生素及微量元素），必须按需要量提供。

2. **部分肠外营养** 患者能接受部分肠内营养，其余由肠外营养途径提供。

（三）肠外营养支持计划注意事项

肠外营养的成分和特殊营养素的摄入必须根据患者的需求和代谢能力进行周密计划。在满足患者营养需求的同时，最大程度降低并发症风险。

1. 明确 PN 的必要性。食物在胃肠道是被部分吸收的，而且被吸收的某些营养素（如微量元素）在肠道内可以调控，以提供满足患者需求。肠道有功能且能安全使用时，优先选择肠内营养。

2. 严格评估患者是否符合 PN 适应证（如肠道功能衰竭，无法耐受／实施足量肠内营养、高代谢状态，肠内营养无法满足需求）。

3. 肠外营养容易过量 (overfeeding)，有害于患者。

4. 需要肠外营养的患者可能是因器官功能衰竭或受到损伤，营养素的代谢有别于健康人。即使暂时需要 PN，也应持续评估恢复 EN（肠内营养）的可能性，并制订向 EN 过渡的计划。

二、肠外营养适应证、禁忌证

（一）适应证

肠外营养是临床营养治疗的重要组成部分，适用于因各种原因无法通过口服和（或）肠内途径满足其营养需求的患者。凡是需要营养治疗，但又不能或不宜接受肠内营养治疗的患者均为肠外营养治疗的适应证。对于需要营养支持治疗的患者，若肠内营养提供的能量和蛋白质低于机体目标需要量的 60%，通过部分肠外营养增加能量及蛋白质摄入量，以降低或避免喂养不足，改善临床结局。对于肠功能衰竭、短肠综合征、肠缺血、高流量瘘及腹腔间隔室综合征等患者，建议使用肠外营养。肠外营养可改善晚期肿瘤患者的营养不良状态。

◆ **基本适应证**：胃肠道功能障碍或衰竭患者。

1. 肠功能衰竭，胃肠道梗阻（贲门癌、幽门梗阻、肠梗阻）、胃肠道吸收面积不足（短肠综合征、肠瘘等）、小肠疾病（Crohn 病、肠结核、小肠缺血性病变等）、放射性肠炎等。

2. 重症胰腺炎。

3. 高代谢状态危重患者，如大面积烧伤、严重复合伤、感染等。

4. 蛋白质能量营养不良合并脏器功能衰竭、严重感染、某些恶性肿瘤或创伤者。

5. 严重腹泻、顽固性呕吐 > 7d。

6. 大剂量化疗、放疗或接受骨髓移植患者。

7. 大手术、创伤的围术期，营养支持对营养状态良好者无显著作用，相反可能使感染并发症增加，但对于严重营养不良患者可减少术后并发症。严重营养不良且术前无法通过 EN 纠正营养状态者需在术前进行营养支持 7～10d；预计大手术后 5～7d 胃肠功能不能恢复者，应于术后 48h 内开始肠外营养支持，直至患者能有 50% 的肠内营养或进食量。

8. 重要脏器功能不全，如肝功能、肾功能及心、肺功能不全者。

（1）肝功能不全：肝硬化患者因进食量不足易导致营养不良，肝硬化或肝肿瘤围术期、肝性脑病、肝移植后 1～2 周不能进食或接受肠内营养者不足 50% 者，应给予完全或部分肠外营养。

（2）肾功能不全：急性分解代谢性疾病（感染、创伤或多器官功能衰竭）合并急性肾功能不全、慢性肾功能不全透析患者合并营养不良，因不能进食或接受肠内营养不足时需行肠外营养。

（3）心、肺功能不全：常合并蛋白质 - 能量混合型营养不良。肠内营养能改善慢性阻塞性肺疾病（COPD）临床状况和胃肠功能，可能有利于心力衰竭患者（尚缺乏证据）。COPD 患者理想的葡萄糖与脂肪比例尚未定论，但应提高脂肪比例、控制葡萄糖总量及输注速率、提供蛋白质或氨基酸。

◆ 特殊的全肠外营养根据患者特殊需求，增添或减除以调整营养制剂。

1. 继发于疾病所致的代谢紊乱或器官功能障碍。

2. 营养不足和超负荷共存。

3. 需要增加某种营养素剂量，以其药理学特性来影响临床结局，如谷氨酰胺、ω-3 脂肪酸、抗氧化剂、支链氨基酸等。

（二）禁忌证

1. 胃肠道功能正常，能获得足量营养者。

2. 血流动力学不稳定、未纠正的休克、严重酸中毒、严重低氧血症。

3. 无法建立安全静脉通路，如全身广泛血栓、严重凝血功能障碍等。

4. 已进入临终期、不可逆昏迷患者不宜应用肠外营养（注意当患者家属有强烈要求应考虑患者家属的要求）。

注意：当患者家属有强烈要求应考虑患者家属的要求。

三、肠外营养输注途径选择

应根据混合后的 PN 液渗透压摩尔浓度选择外周静脉（≤ 900mOsm/L）或中心静脉输注（> 900mOsm/L）；建议使用公式估算成人 PN 液渗透压摩尔浓

度。中心静脉导管尖端应放置在右心房与上腔静脉交界处的水平，右侧入路优先于左侧入路，以降低血栓形成风险；单腔静脉导管可降低导管阻塞或感染的发生率；经外周静脉置入中心静脉导管（PICC）的穿刺风险较低，感染性并发症较少，是较长时间 PN 输注的主要途径。

渗透压摩尔浓度（Osmolority）是每升溶液中含有渗透活性粒子（分子或离子）的摩尔浓度总和，单位为 mOsm/L 或 mOsm/kg。正常人体血液的渗透压摩尔浓度范围为 285～310mOsm/kg，外周输注高渗透压摩尔浓度的液体时，易发生血栓性静脉炎，因而推荐渗透压摩尔浓度≤900mOsm/L 的 PN 液体可经外周静脉输注；而＞900mOsm/L 则应通过中心静脉输注。静脉输注时，需确保同一静脉通路的药物相容性，必要时咨询临床药师。临床上选择肠外营养输注途径时需考虑渗透压、预计输注时间、既往静脉置管史、拟穿刺部位血管解剖条件、患者凝血功能、合并疾病情况、是否存在病理性体位、护理人员的导管维护技能及患者对静脉置管的主观感受和知情同意等。

（一）经外周静脉的肠外营养途径

经外周静脉肠外营养是指经外周静脉置入输液导管且导管尖端仍位于外周静脉中的临床输注技术。经外周静脉肠外营养是全肠外营养及部分肠外营养的方式之一，具有以下优势。

1. 能够较快建立静脉通路行肠外营养输注。
2. 静脉通路的建立不需要经过特殊培训，病房护士即可完成。
3. 输注及穿刺部位护理方便、简洁，所需费用较中心静脉途径低。
4. 避免了中心静脉途径可能发生的导管相关性血行感染、气胸等并发症。

已有大量临床试验及研究证实经外周静脉肠外营养对于住院患者，特别是围手术期患者是安全、有效的。经外周静脉输注营养液有利于避免和降低与导管相关的并发症风险。但是，需每日监测评估穿刺和输液部位血管情况。适用于：①非全量或短期（＜2周）PN；②全营养混合液，TNA 渗透压＜900mOsm/L；③中心静脉置管或护理困难的患者。

（二）经中心静脉的肠外营养途径

中心静脉血管通路装置（central venous access device，CVAD）又分为中心静脉导管（central venous catheter，CVC）、外周中心静脉导管（peripherally inserted central catheter，PICC）及静脉输液港（implantable venous access port，IVAP，或简称 PORT）。

一般而言，输注高渗透压（≥900mOsm/L）肠外营养液和（或）应用肠外营养超过 14d 的患者，推荐 CVAD。可长期输注肠外营养、化疗药物和血制品，避免反复外周静脉穿刺、减少患者痛苦，为慢性病长期输液患者（尤其是肠道功能障碍，需要部分或全肠外营养的患者）提供了安全、方便、美观和可长时间使用的血管通道,并且较少影响患者的日常生活及运动,具有较高的舒适度、患者满意度和良好的生活质量。适用于:①长期(≥2周)PN;②周围静脉条件不好;③ TNA 渗透压超过≥900mOsm/L,但上限值尚缺充分的证据。置管途径:经颈内静脉、锁骨下静脉或上肢的外周静脉到达上腔静脉。

(三)肠外营养支持途径维护

经外周静脉及中心静脉途径输注肠外营养均需要对导管进行维护。原则上外周静脉留置针附加的肝素帽或无针接头宜随静脉留置针一同更换;更换无针输液接头的频率不应过于频繁,一般 5～7d 更换 1 次,PICC、CVC、PORT 附加肝素帽或无针接头应至少每 7 天更换 1 次;附加装置的完整性受损或怀疑污染时,应及时更换;肠外营养输液装置至少每 24 小时更换 1 次,或每次使用新肠外营养容器时更换;单独输注静脉脂肪乳剂(intravenous fat emulsion, IVFE)时,每隔 12 小时或根据产品说明更换输液装置和输液袋;过滤器应每 24 小时更换 1 次;当导管贴膜出现潮湿、渗血、松动等情况时,需及时更换;肠外营养输注前后均需进行脉冲式冲管,输注前抽回血并使用无防腐剂生理盐水冲管。

四、肠外营养制剂

肠外营养制剂是一种通过静脉输注的方式为无法经胃肠道摄取或摄取营养物不能满足自身代谢需要的患者提供包括水、氨基酸、脂肪、糖类、维生素及微量元素在内的药物。其主要目的是使患者在不能进食或高代谢的情况下,仍能维持良好的营养状况,增进自身免疫能力,促进疾病康复。肠外营养的患者,可能存在器官功能受损或衰竭,其营养素的代谢不同于正常个体,因此其营养素的摄入需根据个体的实际需要、代谢情况准确地给予。通过准确配制和合理输注,确保患者能够安全有效地获得所需的营养支持。常见的肠外营养液组成成分见表 6-1。

表 6-1 肠外营养液组成成分

药物类别	上市品种
糖类	葡萄糖注射液
脂肪乳	脂肪乳注射液、中/长链脂肪乳、结构脂肪乳、ω-3 鱼油脂肪乳、多种油脂肪乳
氨基酸	复方氨基酸注射液(3AA、6AA、9AA、15HBC、17AA、18AA、20AA 等)、小儿复方氨基酸、丙氨酰谷氨酰胺、甘酰胺谷氨酰胺
电解质	氯化钾注射液、氯化钠注射液、葡萄糖酸钙注射液、氯化钙注射液、硫酸镁注射液、门冬氨酸钾镁注射液、甘油磷酸钠注射液、复合磷酸氢钾注射液

续表

药物类别	上市品种
微量营养素	水溶性维生素、脂溶性维生素、复合维生素、多种微量元素
水	灭菌注射用水（或通过0.9%氯化钠、5%葡萄糖氯化钠注射液等补充）

参考中华医学会肠外肠内营养学分会，2023. 中国成人患者肠外肠内营养临床应用指南（2023版）. 中华医学杂志，103（13）：946-974.

1. **肠外营养液分类与基本概念**　肠外营养液可分为全合一及二合一肠外营养液。工业化生产的三腔袋属于全合一肠外营养液，双腔袋属于二合一肠外营养液。对于肝肾功能正常且脂肪代谢正常、需要肠外营养支持的患者，推荐首选多腔袋肠外营养液。全合一营养液又称为"全营养混合液（total nutrient admixture，TNA）"，是指医生开的营养液处方中包括糖类、脂肪乳、氨基酸、电解质、维生素和微量元素等成分，处方经过药师审核后再按照规范的操作规程将各种营养素混合于一个输液袋中，也包括三腔袋肠外营养液。二合一肠外营养液指在规定条件下，将除脂肪乳以外的肠外营养组分转移至一个输液袋内而配成的混合静脉注射溶液，包括工业化生产的双腔袋。

2. **糖类制剂**　糖类作为肠外营养主要的能量来源，具有不可替代的地位。它们涵盖了单糖及由多个单糖组成的大分子可溶性多聚体，核心功能是为人体提供所需的能量。同时，糖类也是构成DNA、RNA、ATP和辅酶等关键生物分子的重要物质。因此，合理摄取糖类对保持身体健康至关重要。

葡萄糖是目前临床上肠外营养中最主要的糖类。它以糖原形式存在肝和骨骼肌中，当肝糖原储备耗尽时，机体还可以利用氨基酸、甘油和乳酸等通过糖异生途径合成葡萄糖，以维持正常的生理功能。葡萄糖是人体主要的供能物质，它来源丰富，易于获取，与其他物质没有配伍禁忌且还有显著的节氮效应，对于维持人体的氮平衡非常重要，使得它在临床上应用广泛。

正常机体血浆葡萄糖浓度维持在一个相对稳定的状态，这是由体内多种机制共同调节的结果。当人体摄入葡萄糖时，胰腺分泌的胰岛素和胰高血糖素起着关键作用，它们共同调节血糖水平，确保其在正常范围内波动。当进行肠外营养输注时，血浆葡萄糖浓度的变化成为代谢反应调节的基础。其浓度的稳定对于维持正常的生理功能至关重要。如果血浆葡萄糖浓度过高或过低，都可能导致严重的健康问题。为了确保血浆葡萄糖浓度的稳定，体内有一套精细的调节机制。当血糖水平升高时，胰腺会释放胰岛素，促进细胞对葡萄糖的摄取和利用，同时抑制糖异生过程，防止血糖进一步升高。相反，当血糖水平下降时，胰高血糖素等激素的释放会刺激糖原分解和糖异生，以维持血糖的稳定。此外，除了胰岛素和胰高血糖素，其他激素（如肾上腺素和皮质醇）也在调节血糖水平中发挥作用。这些激素与神经系统相互作用，形成一个复杂的反馈系统，确保体内葡萄糖浓度的动态平衡。长期过量输注葡萄糖会导致内脏脂肪沉积，而在严重应激状态下的患者大量输注高渗葡萄糖，可能引发胰岛素释放，抑制脂肪分解、肌肉蛋白质水解和氨基酸利用，增加静息能量消耗和二氧化碳产生，加重呼吸肌负荷，并可能损害肝功能或导致脂肪肝。除此之外，抗分解作用可以阻止一些必需营养物质的利用，如谷氨酰胺、必需脂肪酸和微量元素。如果葡萄糖的供给量过多，可能会对机体的正常功能产生负面影响。因此，对于这类患者，每天的葡萄糖供给量应控制在较低的水平，即每天在250～300g，输注速度在3～4mg/（kg·min）。葡萄糖的供给量和葡萄糖制剂的浓度对于患者的康复和治疗非常重要。因此，应该根据患者的具体情况进行合理的控制和管理，以保证其安全性和有效性。

静脉输注的糖类制剂除了葡萄糖外，还有果糖、糖醇类（山梨醇、木糖醇）、双糖（麦芽糖）等。各种糖类的物化性质、体内代谢特点、临床效用不尽相同，因此各类糖类输注产品在临床使用上也呈现出不同的差异。目前临床上肠外营养时使用的糖类制剂仍以葡萄糖制剂为主。

3. 脂肪乳剂制剂　脂肪乳是一种由精制大豆油和卵磷脂所组成的既均匀又稳定的脂肪乳剂。本品的形态和组成都与乳糜极其相似，是唯一能静脉滴注的脂质制剂。当氧气供应充足时，它们可以在体内被分解成二氧化碳和水，并释放出大量的能量。这些能量主要以ATP的形式被机体利用。除了脑组织外，大多数组织都能氧化脂肪酸，其中肝和肌肉是最活跃的。它能提供生物合成的碳原子、必需脂肪酸，还是多种生理活性物质的前体，如前列腺素、血栓烷和白三烯等。脂肪乳剂具有能量密度高、等渗、不从尿液排泄、对静脉管壁无刺激、可经外周和（或）中心静脉输注、无须胰岛素参与代谢等优点。联合葡萄糖使用，可减少葡萄糖的用量，减少输注高糖引起的不良反应。

（1）长链脂肪乳剂：是含14～24个碳原子的长链三酰甘油（LCT），主要由注射用大豆油经注射用卵磷脂乳化并加注射用甘油制成的灭菌乳状液体。辅料还包括氢氧化钠和注射用水，适量氢氧化钠调节pH。长链脂肪乳剂在临床上已经安全使用了50余年，目前仍是临床上普遍使用的脂肪乳剂，不仅为机体提供能量，也提供了大量生物膜和生物活性物质代谢所必需的不饱和脂肪酸，可以预防或纠正必需脂肪酸缺乏症。但是，近年来的研究发现，长链脂肪乳剂中的亚油酸含量过高，氧化含量较低，在创伤、感染等高代谢状态时，可影响粒细胞活性，导致机体免疫功能受损、脂质过氧化，对机体有一定损害。以大豆油计算，成人≤3g/（kg·d），提供的热量不能超过非蛋白热量的50%。新生儿与婴儿：0.5～4g/（kg·d），输注速度≤0.17g/（kg·h）。

（2）结构脂肪乳剂：其中主要成分为结构三酰甘油。结构三酰甘油是将等摩尔数的长链三酰甘油和中链三酰甘油混合后，在一定的条件下，进行水解和酯化反应后形成的混合物，其中约75%为混合链三酰甘油，即甘油所结合的脂肪酸三分子脂肪酸，既有长链脂肪酸，又有中链脂肪酸，呈随机分布。结构脂肪乳注射液的乳粒粒径及生物学特性类似于人体内源性乳糜微粒。与乳糜微粒不同的是，结构脂肪乳的乳粒表面不含胆固醇酯及载脂蛋白，其中大部分三酰甘油的结构为同一甘油分子既结合中链脂肪酸又结合长链脂肪酸。长链脂肪酸提供亚油酸和亚麻酸，防止必须脂肪酸缺乏症；通过长链脂肪酸和中链脂肪酸作为代谢底物，提供能量。输注结构脂肪乳后，其清除率快于只含长链脂肪酸及长链脂肪酸和中链脂肪乳物理混合的脂肪乳剂。

（3）含鱼油的脂肪乳剂：大豆油来源的脂肪乳剂富含 ω-6 多不饱和脂肪酸（polyunsaturated fatty acid，PUFA），主要通过花生四烯酸途径，增加机体炎性细胞因子的生成，加重炎症反应，抑制免疫功能，增加重症患者感染风险。而鱼油脂肪乳剂中富含 ω-3 多不饱和脂肪酸 ω-3 PUFA，ω-3 PUFA 进入体内后，经过一系列酶的代谢转化，主要生成二十碳五烯酸（EPA）和二十二碳六烯酸（DHA）。这些代谢产物在多种酶的催化下进一步转化，生成生物活性较低的3系列血栓素、前列腺素及5系列的白三烯。这些产物能够竞争性抑制 ω-6 多不饱和脂肪酸的代谢，从而参与炎症反应的调控。同时，ω-3 PUFA 能够产生一些具有特定抗炎作用的递质，如消退素、保护素和噬消素等。这些递质有助于下调炎症反应，维持正常的炎症反应，并发挥组织修复、清除病原体等生理作用。此外，ω-3 PUFA 还可以通过过氧化物酶体增殖物激活受体抑制核因子 κB，从而避免产生过多的促炎细胞因子，减轻炎症造成的全身组织器官损伤，改善预后。ω-3 PUFA 还影响细胞膜的流动性和可塑性。当细胞膜中 ω-3 PUFA 的含量增加时，其流动性和可塑性也随之增强。这种变化会直接影响膜上连接酶、受体或离子通道的功能，进而改变信号转导，抑制促炎递质的形成，并对细胞因子的表达产生影响。这为我们调节炎症和免疫反应提供了新的思路。此外，研究还发现，补充 ω-3 PUFA 可以增强免疫力，降低感染风险。这主要表现在提高 $CD4^+/CD8^+$ T 细胞比例、增加 B 细胞的特异性抗体产生、提高 NK 细胞的细胞毒性及加强巨噬细胞吞噬病原微生物的能力等方面。这些发现为我们提供了更多关于 ω-3 PUFA 在免疫调节中的重要作用的证据。

4. 氨基酸制剂

（1）复方氨基酸：氨基酸制剂是全肠外营养（TPN）中最常用的氮源，临床上使用的氨基酸制剂分为水解蛋白类和结晶氨基酸类。结晶氨基酸注射液在体内能直接参与蛋白质合成，由于其混合液具有可调节配比量的优点，故临床上可根据患者的病情、年龄和不同的代谢状况，设计不同的复方氨基酸溶液以供使用。根据氨基酸的种类和配方的不同，氨基酸注射液可以分为平衡氨基酸注射液和专科或专病用氨基酸注射液。平衡氨基酸注射液适用于普通成人的营养支持，含有血液中的各种氨基酸且比例适当。而专科或专病用氨基酸制剂则针对特定疾病或身体状况进行设计，包括肝病用、肾病用、创伤用、小儿专用等。其中，3AA、6AA、9AA、15AA、17AA-H 和 20AA 是专病用氨基酸注射液，用于治疗肝病、肾病等；而其余的均为营养用氨基酸注射液，用于各种应激状态和危重患者的营养支持。氨基酸溶液中含有大多数必需和非必需氨基酸，但不含精氨酸与谷氨酰胺。虽然人们认为这两种氨基酸是病情危重时的条件必需氨基酸（因为其分解代谢途径被阻断），但研究并不支持常规补充这两种氨基酸。氨基酸提供的能量约为 4kcal/g。随着临床上越来越多地使用预混肠外营养液，有各种电解质含量，使用前应根据患者病情、水及电解情况、肝肾功能等进行选择。氨基酸原液浓度为 5.5%～15%。较高浓度的氨基酸有助于尽量减少输入患者体内的液体量和电解质。

（2）谷氨酰胺（glutamine，Gln）：是非必需氨基酸，正常情况下成人能自身合成以满足日常需求。Gln 由骨骼肌产生，是肠道黏膜细胞增生和分化的重要能源物质。全身炎症反应、创伤、重大手术应激和危重症患者机体处于高分解代谢状态，Gln 的机体合成不足但需求量却明显增加，不及时补充可致肠道屏障功能受损，致内毒素或细菌移位，进而引发全身性感染，甚至死亡。由于 Gln 的溶解度低，热稳定性差，在高温灭菌时易降解为氨和焦谷氨酸，因此谷氨酰胺二肽的研制成功很好地解决了该问题。目前临床上常用的二肽制剂有甘氨酰-谷胺酰胺（glycyll-glutamine，Gly-Gln）和丙氨酰-谷胺酰胺（alanyl-glutamine，Ala-Gln）。

有研究提示，Ala-Gln 可提高患者血浆 Gln 水平，改善肠屏障功能，提高机体细胞及体液免疫功能且肠外营养相对于肠内营养有更佳的疗效。胃肠道黏膜的屏障功能可有效阻挡肠道寄生菌及其内部颗粒、内毒素样大分子物质移位。长期肠外营养常导致肠黏膜萎缩、肠黏膜渗透性增加、肠道免疫功能障碍及肠道细菌移位等，Ala-Gln 能逆转肠黏膜萎缩，增强肠道免疫功能，防止肠道细菌移位。其作用机制为：肠道的淋巴细胞、巨噬细胞含有丰富的 Gln 酶，Gln 是免疫细胞增生的重要来源，可刺激 T 淋巴细胞产生 IL-2，减轻术后患者的免疫抑制。目前推荐谷氨酰胺剂量为 0.2～0.4g/（kg·d）。静脉输注 Ala-Gln 后，快速被诸多器官组织中的二肽酶分解为丙氨酰和谷氨酰胺，并被充分吸收利用。半衰期约为 3.8min，仅微量的 Ala-Gln（占摄入量的 1%～2%）随尿排泄。肝、血浆、肾、肠和骨骼肌等均有分解 Ala-Gln 的二肽酶，但肝衰竭患者血浆中二肽制剂的清除不受影响，肾衰竭患者血浆中 Ala-Gln 的清除明显减缓，可推断肾是清除血浆中 Ala-Gln 最重要的器官，可使大部分 Ala-Gln 被分解为 Ala 和 Gln，供其他组织器官利用。

(3) 精氨酸（arginine，Arg）：被认为是非必需氨基酸，但在饥饿、创伤、应急状态下则为必需氨基酸。研究表明，强化 Arg 的营养治疗有助于促进蛋白质的合成、控制蛋白质的更新、改善氮平衡和提高机体免疫功能。其作用机制为：Arg 可导致胸腺增大和细胞计数增多。Arg 还可以促进植物凝结素、刀豆蛋白等有丝分裂原的产生，这些物质能够显著提高 T 淋巴细胞对有丝分裂原的反应性，进一步刺激 T 淋巴细胞的增殖。此外，Arg 可增加脾单核细胞对 IL-2 受体的活性，IL-2 是免疫调节的重要因子，能够促进 T 淋巴细胞的增殖和分化。同时，Arg 降低前列腺素 PGE2 的水平，进一步促进 IL-2 的合成和分泌，形成一个正向的免疫调节环路。目前推荐的精氨酸剂量为 0.2～0.3g/（kg·d）。

5. 电解质制剂　人体在无电解质额外丢失的情况下，每日摄入的 Na^+ 为 4.5g/d，K^+ 为 3～6g/d，Ca^{2+} 为 2.5～5mmol/d，Mg^{2+} 为 4～5mmol/d，PO_4^{3-} 为 6.66mmol/1000kcal。甘油磷酸钠每支 10ml，含磷 10mmol，为成人每日需要量。

6. 维生素及微量元素　目前临床上有多种水溶性和脂溶性维生素制剂，每支中的含量可满足成每日的需要量。微量元素制剂中含有人体必需的多种微量元素，如铬、铜、铁、锰、钼、硒、锌等，每支的含量能满足成人 1d 的需求。

五、肠外营养的实施

（一）肠外营养液的配制

肠外营养液是一种含有多种营养素和相关制剂经严格程序配比混合并特殊制备的复合液体，其完成过程需经临床专科、营养科、药剂科和护理部门等的多学科合作。医生和营养师要对患者的临床、营养状况和实验室数据进行筛查评估、仔细分析、确定适应证，警惕和监测意外差错和并发症；药剂师和药学技术人员必须具备药物验证、审核、准备和配制该复杂治疗制剂的能力；护士需要安全执行医嘱并观察和预防不良反应。有条件的医院应建立一支由多学科专业人员组成的营养支持队伍（NST），建立和使用标准化模式、流程和保障措施，以最大程度凸显 PN 的临床效果及安全性。

1. 配制环境要求　根据《静脉用药集中调配质量管理规范》的要求，医疗机构应设置静脉用药调配中心对肠外营养液进行集中调配与供应，其总体设施和布局应满足配液洁净度需求，保持静脉用药调配室温度 18～26℃，相对湿度 35%～75%，保持一定量新风。配制环境推荐采用沉降菌监测微生物限度，微生物最大允许数：层流洁净工作台≤1cfu/0.5h/90mm 平皿，配制间与二次更衣室≤3cfu/0.5h/90mm，洗衣洁具间与一次更衣室≤10cfu/0.5h/90mm。

2. 配制人员要求　配液人员在正式上岗前，需要经过一系列的专业技能和知识培训，并且要通过考核合格后方能上岗。这些培训和考核应该涵盖以下方面。

（1）专业技术：配液人员需要了解配液的基本原理和技术，以及如何操作和维护配液设备。

（2）岗位操作：需要学习如何按照标准操作规程进行配液，包括安全操作规程和清洁卫生规程等。操作人员必须掌握无菌操作技术，推荐根据实际条件利用培养基灌装测试对人员的无菌操作进行验证。

（3）卫生知识：配液人员需要了解基本的卫生知识和消毒技术，以确保配液过程中的卫生和安全。

（4）专业知识继续教育培训：定期的继续教育培训有助于配液人员更新和提高他们的专业技能和知识，以适应新的技术和标准。

（5）相关法律法规、标准操作规程与管理制度：了解相关的法律法规和规章制度，以确保他们的工作符合法规要求。

（6）相关专业理论知识：为了更好地理解和应用他们的技能和知识，配液人员需要了解相关的专业理论知识。

（7）考核科室每年至少对工作人员进行1次考核，内容包括相关法律法规、标准操作规程与管理制度、无菌操作技术、净化设备使用、相关专业理论知识等。

（8）健康检查：配液人员每年至少进行1次健康检查。

3. 配制前准备

（1）配制前1d准备：①清洁配制室；②备齐配制用物；③药剂师核对医嘱，按处方准备相关药剂并核查有无药物配伍禁忌；④清洁药剂容器外表；⑤打印医嘱标签。

（2）配制当日准备：①配制人员清洁，包括洗手、二次更衣、换清洁拖鞋、戴口罩、戴帽子、风淋、穿消毒隔离衣等；②清洁消毒配制室和层流操作台；③配制者检查各项操作准备工作和清点相关物品；④检查和核对医嘱、标签（患者信息和处方内容）和药剂等。

4. 配制步骤

（1）开瓶：按标准操作流程消毒、除去药瓶外盖和开启小针剂。

（2）添加小针剂：将电解质、磷酸盐、微量元素、水溶性维生素分别加入葡萄糖或氨基酸溶液中；脂溶性维生素加入脂肪乳剂，部分水溶性维生素制剂也可根据说明书用脂溶性维生素溶解后加入脂肪乳剂。

（3）混合：应不间断地一次性完成混合过程。①先将已添加小针剂的葡萄糖溶液和氨基酸溶液分别经输液管汇入由聚合材料制成的全营养混合液容器（袋）；②最后将脂肪乳剂汇入并持续轻摇混合液袋，使之混合均匀。

（4）排出空气和封袋：①混合结束后排空袋中存留的空气；②关闭和除去连接输液管；③粘贴标签；④检查配制后的全营养混合液袋有无渗漏。

5. 人工配制方法　肠外营养液的配制顺序如下。

第一步：将磷酸盐加到氨基酸溶液中。

第二步：将微量元素和电解质加到葡萄糖溶液中，电解质也可加入到葡萄糖氯化钠注射液或0.9%生理盐水中。如果有钙制剂，最好将钙制剂单独加入到一袋葡萄糖溶液中，禁止与磷酸盐加到同一组液体中。

第三步：用脂溶性维生素溶解水溶性维生素后加入到脂肪乳剂中。

第四步：首先将加了磷酸盐的氨基酸溶液加入到肠外营养液输液袋（以下简称"三升袋"）内，如果处方中有丙氨酰谷氨酰胺，应此时将其加入三升袋内；再将葡萄糖溶液、葡萄糖氯化钠注射液、0.9%生理盐水等加入三升袋内，最后将加了钙盐的液体加入三升袋。需特别注意，三升袋内每添加一种药物后均应将三升袋内药物进行充分混合。

第五步：将所有不含脂肪乳剂的营养组分都加入三升袋后，应目视检查三升袋内有无浑浊、异物、变色及沉淀产生。

第六步：完成以上操作，目视检查无异常，将脂肪乳剂加入三升袋中，充分混匀。

第七步：尽可能排出袋内空气，悬挂三升袋，检查有无渗漏、开裂、沉淀、变色、异物等情况。

第八步：在三升袋上贴营养液标签，内容包括总容量、成分、配制完成时间、建议输注时间、有效期等。

以上操作应一次性不间断的完成。

在配制过程中，应遵循以下原则操作。

（1）需要严格掌握药物的相容性，避免出现配伍禁忌现象。

（2）不得将电解质、微量元素直接加入脂肪乳剂内。

（3）钙制剂与磷制剂未经充分稀释不能直接混合。

（4）为减少无机磷酸盐（如复合磷酸氢钾注射液）与钙盐（葡萄糖酸钙注射液或氯化钙）形成沉淀的可能，在将各营养组分在进行配制时，应在配制之初首先将含磷酸盐的氨基酸溶液加入三升袋，在加入脂肪乳剂前才加入含钙盐的溶液。

（5）丙氨酰谷氨酰胺不得作为肠外营养液中唯一的氨基酸来源，应与复方氨基酸注射液合用。

（6）必须保证整个配制过程无菌操作，以确保肠外营养液的安全和无菌。

6.多腔袋的配制方法　在处理和操作多腔袋药品时，必须严格遵守药品说明书，以确保安全和有效性，包括对包装的拆除、溶液的混合、储存和输注等步骤。在混合或添加药品时，应轻轻翻转袋子，使溶液充分混合。如果需要添加其他药品，必须确保它们之间的相容性和稳定性。需特别注意，不应在MCB中加入肠外营养液组成成分之外的其他药品。在整个操作过程中，应遵循无菌操作技术。对于某些 MCB，需要先将袋内液体混合均匀后再加入其他药品；而另一些则要求先将葡萄糖和氨基酸混合后添加其他药品，最后再与脂肪乳混合。当需要添加大量药品或同时添加多种药品时，应在配液中心层流洁净工作台进行操作，并参照人工配制顺序进行，这样可以确保操作的准确性和安全性。添加药品时将针头自加药口正中缓慢插入，尽可能减少对 MCB 加药口处的穿刺操作，以免漏液。如果 MCB 的加药口在葡萄糖腔室，可将葡萄糖和氨基酸混合好后加入，最后同脂肪乳混合；对于不具备上述条件的 MCB 可以先将各容器内液体混合完全后再加入各类添加剂。每次加药后即刻翻转袋子 3 次避免组分局部高浓度持续时间过长。若添加药品过多、容量过大，MCB 难以满足患者需求时，需考虑配制 TNA。配制好的 MCB 应在室温下 24h 内完成输注。

（二）肠外营养液的输注

1. 肠外营养液输注器的选择　全合一输液袋包装材料对全营养混合液的稳定性也产生了重要影响。高分子塑料容器如聚氯乙烯（polyvinyl chloride，PVC）材质可能会影响药物的稳定性，具体表现在对药物的吸附作用、添加剂的浸出、降解产物及透气透湿性等方面。PVC 材质的输液袋除了会吸附胰岛素等药物外，还会析出邻苯二甲酸二（2- 乙基己）酯（DEHP）。这些因素都可能影响到药物在储存和运输过程中的质量与效果。相比之下，采用乙烯 - 醋酸乙烯酯共聚物（ethylene-vinyl acetate，EVA）材料的包装在保持药物稳定性方面表现更优。因此，建议使用非 PVC（如乙烯 - 醋酸乙烯酯共聚物）材质的输液袋。不仅降低因药物浓度下降导致的不利影响，还可以确保肠外营养液等关键治疗溶液的质量和效果。

除了材料选择，输液过程中微粒的过滤也是保证输液安全的重要环节。研究表明，不溶性微粒在 $5\sim20\mu m$ 会堵塞肺毛细血管，导致肺栓塞。因目视仅能识别直径 $>50\mu m$ 的微粒，加入脂肪乳后，由于遮蔽作用，无法观察到沉淀。为了有效去除这些微粒，推荐使用特定孔径的终端滤器。对于不含脂肪乳的 TNA 输注液，建议使用 $0.2\mu m$ 孔径的终端滤器，这样可以有效滤除大部分不溶性微粒，提高输液的安全性。而对于含脂肪乳的 TNA，由于脂肪乳的遮蔽作用使得沉淀无法被目视检测到，因此建议使用 $1.2\sim5\mu m$ 孔径的终端滤器来确保安全过滤。

2. 输注方式

（1）全营养混合液方式：TNA 的容器多为聚乙烯袋，属封闭式输注系统，无须经与外界通气即可输出液体。TNA 方式主要强调单位时间内所供营养物质的完整性和均衡性，很大程度提高了 PN 的有效性和安全性，是目前推荐的主要输注方式。

优点：①下调溶液渗透压；②增加节氮效果；③减少污染环节；④降低代

谢性和感染性并发症风险；⑤简化输液过程，节省护理资源。

(2) 单瓶输注方式：属开放式输注系统，需要在所输注制剂的容器塞子上插入一个针头以使空气进入才能输注。此输注方式在营养素进入体内的均衡性和节氮效果等方面较 TNA 方式差且存在污染的风险，多不推荐使用。

3. 肠外营养液的保存　影响 TNA 保存期限的两个重要因素是肠外营养液的化学稳定性及无菌状态。化学稳定性通常要求药品含量与标示量差异应在≤10% 的范围内。一般可以参考：不含维生素与微量元素的 TNA 在室温下可保存 30h，2～8℃下可保存 7d。添加了维生素与微量元素的 TNA 应在 24h 内输注完毕。使用前应再次对 TNA 进行目视检查有无沉淀、变色、分层、异物等异常情况，观察时间应＞20s。多腔袋混合后，如未添加药物可保存 24h；添加药物后应立即使用，或于 2～8℃保存，保存时间不超过 24h。

4. 输注肠外营养液期间非营养药物的使用　由于肠外营养混合液（TNA）中的成分已经非常复杂，因此不应在其中加入非营养药品。对于需要加入胰岛素的情况，应在充分评估患者病情后进行。如果患者血糖正常，不建议在肠外营养混合液中常规加入胰岛素。如果需要补充胰岛素，建议使用胰岛素泵进行单独输注，这样可以更好地控制胰岛素的剂量和输注时间。如果需要在肠外营养混合液中加入胰岛素，应以每克葡萄糖 0.1U 胰岛素的起始比例加入。这样可以确保胰岛素的剂量与葡萄糖的浓度相匹配，避免因胰岛素不足或过量导致血糖波动或其他不良反应。肠外营养液建议使用单独的静脉通道输注，其他药物和 TNA 在同一静脉通路输注时，需注意有无配伍禁忌。一般采取循环输注，推荐用输液泵持续匀速输注，输注时间一般在 12～24h。

(三) 肠外营养并发症的预防及处理

1. 机械性并发症　主要与患者的病情、穿刺时体位和技术、导管质量和管理等因素有关。随着穿刺技术和装置的优化，此类并发症已少见。

(1) 气胸

● 相关因素和临床表现：常见于锁骨下静脉穿刺时或置管后，患者表现为胸闷、胸痛、呼吸困难或穿刺侧呼吸音减弱；胸部 X 线检查可明确诊断。

● 预防及处理：对于已有肺气肿的患者，做锁骨下静脉穿刺时应极为谨慎或避免此部位穿刺。肺尖部轻度损伤或局限性气胸者一般无明显临床症状，多可自行闭合。依靠机械通气的患者，即使损伤很小，也可能引起张力性气胸，应予警惕。视气胸的严重程度行胸腔抽气减压或胸腔闭式引流术。

(2) 空气栓塞

● 相关因素和临床表现：可发生于静脉穿刺置管过程中或导管的封管帽（塞）脱落或导管与输液管道脱离。空气进入量大时可因空气栓塞而致死。

● 预防及处理：锁骨下静脉穿刺前应置患者于头低位，使上腔静脉充盈；

穿刺置管时，嘱患者屏气，导管置入后应及时连接输液管道。输液过程中和结束后，需仔细检查和确认导管与输液管道或封管帽（塞）是否紧密连接。一旦疑为空气栓塞，立即置患者于左侧卧位、头低足高位，使气栓尽量停留在右心室内，同时高流量吸氧可以防止肺血管塌陷，有利于气栓吸收。

（3）胸导管损伤

● 相关因素和临床表现：左侧锁骨下静脉或左颈内穿刺时可能会损伤胸导管而引起乳糜漏。表现为穿刺部位有清亮或乳白色液体渗出；实验室检查显示该液体含有高三酰甘油。轻者可自愈；若损伤严重或处理不及时，部分会发展为慢性乳糜漏，最终导致严重虚弱、脱水和营养不良。

● 预防及处理：目前通过超声引导下穿刺而减低其发生率，一旦发生应立即退针或拔除导管。轻者予以低脂饮食，短期可选用以中链脂肪酸为主的烹调油；长期乳糜漏者需少量或间断补充长链脂肪酸，以防必需脂肪酸缺乏。严重者予以禁食和支持治疗：包括纠正电解质紊乱、补充液体或 TPN 治疗，同时加强监测。少数患者需做引流或手术处理。

（4）导管相关静脉血栓（CRVT）形成

● 相关因素和临床表现：多与输液结束封管时有血液反流、经导管输血或采血、患者血液黏滞度增加等有关。临床表现为启用导管时未能回抽到血液，经轻轻推注有受阻感，基本可疑为导管内血栓形成。

● 预防与处理：每次使用管道前后、维护管道需使用≥10ml 注射器用生理盐水脉冲冲管正压封管，输液间隙至少每隔 7 日冲封管 1 次（PORT 至少 4 周），输血及输入大分子（如 TPN、脂肪乳）后用 20ml 生理盐水及时冲管，PICC/CVC 可用 0～10U/ml 肝素稀释液封管，PORT 可用 100U/ml 肝素稀释液封管。一旦疑有导管内血栓形成，忌用力推注。堵管发生后，应分析具体原因，不能强行推注生理盐水，外周静脉留置针若发生堵管立即拔除，而 PICC、CVC、PORT 拔管需遵医嘱。

（5）血栓性静脉炎

● 相关因素和临床表现：静脉炎的发生与营养液的成分或渗透压过高、输注用静脉管径过小、导管材质等相关。血栓性静脉炎多发生于经外周静脉营养 PN 当天或数天后，沿置管血管走行方向局部皮肤呈现红色条索状、触痛、变硬，少有发热现象。

● 预防与处理：选用柔软且具有较佳抗血栓性能、适当直径和长度的导管；经外周静脉输注时尽量选用较大管径的静脉；TNA 的渗透压＜900mOsm/L 为宜。一旦发生血栓性静脉炎后，应拔除外周静脉导管，可暂时保留 PICC，并遵医嘱给予对症处理，抬高患肢，制动，避免受压，必要时停止在患肢静脉输液，同时观察局部及全身情况的变化并记录。

2. 感染性并发症 与 PN 相关的感染性并发症通常严重甚至危及生命。随着肠外营养技术和护理水平的提高，穿刺部位和导管相关血流感染（catheter-related bloodstream infection，CRBSI）并发症的发生率已明显下降。

（1）穿刺部位感染

- 相关因素和临床表现：多与穿刺置管时的无菌操作和置管后的局部护理有关。一般出现于静脉穿刺置管后数天或数周，表现为穿刺部位红肿、压痛，甚至有脓性分泌物。
- 预防与处理：严格按无菌操作技术要求进行静脉穿刺置管，置管后每天或根据敷料特性定期消毒穿刺部位周围皮肤，更换敷料。一旦发现局部红肿、压痛或感染，应及时处理，包括拔出留置的导管；必要时考虑全身性应用抗生素，以避免成为全身性感染的原发灶。

（2）导管相关血流感染：可在留置导管期间或拔除导管后 48h 内发生，导管相关血流感染是 PN 治疗时最常见和最严重的并发症，不仅增加医疗费用，更危及生命，需极为重视和加强预防。

- 相关因素和临床表现：导管相关血流感染的相关因素包括：导管因素、患者因素、临床操作因素、配制因素等。当患者穿刺部位出现红、肿、热、痛、渗出等炎症表现并出现发热（>38℃）、寒战或低血压等全身感染症状，且外周静脉血培养细菌或真菌阳性，或者从导管尖端和外周血培养出相同种类、相同药敏结果的致病菌，表明患者发生了导管相关血流感染。
- 预防与处理：①严格按无菌技术要求穿刺置管，加强导管和输液护理。②需长期 PN 者，装置选择优先级为输液港大于 PICC 大于 CVC，不推荐使用留置针行营养液输注。根据《中国恶性肿瘤营养治疗通路专家共识》推荐，中心静脉置管成人首选锁骨下静脉，其次颈内静脉，肥胖成年患者慎重选择股静脉；置入输液港时首选超声引导下右侧颈内静脉途径，对于乳腺癌患者的输液港植入途径首选健侧胸前锁骨下经颈内静脉途径。③确保营养液配制环境符合要求，专人规范配制；营养液宜现配现用，不得加入抗生素、激素、升压药等，添加电解质、微量元素等注意配伍禁忌，保证混合液中营养素的理化性质。输注时避免阳光直射，全肠外营养混合液在 24h 内输完，如需存放，应置于 4℃冰箱内避光冷藏，并且复温后再输注。④采用 TNA 方式输注，输液管路上应用合适的滤器。根据导管类型做好导管维护。⑤一旦怀疑或证实为导管相关血流感染，立即建立周围静脉通道，更换输液系统和营养液。须采集周围静脉及中心静脉血标本分别做微生物培养；对于多腔静脉导管，每个腔都应采集一套血培养样本，血培养标本应在寒战或开始发热高峰前 30～60min、使用抗生素前采集，同时做抗生素敏感试验。根据相关微生物的敏感性选择合适的抗生素。⑥对于留置中心静脉导管或者输液港的患者，除发热外无其他感染征兆，应先遵医嘱给予抗生素非手术治疗；遵医嘱使用抗生素72h无明显缓解，或怀疑出现脓毒血症者，应立即拔出导管。

3. 代谢性并发症

（1）高血糖或低血糖

● 相关因素和临床表现：高血糖或低血糖是PN时常见并发症，多见于单瓶方式输注的患者。高血糖的主要相关因素为患者可能存在胰岛素抵抗、葡萄糖供给量较高而外源性胰岛素补充不足，或单位时间内输入的葡萄糖超过机体的代谢能力等。高血糖的患者可有口渴和多尿症状。低血糖多为突然停输高浓度葡萄糖溶液或提供的外源性胰岛素剂量过多。低血糖的临床表现为头晕、乏力、心率加快、面色苍白，甚至四肢湿冷、震颤或血压下降，严重者可损伤中枢神经系统病情进展迅速，抢救不及时往往会致死。血糖检测可明确诊断高血糖或低血糖。血糖检测可明确诊断高血糖或低血糖。

● 预防与处理：宜优选TNA方式输注，输注速度不宜过快，一般控制在100～150ml/h，全天输注时间不少于12h，血糖控制在7.8～10.0mmol/L。PN期间加强观察，控制血糖稳定。若疑及血糖异常，应立即测血糖证实。对高血糖者应用降糖药物，如胰岛素治疗；低血糖者予以静脉推注高渗葡萄糖或输注含糖溶液即可缓解。

（2）高渗性高血糖非酮症昏迷（hyperosmolar hyperglycemic nonketotic coma，HHNC）：死亡率高达40%～50%，必须十分重视。多发生在单瓶方式输注的患者。自普及应用TNA方式输注后，该并发症已很少发生。

● 相关因素和临床表现：并发高渗性非酮症高血糖昏迷的相关因素包括单位时间内输入过量葡萄糖；胰岛素抵抗、内源性胰岛素分泌不足或外源性胰岛素补充不足。初期表现为倦怠，当血糖升至22.2～33.6mmol/L或更高时，可致高渗性利尿（>1000ml/h）、脱水、电解质紊乱、中枢神经系统功能受损，甚至昏迷。

● 预防与处理：一旦发生，立即停输葡萄糖溶液或含有葡萄糖的营养液；输入低渗或等渗氯化钠溶液，内加胰岛素，使血糖缓慢、逐渐下降；同时注意防止血浆渗透压下降过快所致的急性脑水肿。在处理该并发症的前、中、后期应动态观察血糖、尿糖、电解质及中心静脉压等变化；计算尿液等出入量，根据病情变化及时对症处理。

（3）高甘油三酯血症和脂肪超载综合征

● 相关因素和临床表现：高甘油三酯血症和脂肪超载综合征（fat overload syndrome，FOS）多见于单瓶输注脂肪乳剂时；主要与快速或大剂量输入脂肪乳剂引起的脂肪过量和廓清障碍相关。当脂肪的输注速率超过水解速率时可引起血浆甘油三酯水平升高和不良反应，如恶心、呕吐。脂肪超载表现为一组综合征，临床表现多样，涉及多个器官和系统，常见：头痛、发热、黄疸、肝脾大、呼吸窘迫、贫血或自发性出血；其他包括白细胞减少、血小板减少、低水平纤维蛋白原以及凝血障碍等。轻者经停止输注脂肪乳剂后，上述症状多可消退。

• 预防与处理：合理的肠外营养计划可有效预防 FOS 的发生，在启动 PN 前应检测血浆甘油三酯水平，有高甘油三酯血症者需限制脂肪乳剂的剂量或禁用。对于非高脂血症者，建议在 12～24h 内，以 0.7～1.0g/kg 的速度缓慢输注；PN 期间定期作血浆浊度试验或监测血脂水平，了解脂肪的利用和廓清能力。一旦确诊为脂肪超载综合征，应立即停输脂肪乳剂或含脂肪乳剂的 TNA 液；同时提供支持性治疗，如输液、输血、人体白蛋白和（或）新鲜冰冻血浆。一旦患者病情许可，应尽快过渡为肠内营养支持。

（4）肠外营养相关性肝病：肠外营养相关性肝病（parenteral nutrition associated liver disease，PNALD）是长期 TPN 的常见并发症，是一系列疾病的统称。通常将伴随 PN 出现的肝胆功能损伤称为 PNALD，多见于长期 PN 治疗的肠衰竭／短肠综合征婴幼儿和成人，在成人中的发生率为 15%～40%，一般与 PN 的持续使用时间成正比。

• 相关因素和临床表现：病因尚不完全清楚。与成人 PNALD 有关的因素分为非营养相关和营养相关性。前者包括基础疾病或并发疾病，如肝胆疾病、脓毒症、短肠综合征及肝毒性药物等；后者包括长期禁食和无肠内营养、缺乏某些微营养素或胆碱、长期 PN 及其配方中的脂质种类和负荷 [＞1.0g/（kg·d）]，如长期使用大豆油为基质的脂肪乳剂，其中富含的 ω-6 PUFA 和植物固醇导致细胞膜和血浆脂蛋白中植物固醇含量的逐渐增加和积累，可能与肝功能损伤和胆汁淤积有关；氧化应激被认为是导致肝细胞损伤和凋亡的大"冲击"；其他还包括 PN 连续 24h 输注等。PNALD 通常发生在 PN 治疗 2～4 周后。由于缺乏明确的诊断标准，目前主要依据长期应用 PN、临床表现、肝损伤的生化标志物（丙氨酸氨基转移酶、碱性磷酸酶、胆红素等）升高和其他引起肝病的病因进行综合判断。

• 预防与处理：目前尚无真正有效治疗 PNALD 的药物，主要通过对相关风险因素的了解进行主动预防，包括：①有效处理基础疾病和伴随或潜在的严重感染和肝胆疾病；合理用药，减少药物性肝损伤。②减少禁食时间，尽早恢复饮食或 EN，以促进胆流和维护胃肠道黏膜屏障的完整性。③根据个体患者的血脂、血糖水平和肝功能等合理配制 PN 的糖脂比和热氮比；选用合适的脂肪乳剂；控制脂肪剂量不超过 1.0g/（kg·d）。鉴于微量营养素（如维生素、微量元素）和电解质在代谢中的重要作用及其缺乏的临床隐匿性和不典型性，建议给予较长时间摄入不足或营养不良的患者常规补充。④采用循环输注方式（输注十几小时，允许代谢休息数小时）。⑤加强 PN 期间的监测、重复评估和管理。

多数短期 PN 患者的肝胆损伤属轻微，常在 PN 减量或停用后短期内恢复正常，但部分 PNALD 患者还需协同其他处理措施，包括控制非营养相关因素。①调整 PN 配方和减少总能量摄入。②抗氧化治疗，抗氧化剂被认为是治疗 PNALD 的一种选择。脂肪乳剂的选择及其中维生素 E 的含量也是一个重要因素。③维护肝功能，熊去氧胆酸可通过促进胆汁流量及其溶解度降低血清胆红素和肝酶水平，但确切效果有待证实。

（5）代谢性骨病：是一种常见的疾病，主要出现在长期接受肠外营养治疗的患者中。这种疾病会导致骨量减少、骨质疏松症、骨软化症和继发性甲状旁腺功能亢进等症状。为了及时发现和治疗这种疾病，需要进行临床筛查。在肠外营养初始阶段，需要对血钙、磷、镁的水平进行每周监测。在 3 个月后，至少每个月监测一次这些水平。此外，维生素 D 水平和骨密度的监测频率分别为每 6 个月和每年 1 次。为了预防和处理肠外营养相关代谢性骨病，需要保证肠外营养液中钙、磷、镁的含量充足。并根据血及尿中钙、磷、镁的水平进行调节。通过这些措施，可以有效地预防和治疗这种疾病。

4. 再喂养综合征的预防及处理　再喂养综合征（refeeding syndrome，RFS）是机体经过长期饥饿或严重营养不良，重新摄入营养物质后出现的电解质紊乱、糖代谢异常、维生素缺乏、体液潴留等一系列症状及多器官系统损害，特征为：低磷血症和容量超负荷。针对有再喂养综合征发生风险的患者，在进行营养治疗前，应检查电解质水平，逐渐增加营养素摄入量，包括口服及静脉途径，纠正电解质紊乱，经验性补充钾、磷、镁和多种维生素。

（四）肠外营养的监测

肠外营养的监测除了对患者进行营养治疗效果和营养治疗安全性的监测，还包括对肠外营养液稳定性的监测。具体监测项目包括患者的临床体征、营养参数、人体测量、液体平衡、肠外营养液的稳定性、生化指标、并发症发生情况等。

1. 临床体征　监测包括患者的情绪，生命体征，如体温、脉搏、血压；是否有水肿或脱水征象；系统的临床检查，如肺、心脏、腹部等。

2. 营养参数　营养治疗过程中需要对患者的食欲、进食和通过各种途径摄入的营养素总量进行监测和评估。肠外营养治疗时，在监护患者病情变化的同时，需要密切关注患者的胃肠道功能。一旦胃肠道允许，应尽早开始 EN。

3. 人体测量　监测体重、BMI 变化情况。每周测一次臂围和（或）皮褶厚度，定期进行握力测定以评估肌肉力量。

4. 液体平衡　记录患者每日的液体输入量、尿量、引流液量等以评估患者的液体平衡情况。

5. 生化指标　应用肠外营养液时，应每日检测血糖、尿素、钠、钾、镁、磷、离子钙水平，其他实验室参数一般每周测定 2～3 次，包括白细胞计数、中性粒细胞比值、血清蛋白、微量营养素水平等。

6.肠外营养液的稳定性　肠外营养液特别是全营养混合液（TNA），包括糖类、脂肪乳、氨基酸、维生素、电解质及微量元素等几十种成分，TNA 的稳定性是保障其安全使用的关键。在使用过程中需要监测。

（1）乳剂外观变化，若 TNA 中含胰岛素应每 1～2 小时轻轻晃动营养袋混匀，以防低血糖（长时间静置时，胰岛素可能堆积，突然大量入血低血糖风险高）。

（2）若液面出现半透明乳化层需马上摇匀。若析出黄色油滴，则出现不可逆油水分层，应马上停止滴注。

7.并发症的发生情况　密切监测患者是否发生导管相关感染，监测感染指标（如体温、白细胞计数、中性粒细胞比值、降钙素原定量、血培养）等的变化趋势；监测患者是否有导管相关静脉血栓栓塞，监测凝血功能如 D- 二聚体等；以及代谢性并发症的监测，包括各种营养物质的代谢紊乱及急慢性脏器损害等。

第二节　肠内营养

一、肠内营养的概念

肠内营养（enteral nutrition，EN）是经胃肠道途径提供代谢需要的各种营养物质的营养支持方式，包括管饲（tube feeding，TF）及口服营养补充（oral nutritional supplements，ONS）。

二、肠内营养的适应证与禁忌证

(一) 适应证

当患者因原发疾病或因治疗与诊断的需要无法或不能经口摄食，或摄入的食物不足以满足营养需求（不足目标量的 60%），同时小肠吸收功能尚可且可以耐受时，均可采用肠内营养。肠内营养的可行性主要取决于小肠是否具有吸收功能。

1.无法自主经口进食、摄食不足　如口咽部炎症、肿瘤、手术或创伤等造成的咀嚼和吞咽困难；神经性厌食；高代谢情况下营养需要量大幅度增加，导致经口摄入不足；脑血管意外或脑外伤导致吞咽反射消失和知觉丧失。

2.胃肠道疾病　虽然胃肠道疾病妨碍患者经口进食，但仍可进行肠内营养支持，因为多数肠内营养制剂营养搭配合理、易于消化，只要有较短的肠管或较小面积的肠黏膜即可吸收，应用要素饮食不需消化或稍经消化即可直接吸收。肠内营养不但能够改善患者的营养状况，而且对疾病有一定的治疗作用，同时可以避免长期禁食带来的一系列并发症。

（1）胃肠道瘘：其死亡的主要原因是营养不良、消化液大量流失导致的电解质紊乱和腹腔感染等，其中营养不良导致的瘘口不愈合是根本原因。肠内营养易于消化吸收，并能够减少消化液的分泌，无渣或少渣，不增加瘘口排出量。对于高位小肠瘘或胃瘘，可通过鼻肠管、经瘘口置管或空肠造口的方法利用远端小肠进行肠内营养，对于远端小肠或结肠瘘，可利用近端小肠进行肠内营养。通过肠内营养可改善患者的营养状况，提高自愈率。

（2）炎性肠道疾病（Crohn病）：急性期或出现严重并发症（如大出血、穿孔或中毒性巨结肠等）时应进行肠外营养，使肠道完全休息。待病情缓解后应积极进行肠内营养支持。肠内营养是Crohn病的基本治疗方法，能够在肠道得到休息的同时使临床症状缓解，营养状况改善，其症状缓解率与糖皮质激素相似，而并发症却少得多。对于溃疡性结肠炎来说，营养支持的治疗作用不如Crohn病明显，因而主要用于改善营养状况和进行围术期处理。

（3）短肠综合征：是由于肠道吸收面积大量减少而发生的一系列营养物质缺乏和进行性营养不良综合征。患者进食普通饮食不但不能完全消化吸收，而且会刺激消化液的大量分泌，加重腹泻，因此必须进行肠外与肠内营养支持。急性期的主要问题是严重腹泻造成消化液大量丢失，此时应进行全肠外营养，但长期的禁食和肠外营养将造成肠黏膜萎缩和对肠外营养的终生依赖，因此在腹泻量减少后应逐渐过渡到肠内营养，肠内营养的目的不但是改善患者的营养状况，更重要的是促进残留小肠逐渐发生代偿，减少（甚至摆脱）对肠外营养的依赖。

（4）急性重症胰腺炎：早期应完全禁食，行肠外营养。肠功能恢复以后应逐渐过渡至肠内营养，但喂养管应放到Treitz韧带以下，以免刺激胰腺分泌，使病情出现反复。肠内营养的实施有利于稳定病情，减少并发症的发生。

（5）手术或检查前的肠道准备：肠道准备多采用腹泻或机械性肠道灌洗的方法，但对于营养不良或重症患者来说，应用肠内营养更为安全。多数肠内营养无渣，应用后可使肠内清洁，同时避免腹泻导致的脱水、电解质紊乱和肠道菌群失调。

（6）不完全肠梗阻和胃排空障碍：由于肠内营养无渣，因此不完全性肠梗阻的患者同样可以应用肠内营养，达到改善营养状况和术前准备的目的，部分患者通过治疗症状能够得到缓解。但要特别注意的是不能将完全性肠梗阻误认为是不完全性肠梗阻，同时对需要进行胃肠减压的不完全肠梗阻患者也不宜进行肠内营养治疗。胃排空障碍常发生于上腹部疾病（如继发于急性重症胰腺炎）

或上腹部手术以后,其治疗方法除解除原发疾病外,主要是支持和促进胃动力的恢复。充分利用有功能的胃以下肠管进行肠内营养有助于维持和改善营养状况,促进病情恢复。

3. 胃肠外疾病

(1) 辅助放、化疗：放、化疗的不良反应使患者产生厌食、恶心、呕吐、腹泻、味觉改变、黏膜溃疡和肝损害等症状,导致营养摄入不足,肠内营养不但能够改善患者的营养状况,而且能够促进黏膜修复,支持患者完成放、化疗。

(2) 围术期营养支持：对于重度营养不良的患者,术前2周开始肠内、肠外联合营养支持,改善患者的营养状况,能够提高患者对手术的耐受性。对营养不良和上腹部大手术患者,应在手术结束前放置空肠造口管,并在术后24h开始进行肠内营养支持,这一措施对于降低术后并发症的发病率和病死率具有重要意义。

(3) 烧伤、创伤：其后有一段高分解代谢期,造成体细胞群的消耗,为弥补由此造成的能量和蛋白质丢失,预防烧伤、创伤造成的并发症,应进行必要的营养支持。肠内营养能够保护肠黏膜障碍,提高机体对营养物质的利用率,因此更适用于烧伤、创伤患者。

(4) 心血管疾病：心源性恶病质的发病原因与消化道淤血导致的食欲缺乏和摄入及吸收减少有关。心脏对营养不良十分敏感,营养供给不足将导致心肌萎缩和纤维化,所以对合并有营养不良的心力衰竭患者应给予营养支持。肠外营养的应用受输液量和输液速度的限制,快速滴入脂肪乳还会导致心肌收缩力明显下降,甚至诱发心肌缺血,因此需增加葡萄糖的用量,但糖用量的增加容易导致高渗昏迷、脱水和电解质紊乱。由于上述原因,肠外营养并不适用,因此应选择肠内营养。

(5) 肝、肾衰竭：应用特殊膳食能够纠正血浆氨基酸谱的紊乱并补充营养物质。

(6) 与肠外营养配合使用：单纯应用肠外途径进行营养支持时,由于受液体和营养素总量的限制,营养素的量可能不足,可以通过肠内途径进一步补充。长期肠外营养可导致肠黏膜萎缩和肝胆汁淤积,解决这些问题最有效的办法是恢复肠内营养。

(7) 先天性氨基酸代谢缺陷病：可以采用缺乏这种氨基酸的特殊应用膳食进行肠内营养,减少疾病对机体的损害。

(二) 禁忌证

1. 小肠广泛切除后早期 (1个月内),应进行完全胃肠外营养,从而减少消化液的丢失。1个月后应逐渐向肠内营养过渡,以刺激肠黏膜的增生和代偿。

2. 空肠瘘的患者如缺乏足够的小肠吸收面积,无论从上端或下端喂养均有困难时，不能贸然进行管饲，以免加重病情。

3. 处于严重应激状态、麻痹性肠梗阻、上消化道出血、腹膜炎、顽固性呕吐或严重腹泻急性期时不宜行肠内营养。

4. 严重吸收不良综合征及长期少食衰弱的患者，在经肠营养以前应先给予一段时间的肠外营养，以改善其小肠酶的活力及黏膜细胞的状态。

5. 急性重症胰腺炎急性期。

6. 休克患者。

7. 急性完全性肠梗阻或胃肠蠕动严重减慢的患者。

8. 症状明显的糖尿病、接受大剂量类固醇药物治疗及糖耐量异常的患者，都不能耐受肠内营养的高糖负荷。

9. 年龄＜3个月的婴儿不能耐受高渗的肠内营养，应采用等渗液体，同时应注意可能产生的电解质紊乱并补充不够的水分。

10. 没有明显肠内营养适应证的患者。

三、肠内营养的优点

正常人通过胃肠道摄入、消化和吸收营养，但有些患者患有胃肠道功能障碍，如胃肠道瘘、短肠综合征、放射性肠炎及其他疾病，营养物质的摄入、消化和吸收不能通过胃肠道进行，因此1967年Dudrick和Wilmore采用锁骨下静脉穿刺的方法放置腔静脉导管，开始了肠外营养。肠外营养具有其特殊的优势，拯救了无数患者，不能为肠内营养所完全取代，但通过多年的应用，其缺点也逐渐暴露出来，尤其在认识到肠黏膜屏障对机体的重要性后，人们对肠内营养有了新的认识。

肠内营养的作用绝不仅仅是维持患者的营养状况，更重要的是维持内脏器官的各种生理功能。消化和吸收过程能够增加胃肠道的血液供应，刺激内脏神经对消化道的支配和消化道激素的分泌，为全身和胃肠道本身提供各种营养物质，并能保护胃肠道的正常菌群和免疫系统。这些作用对维持肠黏膜屏障、维持胃肠道正常的结构和生理功能、减少细菌易位，以及预防肝内胆汁淤积均具有重要的意义。如果长期禁食或靠肠外途径提供营养，上述作用将不复存在。营养的作用绝不仅仅是维持患者的营养状况，更重要的是维持内脏器官的各种生理功能。

肠黏膜屏障包括四部分：①机械屏障，指完整的肠黏膜上皮、肠道向下的推进作用和肠黏膜表面的黏液；②化学屏障，指肠腔内的化学物质（如胃酸、胰蛋白酶及其他胰酶、胆盐、溶菌酶和IgA等）；③生物屏障，指肠道的正常菌群及其产物；④免疫屏障，包括肠黏膜分泌的IgA、肠道相关的淋巴组织（GALT）和Kuffer细胞等。保护肠黏膜屏障具有重要的临床意义，削弱肠黏膜屏障会促使肠道致病菌跨过肠道进入肠系膜淋巴结并进入血液循环中，招致全身感染（sepsis）和炎症反应。

肠内营养时营养物质经门静脉系统吸收输送到肝，有利于肝的蛋白质合成和代谢调节。肠外营养增加心排血量，因而使代谢营养物质所需消耗的能量增加，同时机体对肠外营养提供的营养物质利用率不如肠内营养高，因而在同样热量和氮量的情况下，应用肠内营养患者的体重增加和氮潴留均优于肠外营养。由于肠外营养时所有营养物质均需进入血液循环，受技术条件的限制，有些营养物质目前尚不能添加至肠外营养中，而且肠外营养制剂的工艺复杂，价格昂贵。与此相反，目前已知的各种营养物质包括谷氨酰胺、精氨酸、核苷酸、膳食纤维、中长链脂肪酸等物质均可方便地加入肠内营养中，因而肠内营养液的营养成分更加全面，而且价格低廉。肠外营养的配制和输注过程需要严格无菌，同时由于容易导致代谢并发症的发生，因而需要严密监测；而肠内营养配制时对无菌的要求不如肠外营养高，操作简单，对技术和设备要求低，使用过程也较安全，并发症也相对较少。因此，只要患者的胃肠道有消化吸收功能，就应采用肠内营养。在营养支持过程中不必过分追求通过肠内营养完全满足患者对营养物质和能量的需求，重要的是通过利用胃肠道达到维持内脏器官各种生理功能的目的。

四、肠内营养用制剂的性质

肠内营养制剂（enteral mdrition preparation，ENP）是一种口服或者管饲用的营养补充剂，旨在为胃肠道功能受损或无法摄入足够营养的患者提供全面和平衡的营养治疗。评估 ENP 需考虑以下方面。

（一）渗透压

1. 渗透压的形成

（1）除水外，所有营养素均参与渗透压形成。

（2）电解质是渗透压形成的主要因素。

（3）大分子糖类（如多糖、低聚糖）渗透压比小分子糖类（如葡萄糖）低。

（4）糖快速降解，对渗透压有显著的影响。

（5）蛋白质因分子量较大，对渗透压的影响很小。

（6）氨基酸分子小，对渗透压有较大的影响。

（7）脂肪对渗透压的影响不显著。

2. 渗透压对生理的影响

（1）当渗透压超过 320mOsm/L 时，胃的排空延缓。

（2）渗透压越高，对胃肠道的抑制作用越明显。

（3）高渗（>550mOsm/L）的肠内营养液可导致胃潴留、恶心、呕吐和严重的腹泻，以及由于上述副作用引起的脱水和电解质不足。

（二）酸碱度（pH）微酸性至中性，pH 范围为 4～7。

（三）溶解度溶液或混悬液。

（四）可口性与色泽性状。

五、肠内营养制剂的类型

肠内营养制剂不同于通常意义的食品，前者更被强调易消化吸收或不需要消化即能吸收。按照氮源分为三大类：氨基酸型、短肽型（也称为要素型）、整蛋白型（也称为非要素型）。以上三类又分为平衡型和疾病适用型。此外，根据组件、成分、制剂、热值等不同特点，还可以进行多种分类。

（一）匀浆制剂

匀浆饮食是根据病情随时修改营养素的糊状浓流体饮食，可经鼻饲、胃或空肠置管滴入，或以灌注的方式给予的经肠营养剂。

1. 特点

（1）正常人饮食（牛奶、鱼、肉、水果、蔬菜等食品）去刺和骨后，用高速捣碎机搅成糊状，所含营养素与正常饮食相似，但在体外粉碎，故易消化吸收。

（2）可调配成能量充足和各种营养素齐全的平衡饮食。

（3）口感良好，渗透压不高，对胃肠无刺激。

（4）可避免长期以牛奶、鸡蛋、蔗糖等为主饮食中动物脂肪和胆固醇偏高，牛奶和蔗糖过多所致的腹胀、腹泻等反应。

（5）含有较多粗纤维，可预防便秘。

（6）在医院或家庭中均可长期使用且无不良反应。

2. 商品制剂和自制制剂　前者为无菌、即用的均质液体，成分明确，可通过细孔经鼻饲管喂养，使用较为方便。缺点是营养素不易调整，价格较高。后者选择多种食物混合配制而成，含有动植物蛋白、动植物脂肪、双糖和单糖、矿物质和维生素。

优点：①生热营养素及液体量明确；②可根据实际情况调整营养素成分；③价格较低，制备方便灵活。

缺点：①维生素和矿物质含量不明确或差异较大；②固体成分易沉降，浓度较高，不易通过细孔径鼻饲管；③卫生及配制后的保存。

3. 热量及营养素　匀浆饮食热量和蛋白质要求可按病情配制多种配方，蛋白质占总热量的 15.2%，脂肪占 25%～30%，糖类占 55%～60%。

（二）大分子聚合物肠内营养配方

大分子聚合物肠内营养配方（polymeric formulas）以全蛋白质、脂肪和糖等大分子为主要成分的营养制剂，所含的蛋白质系从酪蛋白、乳清蛋白或卵蛋白等水解、分离而来；糖类通常是淀粉及其水解物形式的葡萄糖多聚体；脂肪来源于植物油，如谷物油、红花油、葵花籽油等。配方中蛋白质、糖类和脂肪分别占总能量的12%～13%、40%～60%和30%～40%。此外，配方中尚含有多种维生素和矿物质，通常不含乳糖。有些还含有膳食纤维，含量为6～14g/4180kJ。大分子聚合物制剂可经口摄入或经喂养管注入，适用于有完整胃或胃肠功能基本正常者。

1. 标准的大分子聚合物肠内营养制剂

（1）特点：等渗、残渣少、宜通过小孔径的肠内喂养管，含有完整的蛋白、多聚糖、长链和（或）中链脂肪酸。

（2）营养素组成：糖类占51%～60%，蛋白质占10%～18%，脂肪占15%～30%。该类制剂调配成液体时，标准能量密度为1kcal（4.18kJ）/ml，非蛋白质能量与氮的比例约为150kcal（627kJ）：1g，渗透压为300～450mOsm/（kg·H_2O）。

（3）适用人群：多数患者。

2. 高能量、高氮大分子聚合物肠内营养制剂

（1）特点：高能量配方以较少容量提供较高能量，能量密度为1.5～2kcal（6.27～8.36kJ）/ml。

（2）适用人群：适用于需限制液体入量的患者。高氮配方中的热氮比约为313kJ：1g，适用于需补充大量蛋白质的患者。

3. 含膳食纤维的大分子聚合物肠内营养制剂

（1）特点：在标准型中加入从肉、水果、蔬菜和谷物中提取出来的纤维素。

（2）适用人群：适用于腹泻或便秘患者。使用时应采用口径较大的输注管。

（三）预消化肠内营养配方

预消化肠内营养配方（predigested formulas）含有1种或1种以上的部分消化的大分子营养素。其中氮以氨基酸和短肽型形式存在，糖类为部分水解的淀粉（麦芽糖糊精和葡萄糖寡糖）；脂肪常为植物来源的MCT和LCT，少数制剂含有短链脂肪酸；不含乳糖和膳食纤维。氨基酸、糖类和脂肪分别占总能量的12%～20%、80%和1%～5%。标准密度为1～1.27kcal（4.18～6.27kJ）/ml。这类配方亦含有足够的矿物质、微量元素和维生素。该类配方的渗透压一般为400～700mOsm/（kg·H_2O）。适用于胃肠道消化功能不全的患者，如吸收不良综合征、Crohn病、肠瘘、小肠切除术后、胰腺炎、肠黏膜萎缩等。

1. 以氨基酸为基础的配方

（1）特点：①蛋白质来源于结晶氨基酸；②糖类来源于多聚糖或双糖；③脂肪来源于植物油；④组成分子量最小，渗透压高。

（2）适用人群：消化道术后吻合口瘘、胰腺炎恢复期、短肠综合征、炎症性肠病等。

2. 以肽类为基础的配方

(1) 特点：①氮源为双肽或三肽；②脂肪主要来源于植物油；③糖类主要来源于水解的谷物淀粉或葡萄糖低聚糖。

(2) 适用人群：胃肠道消化吸收功能下降的患者，也可作为营养不良患者的手术前、手术后喂养及肠道准备。

（四）特殊肠内营养配方

特殊肠内营养配方（specialized formulas）为脏器功能不全或衰竭、代谢障碍、机体对某一营养素的需求增加或机体限制某一营养素的摄入而设计的肠内营养配方称为疾病特殊肠内营养配方。

1. *肝衰竭用肠内营养配方*　特点为支链氨基酸（亮氨酸、异亮氨酸和缬氨酸）的浓度较高，占总氨基酸量的 35%～40%；而芳香氨基酸（色氨酸、酪氨酸和苯丙氨酸）的浓度较低。支链氨基酸可经肌肉代谢、增加其浓度但不增加肝的负担且可与芳香族氨基酸竞争性进入血脑屏障，有助于防治肝性脑病和提供营养支持。

2. *肾衰竭用肠内营养配方*　该类配方含有足够的能量、必需氨基酸、组氨酸、少量脂肪和电解质，适用于肾衰竭患者。目的是通过提供适合肾衰竭代谢特点的营养物质，使体内氮质性产物通过再利用，将受损肾处理代谢产物的负荷降至最低。

3. *糖尿病用肠内营养配方*　主要涉及糖类来源和脂肪构成。较合适的糖类以低聚糖或多糖（如淀粉）为宜，再加上足够的膳食纤维，有利于减缓血糖的上升速度和幅度。此外，含相对高比例的单不饱和脂肪酸可延缓营养液在胃内的排空速度。

4. *肺疾病用肠内营养配方*　特点是脂肪含量较高，糖类含量很低，蛋白质含量应足以维持瘦体组织（lean body mass）并满足合成代谢需要。

5. *高代谢肠内营养配方*　适用于大手术、烧伤、多发性创伤及脓毒病等高代谢的患者，以尽快维持正氮平衡。

6. *癌症患者营养配方*　这种配方添加了 0～3 多不饱和脂肪酸、RNA、锌和精氨酸，可增强患者免疫防御能力。

7. *婴儿肠内营养配方*　仿造人乳设计，以确保婴儿正常的生长发育。

（五）单体肠内营养配方

单体肠内营养配方（modular formulas）由单一营养素组成的肠内营养配方。临床上，常用以增加某一营养素的含量或对肠内营养配方进行个体化设计。

1. *蛋白质配方*　氮源为氨基酸混合物、蛋白质水解物或整蛋白，适用于创（烧）伤、大手术等需要增加蛋白质的情况。亦可用于肾衰竭或肝性脑病需限制蛋白质患者。

2. **脂肪配方** 包括长链三酰甘油（LCT）及中链三酰甘油（MCT）。LCT的热值为9kcal/g，且含较为丰富的必需脂肪酸，如 Microlipid、Lipomol 等。MCT 的热值为 8.4kcal/g 且不含必需脂肪酸，主要用于脂肪吸收不良患者，不宜用于糖尿病酮症酸中毒患者。

3. **糖类配方** 可采用单糖、双糖、低聚糖或多糖。

4. **维生素及矿物质配方** 提供必需的维生素、常量元素和微量元素。

六、肠内营养制剂的评价与选择标准

1. 肠内营养制剂的评价参数（表6-2）

表 6-2 肠内营养制剂的评价参数

主要参数	次要参数
热量密度	渗透压
蛋白质含量	脂肪含量
蛋白质来源	脂肪来源
投给途径	膳食纤维含量
	糖类含量（特别是乳糖含量）
	电解质、矿物质及维生素含量
	剂型
	临床验证
	价格

参考中华医学会肠外肠内营养学分会．中国成人患者肠外肠内营养临床应用指南（2023版）．

2. **肠内营养制剂的选择标准** 选择肠内营养时应考虑以下因素。

（1）患者的年龄：婴幼儿应采用母乳或接近母乳的配方，由于其肠道耐受性较差，因此肠内营养的渗透压不能过高，最好采用等渗液体。

（2）胃肠道功能：对于胃肠道功能正常者，应采用整蛋白为氮源的制剂不但价格便宜，而且大分子物质刺激肠黏膜生长的作用大于小分子，可以避免肠黏膜萎缩。对于胃肠道功能低下者（如胰腺炎、短肠综合征、炎性肠道疾病等），则应采用要素膳，因为它们容易吸收，刺激消化道分泌的作用较弱。

（3）糖的耐受情况：有些患者不能耐受乳糖、蔗糖、单糖或双糖，则应避免在肠内营养中含有上述物质，以免患者不能耐受肠内营养。

（4）脂肪吸收状况：对于脂肪吸收不良或乳糜、胸腔积液、腹腔积液的患者，由于其消化吸收长链脂肪酸的能力下降，因此应以中链三酰甘油代替长链三酰甘油同时间断补充长链三酰甘油，以避免必需脂肪酸缺乏。

（5）患者疾病情况：对于有肝、肾、肺等脏器功能障碍和先天性代谢缺陷的患者，应选择相应的组件膳食，以避免出现代谢并发症。

七、肠内营养支持途径的建立

实施肠内营养需借助管道系统，目前常用的管饲方法有鼻胃管、鼻肠管、食管（咽）造口、通过手术或内镜途径行胃造口和空肠造口，以及经肠外瘘口途径等。选择哪种途径需视患者的情况和喂养时间长短等因素而定。

（一）鼻胃管

鼻胃管是最常采用的 EN 支持途径，尤其是对上消化道结构正常者，在床边即插即用，是短期（6 周以内）EN 的首选。

（二）鼻肠管

对不适合经鼻胃管营养的患者，需要放置鼻肠管经空肠 EN 支持。有研究显示，对危重症患者，经空肠营养可以提高患者对 EN 的耐受性，加速营养目标量的实现，降低肺部感染的发生率。临床常用的鼻肠营养管放置方法有以下几种。

1. 盲插法 在床边即可进行，经一侧鼻腔盲视下凭借术者的感觉与患者协调吞咽放置，但成功率相对较低（17%～83%），误置至气管、肺、胸腔等的风险较高。

2. 经 X 线透视引导法 将营养管送入胃腔后，在 X 线透视引导下，通过幽门，并逐渐放置至需要的部位。此法放置鼻肠管定位准确，安全性好，成功率高（>95%），置管成功后即可实施 EN，但操作需在影像科进行。对危重症患者，转运途中可能发生意外且存在 X 线对患者及医护人员的损伤。

3. 内镜下引导法 在鼻肠管放置前，先进行上消化道常规内镜检查，了解解剖结构。若消化道有局限性狭窄，可先进行扩张；若患者曾行上消化道手术，可了解手术方式，这将有利于顺利完成技术操作。有 3 种方法：异物钳置管法（drag and pull）、导丝置管法（over-the-guidewire）、经胃镜活检孔置管法（through-the-scope）。

4. 电磁导航定位法 该法是利用喂养管内导丝头端的电磁发射器，通过放置体外的接收装置和显示器，同步监测喂养管在置入过程中头端的行径轨迹，实时判断喂养管的头端位置。电磁导航定位法放置鼻肠管在床边即可实现，准确性和安全性高。其置管成功率与内镜引导下置管法相似，被认为是一种有潜力的床边即可实现，准确性和安全性高的鼻肠管置管方式。

（三）胃/空肠造口术

经鼻营养管放置时间长可导致压力性溃疡等并发症，而且长期留置鼻肠管对患者的生活质量影响较大。因此，对需要长期进行 EN 支持的患者，建议通过胃/空肠造口管给予 EN 支持。

1. 适应证　各种原因导致经口进食困难而胃肠道功能正常，需要长期 EN 者，如中枢神经系统疾病导致吞咽功能障碍者；口腔、颜面、咽、喉大手术者；全身性疾病所致严重营养不良，需要营养支持；食管穿孔、食管-气管瘘或各种良、恶性肿瘤所致食管梗阻者。

2. 禁忌证　大量腹水；腹壁广泛损伤、创面感染者；严重而无法纠正的出、凝血机制障碍者；胃壁与腹壁不能紧密相贴，如结肠等阻隔；腹腔肿瘤广泛转移者。胃/空肠造口术包括内镜法、X线引导法及外科手术法。

3. 内镜法　与传统的手术胃/肠造口相比，内镜法具有操作简单、快速且安全、无须特殊麻醉、可在患者床边放置及术后并发症少等优点。同时，术后易于护理、患者易于接受、痛苦少。因此，PEG/PEJ 已替代传统的手术胃/空肠造口术，成为需要长期 EN 患者的首选和主要方法。

在进行手术前，首先要进行充分的准备，以减少并发症的发生。患者应术前 8h 禁食，常规使用针对革兰氏阳性菌的抗生素，及时吸出口咽部的分泌物，并保证患者维持足够的氧供量，整个操作过程中应有护士监测生命体征。同时准备好所需器械（内镜、异物钳、PEG 配套包）。

（1）PEG 的操作方法：主要有 3 种，分别为拖出法（pull technique）、推进法（push through technique）和直接穿刺法。其中拖出法最简单，最安全，成为临床最常采用的一种置管方法。

在不能或不适应经 PEG 直接胃内营养供给时，如严重上消化道反流、误吸，胃排空障碍，急性胰腺炎等，PEJ 是一种代替 PEG 的有效营养供给方法。与 PEG 相比，技术难度较大，要求营养管经皮直接或经 PEG 管间接置入小肠内。

（2）X线引导法：术前需先行上腹部 CT 检查，以了解胃与相邻器官的解剖位置。术前禁食 8h 以上，常规应用针对革兰氏阳性菌的抗生素，术中给予吸氧、监测生命体征。将患者转运至影像科，并准备相应物品（经皮胃造口组合套件、导管、超滑导丝、局部麻醉药、泛影葡胺造影剂）。

（3）外科手术法：传统的手术行胃/肠造口术需在全身麻醉下进行，创伤大、费用高、并发症多，目前已很少应用。对前两个方法造口失败者，可考虑通过外科手术法进行造口建立 EN 途径。

八、肠内营养的输注方式及操作流程

肠内营养可采用一次性投给、间歇重力滴注或连续输注的方式进行。采用何种方式取决于配方饮食的性质、喂养管的类型与大小，管端的位置及营养的需要量。

1. 一次性投给　是将营养物用注射器缓慢地注入胃内，每次 200ml 左右，间隔 6～8h。由于容易引起腹部不适和恶心、呕吐，多数患者难以耐受这种方式，因此更不宜用于鼻肠管或空肠造口的患者。

2. 间歇性重力滴注　是将配好的肠内营养液缓慢滴入胃肠道内，每次250～500ml，30～60min滴完。由于同样采用了间歇性供给的方法，因此也只能用于鼻胃管或胃造口患者，但由于输注速度明显慢于一次性投给，因此患者的耐受性好于前者。

3. 连续输注　是通过重力或输液泵连续12～24h输注，除输注匀浆饮食外，目前多采用此投给方式，尤其适用于危重患者及空肠造口喂养的患者。如果胃内连续输注，输入的容积、浓度与速度应从低值开始，逐渐调节至患者能够耐受的程度，速度与浓度不可同时增加。若小肠内连续输注，配方饮食的浓度不宜过高，速度由40～60ml/h，以后增至80ml/h，3～5d后可达100～125ml/h，再逐渐增加浓度，直至达到能够耐受并满足营养需要的浓度、速度和总量，通常需要7～10d。

九、肠内营养操作流程及重点

肠内营养操作的基本要求应遵医嘱实施肠内营养支持，并了解肠内营养支持的途径和方法。肠内营养支持过程中应评估患者肠内营养的耐受性，及时识别并处理并发症。应在喂养管外露端和肠内营养输液器上粘贴肠内营养标识，使用专用输液架输注。

操作要点

1. 操作前评估

(1) 应评估患者的合作程度，有无腹部不适、腹泻、胃潴留等情况。

(2) 应评估患者目前肠内营养支持的途径、喂养管位置及喂养管路通畅情况。

2. 准备肠内营养制剂

(1) 应现配现用，配制过程中应避免污染。

(2) 配制的肠内营养制剂常温保存不宜超4h，超过4h应置于冰箱冷藏，24h内未用完应丢弃；成品肠内营养制剂应根据产品说明保存。

(3) 肠内营养制剂应与其他药物分开存放。

3. 实施

(1) 无特殊体位禁忌时，喂养时应抬高床头30°～45°，喂养结束后宜保持半卧位30～60min。

(2) 宜将营养液加热至37～40℃，持续输注营养液时，可使用肠内营养输液器专用加温器。

(3) 一次性输注者，可使用注射器缓慢注入喂养管，根据营养液总量分次喂养，每次推注量不宜超过400ml。

(4) 间歇重力滴注者，可将肠内营养制剂置于吊瓶或专用营养液输注袋中，通过肠内营养输液器与肠内营养喂养管连接，通过重力滴注方法进行分次喂养。

(5) 持续经泵输注者，可在间歇重力滴注的基础上，使用肠内营养泵持续 12~24h 输注，速度应由慢到快，先调至 20~50ml/h，根据患者耐受情况逐渐增加。

(6) 分次推注和间歇重力滴注每次喂养前应检查胃残留量；重症患者持续经泵输注时，应每隔 4~6 小时检查胃残留量。

(7) 应每 4~6 小时评估患者肠内营养耐受性情况。

肠内营养耐受性评分表详见表 6-3。

表 6-3　肠内营养耐受性评分表

项目	0 分	1 分	2 分	5 分
腹痛/腹胀	无	轻度	感觉明显，会自行缓解或腹内压 15~20mmHg	严重腹痛/腹胀感，无法自行缓解或腹内压 > 20mmHg
恶心/呕吐	无	有轻微恶心，无呕吐	恶心、呕吐，但不需要胃肠减压或胃残余量 > 250ml	呕吐，需要胃肠减压或胃残余量 > 500ml
腹泻	无	每日 3~5 次稀便，量 < 500ml	每日稀便 > 5 次且量 500~1500ml	每日稀便 > 5 次且量 > 1500ml

注：0~2 分：继续肠内营养，维持原速度，对症治疗。
3~4 分：继续肠内营养，减慢速度，2h 后重新评估。
≥5 分：暂停肠内营养，重新评估或更换输入途径。

4.喂养管的维护　间歇重力滴注或分次推注时，应每次喂养前后用 20~30ml 温开水脉冲式冲管；持续经泵输注时，应每 4 小时用 20~30ml 温开水脉冲式冲管 1 次；每次给药前后和胃残留量检测后，应用 20~30ml 温开水脉冲式冲管；对免疫功能受损或危重患者，宜用灭菌注射用水冲管；应避免将 pH≤5 的液体药物与营养液混合。

(1) 经鼻喂养管：①宜采用弹性胶布固定喂养管；②应每天检查管道及其固定装置是否在位、管道是否通畅、喂养管固定处皮肤和黏膜受压情况；长期置管时，应每隔 4~6 周更换导管至另一侧鼻腔。

(2) 胃造瘘/空肠造瘘管：①应对造口周围皮肤定期进行消毒和更换敷料，保持周围皮肤清洁干燥；②置管后 48h，可轻柔旋转导管 90°再回位，每日 1 次，逐步旋转增加 180°~360°再回位；③外固定装置应与腹壁皮肤保持 0.5cm 间距。

十、肠内营养常见并发症的预防及处理

（一）腹泻

1. 肠内营养应使用连续性恒温泵入式输注法。患者使用肠内营养期间，尽量不用或少用胃动力药、抗酸药等易导致腹泻的药物。

2. 营养液要新鲜配制，无菌操作，低温保存（4℃冰箱内），肠内营养液开瓶后24h内用完，室温下营养液在8h内用完。

3. 从小剂量、低浓度、低速度开始，逐步增加剂量，并以少量多次为宜，使患者逐渐过渡到耐受期。

4. 使用含纤维素、益生菌的肠内营养制剂，避免含短链糖类的营养液。乳糖不耐受的患者应给予无乳糖配方的营养制剂。

5. 对于急重症、高龄感染患者，及早选用强效广谱抗生素；同时，补充肠道生态菌。

6. 注意观察患者腹泻出现的时间，记录排便的次数、量、颜色、性状及气味，并正确留取和及时送检粪便标本。同时应做好生命体征的观察，注意末梢循环及尿量的变化，准确记录液体出入量，并给予积极的治疗和护理。

7. 注意肛周皮肤的护理，每次排便后用温水清洗，切忌用力擦拭。清洗后充分显露臀部皮肤，然后外用润肤油。

8. 卧床休息，要避免腹部按摩、压迫和增高腹压等机械性刺激，以减少肠蠕动，同时有利于减轻腹痛症状。腹部冷刺激会使肠蠕动加快，所以注意腹部保暖，用热水袋热敷腹部（伴出血者禁用）等减少肠蠕动。

9. 对于感染性腹泻，应做好消毒隔离，工作人员接触患者后加强手部的清洁消毒，对于患者的物品应单独消毒处理，预防交叉感染。

10. 必要时可遵医嘱给予收敛和止泻剂。

（二）恶心、呕吐

1. 输注量宜从小量开始，根据病情及患者耐受情况逐渐达到全量（1500～1700kcal/d）。

2. 微量控制匀速输注，先从小剂量开始，10～20ml/h，使用1～2h后患者耐受良好可调节速度为30～40ml/h，以此类推，逐渐加量至100～125ml/h。

3. 鼻饲前抬高床头30°～45°。

4. 鼻饲开始后4h测定胃残留量。若胃残留量在100～150ml，应减慢或停止输注，并及时处理。

5. 避免营养液污染变质，应现配现用，保持无菌，每天更换输注管道、输注袋或瓶。

6. 危重患者如果怀疑胃排空延迟，需考虑减少镇静剂的使用，换用低脂配

方的营养制剂，必要时给予促胃肠动力药。

（三）误吸

1. 老年、有神经系统疾病、意识障碍患者，尤其是神志不清或格拉斯哥昏迷评分表（GCS）评分＜9分者患者鼻饲前翻身，并吸净呼吸道分泌物能降低误吸发生率。

2. 鼻饲时若病情允许应抬高床头30°～45°，并在鼻饲后30min内仍保持半卧位，避免翻身、叩背等。

3. 延长鼻胃管置入长度，保证胃管末端达到胃幽门后。

4. 采取泵入式输注法低流速、匀速喂养方式进行鼻饲。

5. 每4小时测定胃内残余量。若胃残留量在100～150ml，应延缓EN输注，必要时加用胃动力药物。

6. 肠内营养行人工气道的患者需行声门下吸引，每4小时1次，声门下吸引后采用最小漏气技术（MLT）。

7. 检查有无腹胀、反流等误吸危险因素，听诊胃肠蠕动，每4小时1次。腹腔高压患者需定时测定患者的腹腔压力。

8. 选择适宜管径大小的胃管进行鼻饲，管径越粗对食管下端括约肌扩张开放作用越大，发生反流和误吸的机会增加，建议成人选择14号胃管。

9. 患者发生误吸时，应立即停止鼻饲，取右侧卧位，头部放低，吸出气道内吸入物，并抽吸胃内容物，防止进一步反流。

（四）堵管

1. 输注营养液应使用营养液输注泵，以控制营养液的匀速输注。避免24h持续泵注，较快的泵注速度（维持速度需＞50ml/h）能减少堵管发生。

2. 连续管喂时，至少每隔4h用30ml温水脉冲式冲管一次，管喂前后应以10～30ml温水冲洗管道。

3. 尽量使用液状药物，固体药物使用要充分研磨或溶解，注意配伍禁忌，分开注射，给药后用30～50ml温开水冲洗管道一次。

4. 管喂食物颗粒应小，制作精细，搅碎调匀。避免营养液过于黏稠。

5. 妥善固定管道，避免受压、折叠、扭曲等，定期（参照喂养管的使用说明书）更换喂养管可有效预防堵管的发生。

6. 避免加热泵持续在同一处加热或配制时间过久可使蛋白质凝固变质导致堵管。

7. 对于高龄/老年患者，需长期使用鼻肠管鼻饲患者可选择使用米曲菌胰酶片220mg碾碎后加水10ml脉冲式封管可显著降低堵管率。

8. 一旦发生堵管，使用20ml注射器抽温开水反复冲洗。如冲洗无效用5%碳酸氢钠或胰酶溶于5%碳酸氢钠后反复冲洗。

（五）便秘

1. 增加食物的纤维，尤其是可溶性纤维的摄入可以增加排便次数、排便量，从而达到改善便秘的效果。

2. 术后患者或危重患者及早进行肠内营养，可以缓解便秘。

3. 摄入充足的水分及保持一定的运动量，保证肠道供血，促进肠蠕动，改善便秘。

4. 忌食烈酒、浓茶、咖啡、蒜、辣椒等刺激性食物，少吃荤腥厚味的食物。

5. 卧床的患者要定时给予腹部按摩以达到刺激肠蠕动、帮助排便的作用。指导患者有规律的生活，养成良好的排便习惯。

6. 加强心理护理，避免焦虑、恐惧和悲观失望等易造成便秘的情绪。

7. 长期卧床患者发生便秘时可根据医嘱给予缓泻剂、灌肠等护理措施。

（六）高血糖症

1. 选择低糖类营养制剂可有效控制血糖。监测血糖、尿糖，发现异常立即报告医生，停止输入葡萄糖液或含有大量糖的营养液，根据血糖水平使用胰岛素或降血糖药物。

2. 对应用肠内营养的患者，尤其是危重症患者，应密切监测其血糖波动情况，目标血糖控制在 6.1～10mmol/L。

3. 危重患者使用持续静脉胰岛素治疗优于皮下给药。

4. 肠内营养开始后的 12～24h，在血糖控制目标血糖之前必须每 0.5～1 小时监测末梢血糖或动静脉血糖。

（七）胃潴留

1. 重症患者进行 EN 时应采取半卧位，最好达到 30°～45°。

2. 胃潴留量＞200ml 的患者，可应用促胃肠动力药物，如甲氧氯普胺和红霉素等，可有效预防和改善胃潴留的发生。

3. 推荐使用含益生菌的肠内营养制剂。

4. 经胃喂养采取间断输注方式，发生胃潴留时可以选择幽门后喂养。经幽门后喂养的患者出现胃潴留时，可同时经胃置管减压，继续肠内营养。

5. 经胃喂养的患者第 1 个 48h 内应每 4 小时检测胃残留量，达到喂养的目标速度后或使用小口径的胃肠管可每 6～8 小时一次。

6. 氧供不足情况下肠道喂养则会加重肠黏膜缺血，当血流动力学稳定，但乳酸＞2mmol/L 时，应暂停 EN。

7. 对重度颅脑创伤患者，宜选择经空肠实施肠内营养。

（八）再喂养综合征

1. 在开始营养治疗之前，应纠正电解质紊乱和恢复循环容量，补充维生素 B 150～250mg/d，直至患者情况稳定。

2. 对长期禁食、慢性营养不良（癌症、肠瘘、IBD、老年患者等）、神经性厌食的患者在重新摄食时应监测生命体征、血、尿、电解质、呼吸功能、血气、液体平衡等指标。

3. 有再喂养综合征高风险患者的能量摄入应从计划最大量的 50% 开始，注意补充钾、镁和磷。

4. 开始进行肠内或肠外营养时，先给予低容量、低钠饮食，根据每日的体重监测液体平衡与否，并结合血钠水平进行调整。

（九）胃内容物反流

1. 鼻饲前，应检查有无腹胀，听诊胃肠蠕动 4～6h 1 次。

2. 鼻饲时要适时适量、缓慢匀速，鼻饲后 30min 内仍保持半卧位，避免翻身、叩背等。

3. 每 4 小时测定胃内残余量。若胃残留量 > 200ml，应延缓 EN 输注，必要时加用胃动力药物（甲氧氯普胺、红霉素）。

4. 采用营养泵匀速喂养的方式进行鼻饲，速度由低到高缓慢增加。

5. 适当延长鼻胃管的插入深度，以达到幽门为宜。经胃鼻饲胃内容物反流发生频繁时，可考虑经幽门后鼻饲（即采用鼻肠管）。

6. 昏迷、机械通气患者鼻饲前应吸净呼吸道分泌物，鼻饲后 30min 内避免吸痰等操作引起患者腹内压升高。

7. 选择适宜管径大小的胃管进行鼻饲，管径越粗对食管下端括约肌扩张作用越大，发生反流的机会增加，建议成人选择 14 号胃管。

（十）鼻咽部黏膜损伤

1. 根据患者鼻腔大小，选择管径合适的胃管。提高插管成功率，避免反复插管增加对鼻咽黏膜刺激。

2. PVC 胃管质软，但长期放置会变硬，对黏膜刺激大，硅胶管质软；内径粗，对鼻咽黏膜刺激较小；聚氨酯管质软，管径小，对鼻咽黏膜刺激小。

3. 鼻胃管固定稳妥，减少胃管在鼻腔移动对鼻咽黏膜的机械性摩擦。

4. 长期留置胃管患者，可每日向鼻腔滴鱼肝油、液状石蜡保持鼻腔湿润。

5. 胃管定时更换能预防鼻咽黏膜刺激性损伤（PVC 管每周更换一次，普通硅胶管每个月更换 1 次，聚氨酯鼻胃管每 42 天更换 1 次）。

6. 留置胃管前期，适当使用药物（如复方薄荷滴鼻剂），收缩黏膜血管，防止黏膜充血水肿。

（十一）胃管意外脱出

1. 妥善固定胃管，采用黏性较好的胶布在患者鼻部做蝶形固定，并在面部加固胶布一根；定期更换粘贴的胶布，油性皮肤者增加更换的频率；患者翻身拍背或外出检查时，加强胃管的妥善固定。

2. 加强胃管的安全护理，意识障碍的患者视情况给予约束带约束，及时巡视病房，确保胃管在位。

3. 加强观察，患者留置胃管期间，定时测量胃管外露部位的长度并做好标识，定时巡视观察胃管有无滑出。

4. 加强对患者和家属的健康宣教，向其解释留置胃管的重要性和注意事项，提高其自我保护胃管的意识，避免活动时胃管意外脱出。

5. 定时向患者鼻部滴鱼肝油、液状石蜡以减轻鼻咽部刺激引起的恶心症状。患者若出现恶心、呕吐时，及时指导患者做深呼吸或给予止吐药，避免因呕吐致胃管脱出。

6. 胃管一旦意外脱出，立即汇报给主管医生，根据患者的病情进行处置。

第三节　口服营养补充

一、口服营养补充的概念

口服营养补充（oral nutritional supplements，ONS）是指除正常食物外，用特殊医学用途配方食品经口摄入以补充日常饮食不足的一种人工肠内营养治疗手段。

ONS 为各类急、慢性疾病患者提供普通自然饮食外的能量和营养素补充，如普遍应用于慢性阻塞性肺疾病、艾滋病、慢性肾病、肿瘤等慢性消耗性疾病患者住院和居家环境中。根据国家卫生健康委员会 2022 年 5 月发布的《临床营养专业医疗质量控制指标（2022 年版）》中明确的临床营养专业质控指标所涵盖的营养科工作量大体系之一，"营养风险筛查-营养评估-营养诊断-营养治疗"中的一体化营养诊疗流程中的营养治疗环节中应用最为广泛，见图 6-1。

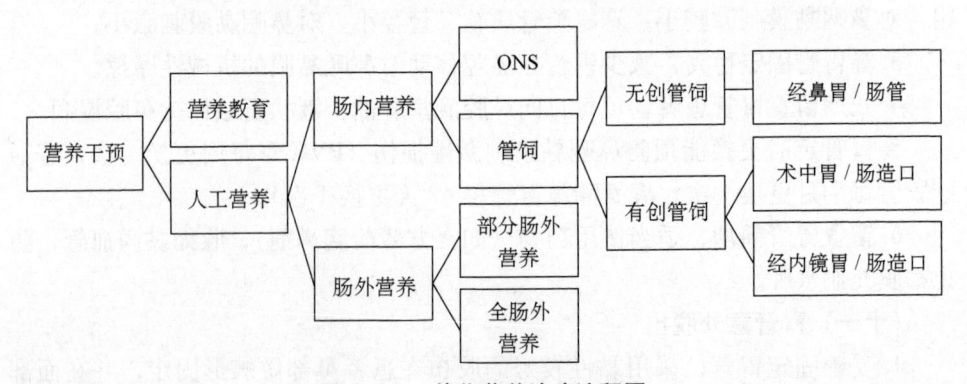

图 6-1　一体化营养诊疗流程图

引自欧洲肠外肠内营养学会（ESPEN）于 2006—2022 年发布的肿瘤肠内营养指南

ONS 是肠内营养支持中最安全的途径，无创伤，简单有效且最接近患者正常饮食方式，符合生理需求，为患者提供日常膳食以外的能量和营养素。

欧洲肠外肠内营养学会（ESPEN）于 2006—2022 年发布的肿瘤肠内营养指南都认为在头/颈部和胃肠道放疗期间，饮食咨询和 ONS 可防止体重丢失和放疗中断，肿瘤患者如已存在营养不良或食物摄入明显减少的 7～10d，应开始包括 ONS 在内的肠内营养治疗。ONS 制剂可以是肠内营养制剂、多元维生素和微量元素，甚至是鱼油、谷氨酰胺等药理性营养素。以肠内营养制剂而言，液体、半固体、粉状剂型最为常见，其宏量营养素比例均衡，能量密度在 1.0～2.4kcal/ml 或者 kcal/g，可以根据容量大小包装为纸盒装、瓶装、袋装、软包装形式。ONS 制剂营养素的类型和比例取决于实际应用场景的需求，在肿瘤患者适用的 ONS 剂型中，通常会考虑糖脂比例低（接近 1：1）、含有免疫增强型特殊营养制剂（如鱼油等）。配方选择非荷瘤生存者的营养治疗配方与良性疾病患者无明显不同，可首选标准配方特医食品或肠内营养剂；荷瘤状态下，配方应区别于良性疾病，推荐选择肿瘤特异性营养治疗配方。

二、口服营养补充的适用人群

各种情况下经口及时摄入的能量和（或）蛋白质等重要营养素不足目标需要量的 50%～75%，且预计无法迅速改善或达标时，均应考虑实施 ONS。

1. 所有存在营养风险和（或）营养不良诊断的肿瘤确诊患者。特别是肿瘤围手术期、放疗、化疗后体重丢失、虚弱、食欲缺乏、咀嚼障碍等患者，更应在营养治疗中优先考虑规律的营养咨询和 ONS。

2. 在外科大手术尤其是腹部大手术、高剂量放疗、高剂量化疗前，即使患者无营养不良，也可实施营养预康复，进行储备性医学营养治疗。

3. 终末期肿瘤患者，应优先充分考虑患者营养治疗的舒适度、患者自身的需求并充分结合家属的诉求，寻找对患者体验感最舒适、最容易接受的治疗途径，特别是经口进食或 ONS 时要充分考虑适口性和消化道的接受程度。

三、口服营养补充的实施

ONS 的实施步骤同 EN，包括营养诊断、营养治疗及营养疗效评价与并发症监测等。

（一）营养诊断

目前的依据是 ESPEN 2015 诊断标准和全球领导人营养不良倡议（GLIM）。GLIM 标准包括 3 个表型标准（非自主体重丢失、低 BMI 及肌肉减少）和 2 个病因标准（摄食减少或消化吸收障碍，炎症或疾病负担），具备 1 个表型标准和 1 个病因标准即可以诊断营养不良，见表 6-4。GLIM "一步法"和 NRS

2002-GLIM"两步法"对于营养不良诊断的一致性较好。

表6-4 GLIM

第一步：诊断营养不良

	指标		是否
表型标准	体重降低	过去6个月内降低5%，或超过6个月降低10%	□
	低BMI（kg/m²）	（年龄＜70岁）BMI＜18.5 或（年龄≥70岁）	□
	肌肉量减少	使用通过验证的身体成分测量技术测量和评估	□
病因学标准	进食量减少或消化吸收降低	进食量小于等于能量需要量的50%＞1周；或持续＞2周对任何食物消化或吸收产生不利影响的慢性胃肠道疾病	□
	炎症	急性疾病/损伤或慢性疾病相关	□

第二步：营养不良严重程度分级标准

表型标准			营养阶段	评估结果
体重降低（%）	低BMI（kg/m²）	肌肉量减少	中度营养不良(需要符合1个符合此等级的表现标准)	□
过去6个月内降低5%～10%，或超过6个月降低10%～20%	（年龄＜70岁）BMI＜18.5 或（年龄≥70岁）BMI＜20	轻度至中度不足（根据验证的评估方法）	重度营养不良(需要符合1个符合此等级的表型标准)	□
过去6个月内降低＞10%，或超过6个月降低＞20%		严重不足（根据验证的评估方法）		□

本表参考欧洲肠外肠内营养学会（ESPEN）于2006—2022年发布的肿瘤肠内营养指南。

（二）确定营养目标及时机

从营养诊疗流程讲，ONS应是在营养诊断成立后，在营养咨询/健康教育同时开展的一项人工营养治疗，但对于很多患者，特别是荷瘤患者，控瘤治疗无效后才进行营养治疗，往往为时已晚。因此，石汉平团队提出营养不仅成为肿瘤患者的基础治疗、一线治疗，而且应该早期启动且为全程、主动治疗手段。

1. 肿瘤术前　中华医学会肠外肠内营养学分会（CSPEN）指南指出，术前筛查和评估明确为营养不良的患者，需要提供营养治疗。ESPEN指南建议6个月内体重减轻＞10%，人血白蛋白＜30g/L，主观整体评价法（SGA）评分C级或BMI＜18.5kg/m²的重度营养不良肿瘤患者，术前应给予7～14d的营养治疗。Wobith M 和 Weimann A 提出胃癌患者术前给予免疫营养制剂 5～7d 可减少术后感染并发症，给予至少 7d 的 ONS 可缩短住院时间，并强调经口摄入不足目标量 50% 达到 7d 就应开始考虑 ONS 和管饲补充途径。Miyazaki Y 等在日本的多中心Ⅲ期开放标签的随机对照试验中提出胃切除术后，要给予标准化的 ONS 达到 200ml/d 以上才会对患者术后 1 年的体重减少有积极保护作用。

2. 肿瘤术后　吴国豪团队使用 ONS 的量约为 500kcal/d，实际患者使用的平均量为每日 370ml（约 370kcal）可有效改善术后肿瘤患者的营养状况，维持肌肉量。Yamada T 等报道一项关于高能量密度液体口服营养补充剂（100ml，400kcal，14g 蛋白质）对胃全切和行 RouX-en-Y 肠道重建手术患者体重丢失的作用，ONS 组体重丢失率和肌肉丢失率均有改善，但高能量密度的 ONS 在胃全切患者使用中因口味不耐受的中断率较高，因此不作为常规推荐。

其他营养素对 ω-3 多不饱和脂肪酸在肿瘤恶病质患者 ONS 中的作用进行了系统评价和 meta 分析，发现 ω-3 多不饱和脂肪酸强化的 ONS 可增加体重和改善生活质量，但不能改善患者去脂体重和延长生存时间。Lam CN 等 2021 年更新的一项包含 31 项研究的 meta 分析却得出相反的结论，研究指出 ω-3 强化的 ONS 不能改变患者体重、肌肉量、生活质量，但能减少化疗引起的周围神经病变。Bumrungpert A 等对静脉化疗患者使用乳清蛋白、锌、硒的 ONS（分离乳清蛋白 40g、锌 2.64mg、硒 0.76mg）进行随机对照安慰剂试验，试验组的清蛋白、免疫球蛋白 G 水平显著升高，而安慰剂对照组的谷胱甘肽水平显著下降，两组患者的 SGA 评分也有显著性差异。

四、口服营养补充的使用方法

（一）选择适宜制剂

根据补充量、疾病、文化背景与经济条件及认知等实际情况选择。制剂类型可参考肠内营养制剂。

（二）使用方法

中国抗癌协会肿瘤营养专业委员会制订了 3 顿正餐加 3 次 ONS 的 3+3 模式，建议一日三餐之间和晚餐后加用 ONS，研究发现 3+3 模式可以显著提高患者的依从性和营养达标率（图 6-2）。也可根据总量及患者情况适当调整。如进食量过少，也可以不限次数地小口啜饮。每次 20～50ml，每次间隔 10～30min。

ONS 制剂可根据患者情况添加调味剂或做成糕点、果冻等食物，以改善口味、风味，提高适口性与依从性。

1. 存在营养风险或营养不良的胃肠道肿瘤患者术前 5～7d 应给予 ONS，术后 ONS 结合运动锻炼对肿瘤患者的肌肉减少症有改善作用。

2. 胃肠道肿瘤手术患者术前 ONS 剂量不低于 200～400ml/d。

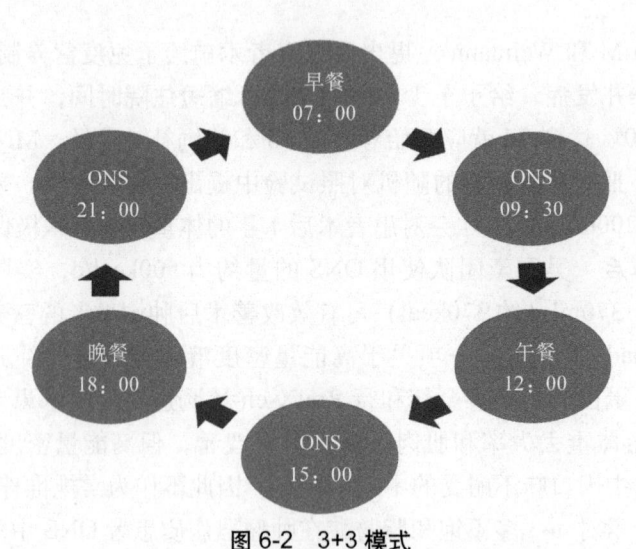

图 6-2　3+3 模式
本图由中国抗癌协会肿瘤营养专业委员会制定

3. ω-3 多不饱和脂肪酸强化的 ONS 不能改变患者体重、肌肉量、生活质量，但能减少化疗引起的周围神经病变。

4. 乳清蛋白质强化的 ONS 可改善肿瘤化疗清蛋白和免疫球蛋白水平，改善营养状况评分。

5. 终末期肿瘤的营养治疗，应优先充分考虑患者舒适度、患者自身需求并充分结合家属诉求，特别对经口进食或 ONS 充分考虑适口性和消化道接受程度。

五、ONS 的疗效评价与并发症监测

1. *不良反应*　常见的不良反应是出现消化道症状，如恶心、呕吐、腹胀、腹泻等。事先全面评估患者，制订合理的用法用量可避免不良反应的发生，事后调整制剂种类及用法用量、促进胃肠道功能等可改善不良反应。

2. *营养健康教育*　提高患者及其家属或照护者对 ONS 营养治疗的认知与重视程度，增强自我管理的能力。教育内容包括 ONS 的目标与意义、制剂特点、配制方法、用法与用量，以及可能的不良反应及其预防、处理等，可使用图文并茂的手册或短视频等教育资料。

3. *监测与随访*

（1）主要监测内容：营养指标包括人体学测量、生化指标与营养状况、经口营养摄入情况及不良反应，根据监测结果调整 ONS 与膳食方案。

（2）随访及延续护理：出院患者应按时复诊，以便及时评估并调整方案。居家康复患者推荐由临床营养师或营养专科护士进行个体化指导及居家康复延续护理。

ONS 是临床最为常见的肠内营养治疗手段，对明确存在营养风险/营养不良诊断的患者，根据中国抗癌协会肿瘤营养专业委员会制定的《五阶梯营养治疗原则》首先选择营养教育，然后再考虑口服营养补充等。肿瘤患者、任何转移性肿瘤患者可在肿瘤确诊时经验早期启动医学营养。强化咨询联合 ONS 对患者疗效更确切。荷瘤患者优先选择肿瘤特殊型营养制剂，术前 5～7d 给予 ONS 可预防切口感染等并发症，强化特殊营养素如 HMB 可增加肌肉力量，乳清蛋白质强化可改善免疫功能，ω-3 多不饱和脂肪酸强化可减少化疗引起的周围神经病变。

ONS 能延长患者的生存时间，改善生活质量、体重、肌肉量。终末期肿瘤患者，应优先充分考虑患者营养治疗的舒适度、患者自身需求并充分结合家属诉求，特别对经口进食或 ONS 要充分考虑适口性和消化道接受程度。

第7章
胃癌三级预防及患者居家护理

第一节 胃癌的三级预防

"未病先防,既病防变"。很多疾病在未发生时的治疗效果更加明显,当疾病发生后,其潜在的病理基础已经达成,再去治疗则事倍功半,所以说完整而科学的预防体系,对于疾病的发生及治疗是具有首要意义的。而胃癌的三级预防更能体现此种思想。首先在没有任何临床症状之前,学习了解疾病相关风险,对可能导致疾病发生的风险进行管控;其次作为疾病的高危人群,通过定期检查,尽早发现病情,一旦确诊争取在初期对疾病进行治疗及控制;最后对于无法治愈的疾病要配合治疗,提高生存率的同时尽量提高生活质量,而治愈后的患者要严防疾病的复发。

一、一级预防:通过病因找风险

只有了解胃癌的发病原因,我们才能根据自身情况,发现潜伏在我们身边的胃癌风险。胃癌的常见病因主要有以下几点。

1. 不良生活及饮食习惯,如饥一顿饱一顿的生活方式,狼吞虎咽的咀嚼习惯,玩手机吃饭,带着情绪吃饭等,均会影响到胃的健康。

2. 不合理的饮食结构,常见的高油高盐饮食、烧烤、油炸饮食等。这类食物常含有致癌物质,也是我们不得不关注的胃癌影响因素。了解了胃癌的病因和危险因素,那么在一级预防中需要我们首先培养良好的生活及饮食习惯,做到食饮有节、规律用餐、细嚼慢咽、情绪稳定,生活中良好的饮食习惯需要我们慢慢培养;其次需要调整我们的饮食结构:新鲜蔬菜中富含维生素C、维生素E及类胡萝素等抗氧化成分,可阻断亚硝胺在体内合成,防止DNA的内源性氧化损伤,因此多新鲜蔬果可有效预防胃癌的发生。研究认为,水果、豆制品、牛奶、绿茶等与胃癌发生率呈负相关关系,是预防胃癌的理想食品。目前提倡科学的膳食,纠正不良的饮食习惯,多食天然和新鲜的食物,这既是胃癌的预防之策,也是防止胃癌复发和加重的基本要求;诸如烧烤、油炸食品等非健康食品,我们日常生活中应该尽量减少出现在我们食谱中的频率,甚至不出现。

二、二级预防：牢记三早，配合治疗

众所周知，早期发现、早期诊断和早期治疗是降低胃癌死亡率的有效手段，其核心内容是将胃癌患者在早期阶段发现，为其争取早期治疗机会。目前，采用纤维胃镜、胃黏膜活检是胃癌确诊的方法，鉴于目前暂无理想的胃癌初筛手段，因此在胃癌高危人群中进行筛查，是胃癌二级预防的应有之义。一旦发现患癌症之后，要及时采取干预措施，阻断癌前病变演变成癌，使其逆转成正常细胞。理论上讲，可以通过干预达到实现肿瘤的预防，而常见的干预手段包括化学干预及预防干预两种。化学干预指采用化学药物使癌细胞逆转为正常细胞。

三、三级预防：提高生存率，改善预后情况

亡羊补牢，为时未晚。采取临床预防或康复性预防的治疗理念应贯穿于患者的整个治疗过程中。在治疗癌症时，设法预防癌症复发和转移，积极改善患者生活质量，促进患者康复应作为治疗疾病一个很重要的参考指标。目前，采用纤维胃镜、胃黏膜活检是胃癌确诊的方法，但无理想的胃癌初筛手段，因此在胃癌高危人群中进行筛查，以做出正确的评价。如症状得到确诊，应及早行规范化治疗。通过对肿瘤的大小、性质、淋巴结关系等综合判断，给予其系统科学的治疗。肿瘤较小患者可考虑内镜下黏膜切除术；全胃切除患者，如无淋巴转移，可不用做化疗，给予提高免疫力药物；中晚期患者应加强综合治疗，提高生存质量。

第二节　胃癌患者居家指导

一、带 PICC 导管患者居家指导

（一）出院之后，为避免感染的发生，延长导管的使用寿命，应定期到有资质的医院进行导管维护，建议每周 1～2 次。

（二）患者需要注意的是，普通 PICC 导管只能用于静脉输液，除了紫色耐高压型 PICC 导管之外，其他 PICC 导管都不能用于推注造影剂，如 CT 和磁共振增强检查等。

（三）禁止牵拉或者用锐器接触导管，防止导管断裂或脱出体外。洗脸、刷牙、梳头、洗衣等轻松日常活动可以小心进行。确认导管包裹严实后可淋浴，建议患者可在洗澡前先用干毛巾包裹穿刺侧肢体，在穿刺点上下 10cm 处缠绕 3～4 圈保鲜膜。沐浴后应及时观察穿刺处是否有潮湿现象，如有异常及时就诊。

（四）建议穿着袖口宽松的棉质衣物。穿衣服时，应先穿着置管一侧的袖子，

脱衣服时应后脱置管侧。有条件的患者穿脱衣服时可以使用留置针保护套加以保护，防止管线脱出。

（五）置管侧避免做大幅度动作，如游泳、打球等，避免提重物，防止导管脱落、移位。穿刺部位应避免进水以防导致感染。睡觉的时候尽量不要压到置管侧，避免置管侧肢体长时间受到压迫，影响血液循环。

（六）适当进行功能训练，日常生活中，置管侧肢体需要适当进行活动，促进血液循环，预防血栓等并发症。握拳、旋腕、上肢抬高、手指伸展等运动都是不错的锻炼方式，患者可以学习下列几个居家锻炼动作，适当进行上肢运动。

1. 手指屈伸运动　五指依次屈伸，每日2次，每次3～5min。
2. 旋腕活动　上下活动手腕，配合内外旋转活动，每日2次，每次3～5min。
3. 屈肘运动　缓慢进行肘部屈伸，每日2次，每次3～5min。
4. 上臂旋腕运动　上肢缓慢上举过头顶，同时配合手腕内外旋转运动，每日2次，每次3～5min。
5. 肩部运动　两侧肩部分别向上运动2次，再将双手打开，同时触摸对应的肩部，每日2次，每次3～5min。
6. 如果居家生活中出现下列情况请及时就医

（1）留置部位皮肤红肿、发热、疼痛、瘙痒、出现皮疹。
（2）透明敷贴污染、卷边、潮湿。
（3）体温异常升高。
（4）外露管端血液反流，导管打折、脱落、导管漏水、管头松脱、破损、断裂等。

二、带空肠营养管患者居家指导

1. 营养液配制时要清洁，液体要摇匀，配制后24h内用完，最好现用现配，以防细菌繁殖，引发腹泻及肠道感染。
2. 滴注营养液时，给患者取舒适的半卧位，床头应抬高30°～45°。
3. 滴注营养液应遵循从低浓度、低速、低营养液量开始的原则。营养液应用初期，应以40～50ml/h的速度滴注，逐渐增加到100ml/h左右。滴注过快会出现腹胀、腹痛等不适，因此营养液应在24h内匀速滴入。滴注营养液前，先正确连接输注管道，用20ml温生理盐水冲洗营养管，持续滴注时每隔4h用30～50ml温生理盐水冲洗1次为宜，以防管道堵塞。封闭营养管末端并用无菌敷料包裹，妥善固定。管饲过程中，如胃管内有营养液流出，应减慢滴速，并抬高床头。在整个管饲过程中，营养液温度应维持在40℃左右，可采取输注管远端用热水袋等加温。
4. 多日输注营养液时，应每日更换输注管道；非连续性输注时，须每次更换输注管道。

5.在管饲过程中，家属要加强观察，及时识别并排除故障，保证营养液按计划滴入，同时正确记录24h出入量。观察患者有无口渴、皮肤黏膜的弹性及尿量等情况，避免营养不良的发生。

三、胃癌患者心理干预

根据患者存在的焦虑、抑郁、恐惧等负性情绪，护士给予心理支持，告知以往成功的案例，以提高患者自信心；在患者复诊时可以开展病友会等相关活动，增强患者之间的沟通交流，相互介绍自我护理的经验，以更好地提高患者生活质量。指导患者学习有关肿瘤方面知识，提供防癌知识，避免诱发因素。要让患者知道哪些身体变化应予重视。坚持定期复查，并根据不同的疾病明确何时何种情况下应来院复查和复查。

四、胃癌患者家庭支持

鼓励患者家属参与康复过程并提供延续性护理；告诉家属要多给予患者关爱，要多与患者沟通交流，对患者心理、行为变化等特殊性要理解并体谅。及时发现患者的一些不良情绪，要有耐心，多鼓励，共同营建良好的家庭氛围，及时缓解患者的不良情绪，提高患者幸福感，增强信心。

五、胃癌患者居家饮食指导

要进食清淡、易吸收、易消化的食物。加强营养，少食多餐：一日多餐，每日七餐由流质（汤类）→软食→正常饮食，容易消化的食物；忌暴饮暴食，忌生、冷、硬、辛辣、浓茶、咖啡等刺激性食物；多吃白肉（鱼、虾等），适量红白肉（鸡、鸭、鹅等），少吃红肉（猪、牛、羊肉等），切忌只喝汤不吃肉；应多食用水果及蔬菜，戒烟酒，面食以发面为主，菜和烹饪方式以煮为主。每周测量体重，维持体重不减。由于肿瘤本身消耗热量就比正常人大，可继续口服营养粉：如能全素、安素、愈素等；糖尿病患者选择雅培益力佳。补气养生汤：枸杞子20粒＋大枣5粒＋红豆20粒＋红皮花生20粒＋红糖2勺（可根据自己口味添加），加入适量清水煲汤，当茶水饮用。

六、胃癌患者运动指导

指导患者注意保暖，预防感冒，尽量少到人多的公共场所。不要从事重体力劳动和进行剧烈体育运动，身体允许时可进行适当活动锻炼，可选择一些动作缓和的活动项目，如打太极拳、散步等。以能耐受为宜；年龄较大患者可进行肌肉放松练习；指导患者每天睡前进行放松训练。

七、胃癌患者随访指导

出院时仔细询问患者身体情况,根据患者的需求给予针对性指导,告知要遵医嘱,包括口服药物及定时复诊等。建议出院后的前 2 个月,每 2 周进行 1 次随访,之后每 4 周进行 1 次随访。